康复护理丛书

脑性瘫痪的康复评定与治疗技术

主　编　魏鹏绪

编　委　（以姓氏笔画为序）

申　兵（国家康复辅具研究中心）

刘　栋（以诺寰球技术培训中心）

邹　童（国家康复辅具研究中心）

张祖婷（国家康复辅具研究中心）

张嗣敏（国家康复辅具研究中心）

陈建树（湖南省儿童医院）

周文龙（国家康复辅具研究中心）

袁孝伟（合力社区）

黄凤舞（湖南省儿童医院）

谢克功（河南中医学院第一附属医院）

鲍瑞雪（中国康复研究中心）

魏鹏绪（国家康复辅具研究中心）

中国健康传媒集团

中国医药科技出版社

内容提要

本书介绍了脑性瘫痪的现代康复评估和治疗干预技术。全书涵盖了脑性瘫痪的运动功能评定和康复、治疗技术、康复辅具、运动功能相关的干预训练以及中医治疗等内容。本书可供神经科、康复科相关人员学习参考，也可供患者家庭康复治疗学习使用。

图书在版编目（CIP）数据

脑性瘫痪的康复评定与治疗技术 / 魏鹏绪主编 .—北京：中国医药科技出版社，2019. 2

（康复护理丛书）

ISBN 978 - 7 - 5214 - 0715 - 0

Ⅰ. ①脑…　Ⅱ. ①魏…　Ⅲ. ①小儿疾病—脑瘫—康复训练　Ⅳ. ①R748. 09

中国版本图书馆 CIP 数据核字（2019）第 018713 号

美术编辑　陈君杞

版式设计　诚达誉高

出版　**中国健康传媒集团** | 中国医药科技出版社
地址　北京市海淀区文慧园北路甲 22 号
邮编　100082
电话　发行：010 - 62227427　邮购：010 - 62236938
网址　www. cmstp. com
规格　710 × 1000mm 1/16
印张　14 1/2
字数　226 千字
版次　2019 年 2 月第 1 版
印次　2019 年 2 月第 1 次印刷
印刷　北京市密东印刷有限公司
经销　全国各地新华书店
书号　ISBN 978 - 7 - 5214 - 0715 - 0
定价　49. 00 元

前　言

脑性瘫痪，简称脑瘫，是一种持续终身的疾病。我国脑瘫患病人数众多，6岁以下的脑瘫儿约有31万，儿童患病人数还以每年4.6万人的速度递增。脑瘫患者除存在运动功能障碍外，还常伴有吞咽障碍、胃－食管反流、智力语言障碍、癫痫、继发性肌肉骨骼疾病等多种问题，因此，这一疾病对患者、家庭和社会带来了巨大压力。

应当采取各种措施尽可能预防脑瘫的发生。对于存在不同危险因素的脑瘫高危儿，则必须及时实施早期干预，越早接受合理干预，效果越好，部分孩子甚至可达到正常水平。临床中常遇到有些家长不清楚孩子到特定月龄或年龄时的正常发育水平，因此难以判断自己的孩子是否正常，从而未能早期识别，错过了最佳治疗的时机。

对于已患有脑瘫的孩子，合理的康复干预能在最大程度上改善功能、提升日常生活自理和社会参与能力。本书介绍了运动、认知、语言、吞咽、营养等多种功能障碍的基本康复评估和治疗技术。在内容上并不追求面面俱到，而是突出了康复实践中迫切需要的观点、方法和技术。例如，专门介绍了脑瘫儿吞咽障碍的临床筛查和FESS、VFSS两种国际金标准评估方法以及系统的饮食调整方案；脑瘫患者的神经源性膀胱可能导致严重的继发疾病，但其评估和管理在国内很少得到关注，本书中也给予了专门介绍。绘人测试是美国儿科医师的必备检查项目，不但能快速评估儿童认知功能，还能反映儿童的心理、情感状态，但在国内脑瘫领域的应用不多，本书详细介绍了编者开发的改良绘人测试法，此外，本书所介绍的营养干预和社区康复，也是国内脑瘫著作中涉及不多的领域。对于运动功能康复，编者没有着重于国内广为人知的各流派经典治疗技术，而是介绍了较少被提及的共济失调治疗技术，并参照国际脑瘫经典著作和指南介绍了继发性脊柱和髋关节问题的监测和干预。施罗斯疗法是国际极富影响力的脊柱侧凸治疗体系，我们也介绍了这一技术在脑瘫继发脊柱侧凸中的初步应用。改良Ashworth量表是痉挛评定最常用的工具，但部分条目缺乏精确的译文，在痉挛一节中，本书不但介绍了与量表作者沟通后的中文版改良 Ashworth 量表，也列出了相关操作指南，以方便规范使用。近年引入国内的 Neurac 技术和动态矫正衣技术的受关注程度日益提高，书中也进行了专门介绍。

矫形器等辅具在脑瘫康复中发挥着不可替代的作用。由于目前国内康复专业工作者多没有接受过规范的矫形器培训，以致矫形器常难以充分发挥效果，矫形器名称的使用也常不规范。在矫形器、运动康复的相关章节中，编者基于国外矫形器门诊的处方和适配流程，参照国际标准以及多年的应用经验，介绍了矫形器的命名体系、作用原理、矫形器处方和适配的实例，希望有助于提高矫形器的应用效果。

认知和语言康复对脑瘫患儿的功能改善非常重要，这也多是各机构在开展运动康复后的首要拓展方向。因此，书中对认知（包括感觉）和语言康复的评估及治疗技术也做了较为详尽的介绍。

本书还包括推拿、针灸和中药等中医疗法。中医疗法能够改善脑瘫患儿的运动、认知、语言功能，也能够缓解睡眠障碍、消化系统疾病等伴随问题，是脑瘫康复中不可缺少的组成部分。

总之，编者希望本书能够在有限的篇幅内，充分发挥各参与单位、各位编者的特长，并参照本领域的国内外指南、经典论著和专家经验，突出特色，以提高读者的脑瘫诊疗水平，提升康复效果。

本书可供从事脑性瘫痪康复的专业人员参考，也适于家属阅读。其他儿科疾病遇有类似问题者，也可在康复诊疗过程中参考。

由于水平所限和编写时间紧张，书中难免有不足之处，恳请读者批评指正。

编　者

2019 年 1 月

目　录

第一章　总　论

脑性瘫痪是儿童时期常见的神经系统伤残综合征，是目前主要的儿童肢体致残性疾病。在发达国家中，脑瘫是儿童致残最常见的病因。我国患病率平均为1.96‰。全国6岁以下脑瘫儿童约有31万，儿童患病人数平均每年以4.6万人的速度递增。

由于产前保健和营养问题以及分娩和围生期的医疗支持不足，导致脑瘫疾病发病率逐年升高。随着医疗技术进步，高危早产儿和低出生体重新生儿的存活率增加，也导致脑瘫发病率不断上升。

多数患儿因没有早期发现，及时接受康复治疗，造成终身残疾。因此，应当积极开展早期产前检查、胎儿预测，做好优生优育宣传教育和围生期保健工作，以防发生脑性瘫痪。

如果存在脑性瘫痪的危险因素或有脑性瘫痪的可疑表现，则必须及时实施早期干预，以尽可能促进新生儿的脑功能修复，降低脑瘫高危儿发生脑瘫的概率或减轻其障碍程度。

第一节　脑性瘫痪的定义

脑性瘫痪（cerebral palsy），简称为脑瘫。本病在1861年由英国学者Little报道，最初被称为Little病。20世纪40年代中期，多位学者指出本病是以中枢性运动功能障碍为特点，因此，应该将“Little病”这一诊断名称改为“脑性瘫痪”。在部分国内早期文献中，脑性瘫痪（cerebral palsy）也曾被译为“大脑性麻痹”。

脑瘫的国内外定义尚不完全一致。2006年国际委员会报告中的定义为：脑性瘫痪是一组持续存在的运动和姿势的发育异常障碍，导致活动受限，是由于发育中的胎儿或婴儿脑部的非进行性病变所致。脑性瘫痪的运动障碍常伴有感觉、知觉、认知、交流和行为障碍以及癫痫和继发性肌肉骨骼问题。我国2014年制定的定义沿用了上述内容。

上述定义对脑瘫有细致的界定。但是，从治疗的角度，用于改善脑瘫患儿运动、认知、吞咽、言语等各方面障碍的理念和技术，也可用于具有类似表现的其他疾病患者。

第二节 脑瘫的病因和预防

脑瘫并不是一种单一的疾病，其病因是多方面的，预防脑瘫，需要在精确识别病因的基础上采用多种手段。

早产、低出生体重、分娩时窒息、新生儿高胆红素血症、新生儿脓毒症、脑出血、外伤等均可能导致脑瘫。

对于足月儿的界定，按照美国妇产科医师协会的专家共识（2013 年 Number 579，2017 年再次确认），目前认为是 39 ~ 40 周的第 6 天。而对于 37 ~ 38 周第 6 天出生者称为早期儿（early term），因脑部发育尚欠理想而认知障碍的发生风险高于足月儿。

对于已经存在有效的诊断和治疗方法的脑瘫危险因素，必须实施有效干预以降低脑瘫发生的风险。例如，应当早期筛查及治疗孕期女性的危险因素如碘缺乏、甲状腺疾病以及各种感染；如有条件，应当接种疫苗预防弓形虫、风疹病毒、巨细胞病毒、单纯疱疹病毒感染；如发生感染则应尽快启动治疗；应当避免不必要的孕期 X 线暴露以及不必要的药物使用；Rh 阴性的母亲可以采用免疫球蛋白治疗；有必要时，新生儿黄疸应当采用光疗和换血治疗；尚未达到黄疸程度的新生儿高胆红素血症也是脑瘫的危险因素，应正规评估是否需要干预。

应当尽可能避免早产。如果发生新生儿并发症则应积极干预。对缺血缺氧型脑病的足月儿实施低温疗法，可能会减轻脑损伤程度。

第三节 脑瘫的诊断

应当严格按照脑性瘫痪的定义来诊断脑瘫。即因发育中的胎儿或婴儿脑部的非进行性病变导致的、持续存在的运动和姿势的发育异常。

应当强调的是，参照前述国际标准，运动和姿势的发育（the development of movement and posture）异常，即异常的运动控制，是脑瘫的核心特征。临床可表现为步行、摄食、吞咽、协调性眼球运动和构音等多方面的障碍。

脑瘫患者必须有持续存在的运动障碍，如障碍仅在短期内存在则不是脑瘫。当诊断脑瘫时，引发脑部病变的病理机制已经不再进展；但随着发育进程，临床表现会发生变化。脑部进行性病变引起的运动障碍，不归属于脑瘫范畴。需要注意，不是主要影响到运动和姿势的神经发育疾病，不考虑为脑瘫。患儿认知功能受损严重而没有运动功能异常（除去可能存在的、程度不同的肌张力低下），按照国际定义，不属于脑瘫范畴。

胎儿或婴儿期的上限（即最大到几岁）并没有明确的界限，但生命期最初的 2～3 年是发育中很重要的阶段。

应进行全面的病史采集，包括产前危险因素（如致畸因素、母体孕期疾病、绒毛膜羊膜炎和产前诊断的胎儿脑部畸形）、围生期危险因素（如使用器械助产、分娩时非头先露、胎盘早剥、子宫破裂、产程过长或梗阻性分娩、胎儿过度成熟）、产后危险因素（高胆红素血症、新生儿脓毒症、呼吸窘迫综合征、早发性脑膜炎、脑室出血、3 岁之前的头部外伤）。发生新生儿惊厥后存活的婴儿中大约 1/4 会发展为脑瘫。应排除因虐待儿童或婴儿摇晃综合征所致的头部外伤。

运动里程碑的延迟常是诊断的关键因素。

第四节　脑瘫的早期干预

并不提倡对脑性瘫痪进行早期诊断，但一旦发现存在脑瘫的可疑表现，就必须实施早期干预。此外，虽然婴儿还没有脑瘫的表现或可疑表现，如果存在脑瘫的危险因素如早产、低出生体重、窒息、高胆红素血症、多胎妊娠（一次妊娠子宫腔内同时有两个或两个以上胎儿）等，也应当实施早期干预。

早期发现新生儿的行为异常，充分利用这一时期神经可塑性较强的时机进行综合干预，能够尽可能地促进新生儿脑功能的修复，降低脑瘫高危儿发生脑瘫的概率，对于病情较重的婴儿，早期的有效干预也能够减轻症状，改善功能。

目前对这一问题的重视程度仍然不足。相当数量的家长、亲属、医务人员还没有充分意识到早期干预的重要作用，导致就诊时已经错过了更好的治疗时机。

第五节　脑瘫的分型

2006 年国际委员会报告中，建议按照运动障碍、伴随病损、运动障碍的解剖分布和神经影像结果、病因和病程这四个方面对脑瘫分类。

其中，运动障碍分型采用2007年欧洲脑瘫监测组织（SCPE）标准。SCPE根据临床特征将患者分为痉挛型、不随意运动型和共济失调型三种主要类型，依次对应锥体系、锥体外系和小脑受损。此外还可有多型共存的混合型。

痉挛型：表现为肌张力增高伴病理反射。特征是张力性牵张反射的速度依赖性增强，伴有腱反射活跃和牵张反射过度所致的阵挛。特征性的下肢异常姿势包括髋内旋、髋内收和马蹄内翻足，从而形成“剪刀样”体位。

不随意运动型：表现为不随意、反复出现、偶尔呈固定模式的运动。存在肌张力波动。SCPE分类的两种亚型包括肌张力失调（dystonic）和舞蹈－手足徐动（chroeo－athetosis）。肌张力失调型脑瘫以姿势异常（运动减少）和肌张力增高（肌张力存在波动，但易增高）为主要表现；相反，舞蹈－手足徐动型脑瘫的特征则是运动增多（如）和肌张力降低（肌张力存在波动，但主要是降低）。“舞蹈样”指快速、不自主、抽动样和不连贯的动作；“手足徐动”指较慢、不断变化、扭转或扭曲的动作。对于部分同时具备肌张力失调和舞蹈－手足徐动表现而难以归于其中之一的患者，应称其为不随意运动型脑瘫。

共济失调型：表现为肌肉协调性丧失，存在力量和节律的异常以及动作准确性受损。此型脑瘫患者临床表现为：①主动运动时的力量、节律和准确性受损，如平衡障碍和过指试验表现异常；②常见震颤；③肌张力低。

混合型：患者存在上述两型或更多型临床表现。

痉挛型脑瘫可以按照瘫痪部位区分亚型。SCPE对此采用了一种简练的分型：单侧或双侧受累。

我国2014年制定的分类方案则把痉挛型脑瘫分为：痉挛型偏瘫、痉挛型四肢瘫、痉挛型双瘫。即将SCPE亚型中的“双侧受累”细化为痉挛型四肢瘫（spastic quadriplegia）和痉挛型双瘫（spastic diplegia）；痉挛型双瘫的症状同痉挛型四肢瘫，但双下肢痉挛及功能障碍重于双上肢。

第六节　发育里程碑

正常孩子到某个月龄或年龄时，会掌握有相应的能力，并达到相应的生长发育指标，这被称为“发育里程碑”。是否达到发育里程碑，是判断儿童生长发育是否正常的重要标志。

运动技能（motor skills）指躯体使用肌肉完成动作的能力，可分为粗大运动技能（gross motor skills）和精细运动技能（fine motor skills）。精细运动指捡起小物品、握住勺子、写字、眨眼等小的动作，这些动作需使用手指、足趾、腕、唇、舌部等处的小肌肉。粗大运动指爬行、跑、跳等大的动作，需要使用上肢、下肢、足或整个躯体的大肌肉来完成。

一、上肢精细运动的发育次序

上肢精细运动的发育次序为：① 出生后 6 周内，上肢表现为原始的、风车样运动，双手主要为握拳样，拇指内收，可诱发出抓握反射。② 约 2 月龄时，双手常张开；3 月龄时，双手多数时间内是张开的，并开始出现上肢够物，但方向性很差。③ 4 月龄时，出现有意识的主动抓握，并把东西握在手掌和尺侧的手指之间。④ 6 月龄时，眼 – 手协调开始发育，婴儿会看着自己想要抓的东西，够物时前臂旋前，用手掌中部抓握，并能把东西从一只手递到另一只手。⑤ 6 ~ 10 月龄时，桡侧抓握逐步发育，首先是由拇指—示指—中指共同完成的抓握方式，然后是拇指—示指的侧方并拢，最后是拇指—示指的对捏，当能较好完成拇指—示指对捏时，开始能控制松开。

二、WHO 六个粗大运动发育里程碑

世界卫生组织（WHO）多中心生长参考标准研究组在 2006 年发布了六个粗大运动发育里程碑，作为评价出生后至 5 岁期间生长发育状况的工具。这一工具的数据来源于巴西、加纳、印度、挪威、阿曼和美国六个国家。具结果具有很好的普适性。参加该项研究的新生儿主要选择标准包括没有疾病和对生长的社会经济制约以及对足月出生的婴儿进行母乳喂养，且母亲不吸烟。这一工具旨在提供一个坚实的标准（而非参考）以判断儿童的发育是否存在异常，并取代了之前发布的美国国家健康统计中心/世界卫生组织生长参考（NCHS/WHO growth reference）。

世界卫生组织的六个粗大运动发育里程碑包括：①无支持下坐位；②手膝爬行；③支持下站立；④支持下步行；⑤独自站立；⑥独自步行。

每一里程碑的解释、评价标准和检查方法如下。

1. 无支持下坐位（sitting without support）

解释：不需要任何外部帮助，也不需要借助自己的上肢和手，孩子就能保持躯干和头部的平衡。躯干和头部直立，没有前倾。一条腿常是屈曲的。

标准：①孩子头部是竖直的；②孩子没有使用手或胳膊平衡或支撑身体；③孩子保持竖直坐位至少 10 秒。

检查方法：面对孩子，保持微笑。把孩子放在坐位。给孩子一个需要用双手拿着的玩具，这样就能避免使用上肢支撑。

2. 手膝爬行（hands－and－knees crawling）

解释：用手掌和膝部接触床面，上下肢交替运动完成爬行。右上肢和左下肢要同步向前或向后运动；类似地，左上肢和右下肢要同步向前或向后运动。这样，形成一种规律的连贯运动。

标准：用手和膝交替地向前或向后运动。

检查方法：把孩子放在俯卧位，腹部接触床面。检查者在孩子前方 1.2～1.5 米处。如果自发爬行没有出现，则需要给孩子看一个玩具或物体，引发视觉注意，然后，诱使孩子爬过来抓住玩具（有时需要照看孩子的人帮助）。

3. 支持下站立（standing with assistance）

解释：这是直立双足步行的第一个阶段。这一阶段孩子开始尝试在一定程度上保持整个躯体的平衡以便自己能够向前行走。突出特征是当孩子用双手握住稳固的物体时（如一件家具），能否真正支持自己的体重，而没有趴在或倚靠在稳固物体上。

标准：①孩子是双足直立站立的；②用双手抓住稳固物体，而没有趴在上面；③躯干没有接触稳固物体；④双腿支撑了其大部分体重；⑤这样借助稳固物体站立至少 10 秒。

检查方法：把孩子放在立位，使其双腿支撑体重。与稳固物体之间的距离要合适，使其双手可以够到并握住物体，但孩子的躯干则不会则碰到。这样大部分体重是由双足支撑的。应当确认孩子没有趴在或倚靠在稳固物体上，物体的高度应当大约处于孩子的胃部水平。

4. 支持下步行（walking with assistance）

解释：这是一种对步行运动的有意的尝试，并为此调整姿势，同时握住稳固的物体（如家具）以提供支持。

标准：①孩子处于直立位，背部挺直；②孩子用单手或双手抓住稳固物体，向前方或侧方迈步；③一条腿向前迈步时，另一条腿支撑部分体重；④孩子的双腿支撑了其大部分体重；⑤这样走至少 5 步。

检查方法：把孩子放在立位，使其双腿支撑大部分体重。与稳固物体之间的距离要合适，使其单手或双手可以够到并握住物体。如果孩子没有自发走路，则需要给孩子看一个玩具或物体，引发视觉注意。然后，诱使孩子爬过来抓住玩具（有时需要照看孩子的人帮助）。物体的高度应当大约处于孩子的胃部水平。

5. 独自站立 （standing alone）

解释：孩子有能力保持平衡和用双足站立支持体重。双腿没有屈曲，以双足（而不是足趾）站立，没有趴在其他物体上或抓住物体。孩子能够独自持续地保持平衡。

标准：①孩子处于直立位，双足（而不是足趾）负重，背部挺直；②双腿负担100%的体重；③没有接触他人或邻近物体；④独自站立至少10秒。

检查方法：把孩子双足平放在地面上，支持孩子处于直立位。然后，检查者逐渐放开孩子，确定其是否能调整姿势，适应新体位，并独自站立至少10秒。

6. 独自步行 （walking alone）

解释：孩子有能力保持平衡和控制自身向前的步行运动。独立步行时需要同时完成姿势调整和步行运动，不需要辅助。这一阶段直立行走的重要标志是步行时不伴有整个身体的运动。成年人伸出手时孩子能不稳定地向前迈3~4步，是其最早开始独立步行的表现，但尚未达到本阶段。

标准：①孩子处于直立位，背部挺直；②一条腿向前运动时，另一条腿支持大部分体重；③没有接触他人或邻近物体；④独立走至少5步。

检查方法：把孩了放在立位，远离任何支持物。检查者站在孩子面前1.2~1.5米处，让孩子朝自己走过来。有时，照看孩子的人需要鼓励孩子。

情感反应会上调或下调运动表现。在评价六个运动发育里程碑时，孩子理想的情绪状态应当是清醒、警觉而平静。然而，如果孩子能够完成运动里程碑，则困倦、容易激惹、哭闹时可以评价。如果这些反应干扰了检查，则应在孩子平静后再次测试。

对816位儿童研究的结果显示，6个运动里程碑出现的次序如下。

①→②→③→④→⑤→⑥	出现于41.7%的孩子
①→③→②→④→⑤→⑥	出现于36.1%的孩子
①→③→④→②→⑤→⑥	出现于8.5%的孩子
其他次序	出现于9.4%的孩子
没有出现手膝爬行	出现于4.3%的孩子

需要注意，有部分儿童在运动发育过程中一直没有出现手膝爬行。因此，手膝爬行并不是运动发育异常的绝对指标。

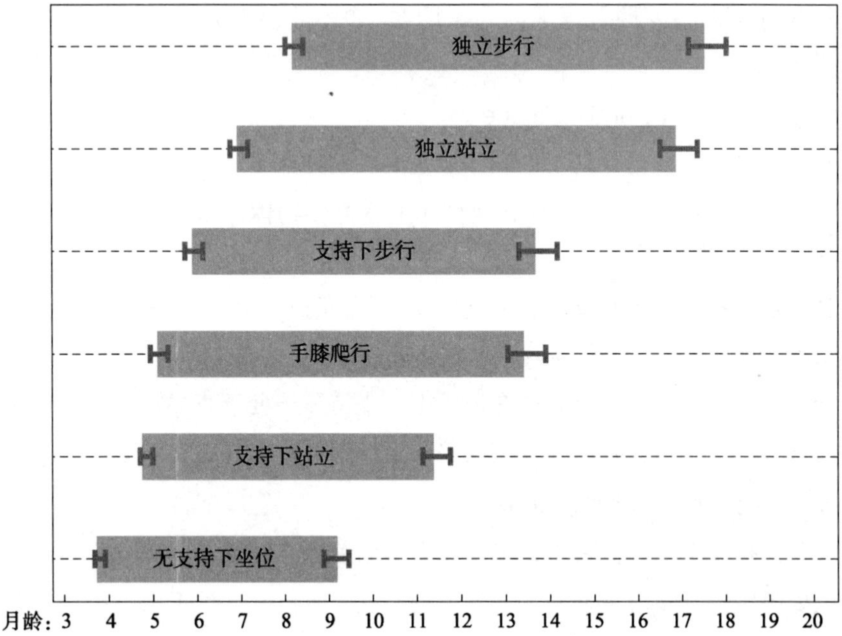

图 1－1　各运动发育里程碑出现的月龄

如按照出现时间的均值作为代表，则：①无支持下坐位为 6 个月；②支持下站立为 7.6 个月；③手膝爬行为 8.5 个月；④支持下步行为 9.2 个月；⑤独自站立为 11 个月；⑥独自步行 12.1 个月。按照上述结果，“二抬四翻六会坐、七滚八爬九扶立、周会走”的说法，应改为“六独坐、七扶站、八爬九扶走、十一独站、十二独走”较为贴近。即从 6 月龄开始至 12 月龄，依次出现独坐、扶站、爬、扶走、独站、独走的运动里程碑。

由图 1－1 可见，对于正常儿童，应当注意各运动发育里程碑出现的时间是一个区间，在同一区间内出现都是正常的。

三、2 月龄～5 岁的正常发育里程碑

上述 6 个运动里程碑没有涵盖整个发育过程。MedlinePlus 提供了 2、4、6、9、12、18 月龄和 2、3、4、5 岁的正常发育里程碑（即孩子在这个时间点应当达到的水平）和促进发育的建议。这些发育里程碑涵盖了身体发育、运动能力、智力、感知觉、语言、心理和社交技能。

英美国家和我国的文化习惯有所不同。例如，国内多认为 3 岁左右可以开始学习用筷子，而英美国家则用刀叉进餐；美国重视早期发展孩子的社交技能，提

倡“玩伴”（play dates），这种方式国内目前尚不流行。

不同孩子的发育速度会有区别，下述表现可供参考，并不是绝对的标准。但如果明显落后，则应重视并明确原因。

2 月龄

体格和运动技巧的标志：

- 后囟闭合
- 部分新生儿反射消失，如踏步反射（stepping reflex，将婴儿直立于坚硬平面时，会出现迈步或跳舞样动作）和抓握反射（grasp reflex，将手指放在婴儿手中，会被握紧）
- 头控更稳定
- 俯卧时，头能抬起约 45°
- 俯卧时，上肢和下肢屈曲程度减少

感觉和认知的标志：

- 开始看临近的物体
- 发出咕咕声
- 用不同的哭声表达不同的意思
- 在耳朵水平有声音时，头会左右转动
- 会笑
- 对熟悉的声音会有反应
- 健康的婴儿每天会哭 3 小时。如果婴儿哭的时间过长，可咨询医生

促进发育的建议：

- 为孩子提供室外的声音
- 带孩子乘小汽车或在居室旁散步
- 居室应当明亮，有一些画和镜子
- 玩具和物品应当有明亮的色彩
- 阅读给孩子听
- 把周围环境中的东西和人说给孩子听
- 如果孩子不高兴或哭闹，抱住并安抚他（她），这不会宠坏他（她）的

4 月龄

体格和运动技巧的标志：

- 体重增加的速度减慢到约 20 克/天
- 是出生时体重的 2 倍
- 坐位时几乎不再出现头下垂
- 靠在东西上能坐直
- 俯卧时头能抬起 90°
- 能从俯卧位翻身到仰卧位
- 抓住并放开物品
- 能玩耍放进手中的摇铃（拨浪鼓），但掉落后还不能捡起来
- 能用双手握住一个摇铃（拨浪鼓）
- 能把东西放进嘴里
- 晚上睡 9～10 小时，白天小睡两次（每天总计 14～16 小时）

感觉和认知技能：

- 有很好的近距视觉
- 对父母和其他人的视觉接触增加
- 开始出现手－眼协调
- 能发出咕咕声
- 能大声笑出来
- 如果用奶瓶喂养，当看到瓶子时会有期待喂养的表现
- 开始有记忆
- 通过吵闹吸引他人的注意
- 能认出父母的声音或触摸

促进发育的建议：

- 把孩子放在镜子前面
- 给孩子色彩明亮的玩具来抓
- 重复孩子发出的声音
- 帮孩子翻身
- 如果孩子有头控能力，在公园里可以用婴儿秋千（infant swing，注意：这和成人秋千是不同的）
- 俯卧时玩耍（即 tummy time，每天数次，在地板、沙发或床上，为保证安全必须有人在旁陪伴，鼓励孩子够玩具、抬头看等，可配合使用 U 型婴儿枕）

6 月龄

体格和运动技巧的标志：

- 当支撑孩子站立时，他（她）能负担几乎全部的体重
- 能把东西从一只手递到另一只手
- 俯卧位时能用双手支撑，抬起胸部和头（这常在 4 月龄时出现）
- 能捡起掉落的东西
- 能从仰卧位翻身到俯卧位（在不迟于 7 月龄时）
- 能背部挺直坐在高椅子上
- 腰部有支撑时，能坐在地板上
- 开始出牙
- 流口水增多
- 应当能在夜间持续睡眠 6～8 小时
- 体重应当是出生时的 2 倍（4 月龄时常会达到出生时体重的 2 倍，如果 6 月龄时仍未达到，则应考虑有无问题）

感觉和认知技能：

- 开始害怕陌生人
- 开始模仿动作
- 开始认识到如果东西掉了，它仍存在，只是需要捡起来
- 对于不是在耳朵水平的声音，能够定位
- 喜欢听自己的声音
- 对着镜子和玩具发出声音
- 发出类似单音节词的声音（如“da”“ba”）
- 更喜欢复杂一些的声音
- 认得父母
- 开始模仿声音
- 视力在 20/60 和 20/40 之间（约相当于小数视力的 0.3～0.5 之间）

促进发育的建议：

- 对着孩子朗读、唱歌、说话
- 教孩子模仿“ma ma”之类的词，可以帮助孩子学习语言
- 玩捉迷藏

- 给孩子一个打不破的镜子
- 给孩子色彩明亮的大个玩具，玩具要能弄出声音来或者有活动部件如胳膊和腿可以转动（玩具上不要有小部件）
- 给孩子纸让他（她）撕
- 让孩子吹泡泡
- 对孩子说话要清晰
- 指着身体和周围环境中的不同部位，说出对应的名称
- 用躯体运动（body movements，如抬起手臂）和行动（actions，如投出一个球、拿起一本书）来教语言
- 偶尔可以对孩子说“不”（“不要”“不行”等）

9 月龄

体格和运动技巧的标志：

- 体重增长速度放慢到约 15 克/天，1 磅/月（1 磅≈0.45 千克）
- 身高增长速度为 1.5 厘米/月
- 排大便、排尿更有规律
- 出现降落伞反射以保护自己不跌倒（当头被动地向地面移动时，双手向前伸出）
- 能爬行
- 能坐较长的时间
- 能把自己拉起来站着
- 坐位时能伸手够东西
- 能把东西相互撞击一起
- 能用拇指和示指的指尖捏住东西
- 用自己的手指吃东西
- 投出或摇晃物品

感觉和认知技能：

- 含糊不清地说话
- 有分离焦虑，可能会依恋父母（与父母或其他主要照顾者分开一段时间，就会哭闹不安）
- 正在发育对深度的知觉（深度知觉能分清远和近、高和低）

- 能理解即使东西看不见了，它们也一直存在（客体永久性。如果婴儿不愿意把球通过小洞放进箱子里，或放进去后也要看着球，或想要把球取出来或倒出来，就是还不理解客体是独立存在的；如果看不见球时也知道球在箱子里，就已经认识到了客体是持续存在的）
- 对简单的指令有反应
- 对名字有反应
- 能理解“不”的意思
- 模仿讲话的声音
- 可能会害怕独处
- 玩互动游戏，如捉迷藏和拍手游戏
- 挥手再见

促进发育的建议：

- 给孩子画册看
- 给孩子多种多样的刺激，如去逛商场看到不同的人，或去动物园看各种动物
- 通过阅读以及叫上周围环境中人和东西的名字，来学习词汇
- 通过玩耍教孩子知道冷和热
- 给孩子大玩具让孩子推，这样能鼓励他（她）走路
- 和孩子一起唱歌
- 2 岁前不要看电视
- 试着用一个过渡物品（孩子的毯子、玩具、奶瓶等喜爱的东西）来缓解分离焦虑

12 月龄

体格和运动技巧的标志：

- 体重是出生时的 3 倍
- 身高是出生时的 1.5 倍
- 头围和自己的胸围一样
- 有 1 ~ 8 颗牙
- 什么也不扶就能站立
- 自己能走，或者握住别人一只手时能走

- 无辅助时能够坐下来
- 能把两个大方块物撞在一起
- 看书时一次会翻起好多页
- 用拇指指尖和示指指尖捡起小东西
- 夜间睡 8～10 小时，白天小睡 1～2 次

感觉和认知技能：

- 开始玩假扮活动（如假装从杯子里喝水）
- 追踪一个快速移动的东西
- 对自己的名字有反应
- 能说“妈妈”“爸爸”以及至少 1～2 个其他词
- 理解简单的指令
- 试着模仿动物的声音
- 把东西和它们的名字联系起来
- 理解即使东西看不见了，它们仍然一直存在
- 配合穿衣服（抬起胳膊）
- 玩简单的一来一往的游戏（球类游戏）
- 用示指去指东西
- 挥手再见
- 可能会依恋某个玩具或物品
- 有分离焦虑，可能会依恋父母
- 可能会在熟悉的环境中离开父母，短暂地转悠一会儿

促进发育的建议：

- 给孩子画册看
- 给孩子各种刺激，如逛商场或去动物园
- 玩球类
- 通过阅读以及叫上周围环境中人和东西的名字，来学习词汇
- 通过玩耍教孩子知道冷和热
- 给孩子大玩具让孩子推，这样能鼓励他（她）走路
- 唱歌
- 鼓励与同龄孩子相约玩耍（play dates，是指为同龄孩子安排的几个小时的小范围聚会，以自由玩耍，并非是指导下的团队活动，能显著提高孩子的社交能力和语言能力）

- 2岁前不要看电视和其他屏幕类设备
- 试着用一个过渡物品（孩子的毯子、玩具、奶瓶等喜爱的东西）来缓解分离焦虑

18月龄(1岁半)

体格和运动技巧的标志：

- 前囟闭合
- 与之前相比，生长速度减慢，食欲也没有那么旺盛
- 能控制排尿和排便，但可能还不能使用马桶
- 跑起来动作生硬、并且常跌倒
- 不需要帮助就能坐上小椅子
- 一只手扶着东西能上楼梯
- 能用2~4块大积木堆起一座塔
- 有人帮助时，能用勺子和杯子吃东西
- 模仿别人潦草地画
- 看书时能每次翻2~3页

感觉和认知技能：

- 表现出情感活动
- 有分离焦虑
- 能听一个故事，或看一些图画
- 要他（她）说时，孩子能说出10个或更多的词
- 能努起双唇吻父母
- 能够认出一个或更多个身体的部位
- 能理解、指出、辨认常见的东西
- 常常模仿
- 能脱下一些衣物，如手套、帽子、袜子
- 开始出现自我意识，把一些人和东西说成“我的……”

促进发育的建议：

- 鼓励孩子进行躯体活动，并为之提供必要的空间
- 为孩子提供成人用的工具、设备的安全仿制品，供孩子玩耍
- 允许孩子在居室周围帮忙，并参与做家务（发达国家常是独门独院，所

以这里说“在居室周围”)

- 鼓励涉及创建、创造力的玩耍
- 读给孩子听
- 鼓励与同龄孩子相约玩耍（play dates。是指为同龄孩子安排的几个小时的小范围聚会，以自由玩耍，并非是指导下的团队活动，能显著提高孩子的社交能力和语言能力)
- 2 岁前不要看电视和其他屏幕类设备
- 和孩子一起玩简单的游戏，如拼图、形状分类等
- 试着用一个过渡物品（孩子的毯子、玩具、奶瓶等喜爱的东西）来缓解分离焦虑

2 岁

体格和运动技巧的标志：

- 能转动门把手
- 看书时能每次翻一页
- 能用 6 ~7 个方块堆起一座塔
- 能踢一下球而不会失去平衡
- 能在站立时捡起东西，而不会失去平衡（这常会出现在 15 月龄时，如果 2 岁时仍未出现则应考虑是否异常)
- 跑起来时动作更协调（可能站姿仍会较宽)
- 也许能学习怎样使用马桶
- 应当有 16 颗乳牙（实际上，牙齿的数量会相差很大)
- 在 24 月龄时，会有大约成年时一半的身高

感觉和认知技能：

- 无辅助时，能穿上简单的衣服（比起穿上衣服，脱下衣服对孩子常常更容易)
- 能交流自己的需要如渴了、饿了、要去洗手间
- 能组织出包括 2 ~3 个词的短语
- 能理解两步指令，如“把球给我，然后拿上你的鞋”
- 注意力的持续时间更长
- 视力完全发育

- 词汇量达到50~300个词（健康孩子的词汇量会有很大差别）

促进发育的建议：

- 允许孩子在居室周围帮忙，并参与做家务（发达国家常是独门独院，所以这里说“在居室周围”）
- 鼓励活泼的玩耍（如跑跑闹闹的游戏），为健康的身体活动提供足够的空间
- 鼓励涉及创建和创造力的玩耍
- 为孩子提供成人用的工具、设备的安全仿制品。许多孩子喜欢模仿修剪草坪、打扫地板之类的活动
- 读给孩子听
- 在这个年龄，试着不要让孩子看电视（美国儿科学会的建议）
- 控制看电视的内容和质量。看屏幕类设备的时间限制在每天3小时之内，最好是1小时或更短。不要看有暴力的节目。引导孩子回去读书和玩耍
- 控制孩子所玩游戏的种类

3岁

体格和运动技巧的标志：

- 体重增加约4~5磅（1.8~2.25千克）
- 长高2~3英寸（5~7.5厘米）
- 大约达到自己成年期身高的一半
- 平衡能力更好
- 视力提高到20/30（稍高于小数视力的0.6）
- 长齐所有20颗乳牙
- 每天需要睡眠11~13小时
- 可能在白天能控制排尿和排大便（可能在夜间也能控制）
- 能单足站立保持平衡，能单足蹦跳
- 可能会双足交替走上楼梯（不用扶栏杆）
- 能用多于9个方块堆起一座塔
- 能把小东西放进小口子、小洞里面
- 能照着画出一个圆
- 能骑小三轮车

感觉和认知技能：

- 词汇量达到几百个
- 说出包含3个词的句子
- 数东西能数到3
- 使用复数名词（你们、我们、他们）和代词（英文中的he/she）
- 经常提出问题
- 能自己穿衣服，只需要帮着系鞋带、扣上扣子或把其他孩子自己不好操作的地方系牢
- 能在更长时间内专注于一件事
- 注意力持续时间更长（attention span：注意力持续时间。2013年的数据，成人约为8秒）
- 自己进食能容易地完成
- 通过玩耍，扮演社交场景
- 当与妈妈或其他照看者分开较短时间时，不那么害怕了
- 恐惧虚构出来的东西
- 知道自己的名字、年龄和性别（男孩/女孩）
- 开始分享
- 进行一些合作性的玩耍（如一起用积木堆塔）

3岁时，几乎所有孩子说出的话都应当能被听懂。

在这个年龄，发脾气是常见的。照料者应当会看到孩子发脾气常超过15分钟或一天超过3次。

促进发育的建议：

- 给孩子安全的玩耍空间，并且要持续监护
- 为身体活动提供足够的空间
- 帮孩子参与运动和游戏，并帮孩子学习规则
- 限制看电视和看电脑的时间和内容
- 参观游览当地有趣的名胜古迹
- 鼓励孩子帮着做一点家务，比如饭前摆设餐桌、收拾玩具
- 鼓励和其他孩子一起玩，这样对发展社交技能有帮助
- 鼓励创造性的玩耍
- 和孩子一起阅读
- 通过回答孩子的问题，鼓励其学习

- 根据孩子的兴趣来提供活动
- 鼓励孩子用言语表达感受（而不是用行动）

4岁

体格和运动技巧的标志：

- 体重增加的速度大约是6克/天
- 体重约为40磅（18.14千克），身高大约40英寸（101.6厘米）
- 视力达到20/20（小数视力1.0）
- 夜间睡眠11～13小时，通常白天不睡
- 身高是出生时的2倍
- 平衡能力提高
- 用一只脚蹦跳也不会失去平衡
- 协调地、举手过肩地投出球
- 能用剪刀把一张图剪下来
- 可能还会尿床

感觉和认知技能：

- 词汇量超过1000个词
- 一下说出几句话很容易，每句有4～5个词
- 能够使用过去时态
- 能数到4
- 好奇，会问很多问题
- 可能会使用一些自己还没完全弄明白的词
- 可能会开始说粗话
- 学、唱简单的歌
- 尝试着非常有独立性
- 可能有更多的攻击行为
- 和他人谈论自己家的事
- 常常会有假想的玩伴
- 对时间的理解更好一些
- 能根据大小、重量等特点分辨出两个东西
- 缺乏对和错的道德观念

- 如果期待过多，则孩子会反抗

促进发育的建议：

- 鼓励身体活动，并提供空间
- 向孩子说明怎样参与体育活动并遵守规则
- 鼓励和其他孩子一起玩，鼓励与其他孩子分享
- 鼓励创造性玩耍
- 教孩子做一点家务，如饭前摆设餐桌
- 和孩子一起阅读
- 限制看电视等屏幕设备的时间小于每天 2 小时，仅看优质节目
- 参观游览当地的名胜古迹，给孩子多种多样的刺激

5 岁

体格和运动技巧的标志：

- 体重增长约 4～5 磅（1.8～2.25 千克）
- 身高增长约 2～3 英寸（5～7.5 厘米）
- 视力达到 20/20（小数视力 1.0）
- 从牙龈中长出第一颗恒牙（多数孩子直到 6 岁才长出第一颗恒牙）
- 协调性更好
- 双足交替跳、双足一起跳、单足跳时，平衡性都不错
- 闭上眼睛用一只脚站立，能保持平衡
- 使用简单工具和笔的技能更好
- 能照着画出三角形
- 能用刀涂软的食物（如果酱、芝士）

感觉和认知技能：

- 词汇量超过 2000
- 会说有 5 个词或更多词的句子，能使用所有的词类（代词、动词、名词、形容词等）
- 能分辨各种硬币
- 能数到 10
- 知道电话号码
- 能正确说出三原色（红、黄、蓝），也可能认出更多的颜色

- 会问深一些的问题，涉及含义和目的
- 能回答“为什么”的问题
- 更有责任感，犯错时会说“对不起”
- 攻击行为减少
- 更早期的恐惧感会消失（见“3 岁”部分）
- 接受不同的观点（但可能还不理解它们）
- 数学技能提高
- 问他人问题，包括父母
- 强烈地认同父母中和自己同性别的那一个
- 有一些朋友
- 玩耍时喜欢想象和假扮（例如假装到月亮旅行了一次）

促进发育的建议：

- 和孩子一起阅读
- 给孩子主动活动的足够空间
- 教孩子怎样参与体育和游戏，并遵守规则
- 鼓励和其他孩子一起玩，这样对发展社交技能有帮助
- 和孩子一起充满创意地玩
- 限制看电视和看电脑的时间和内容
- 参观游览当地的名胜古迹
- 鼓励孩子做一点家务，比如饭前摆设餐桌，玩耍后收拾好玩具

（魏鹏绪）

第二章　运动功能评定

第一节　概　述

功能评定是通过对患儿的身体功能、家庭情况和社会环境等各方面情况的收集，对患儿身体功能及残存能力进行量化，对其障碍程度进行分析研究以及与正常标准进行比较，对患儿的功能状态以及潜在能力来进行判断，制订治疗方案。

评价要在理解评价原则的前提下进行，评估方法主要包括临床观察及量表评估。

一、临床观察

临床观察属于相对主观的方法，评估时拥有较多的弹性，能够更深入地观察运动的质量，特别适用于较小月龄婴儿的粗大运动评估，比如全身运动质量评估和婴儿运动里程碑评估法。而采用临床观察法评估小儿粗大运动能力时，评估者主要从姿势控制、姿势转换、肌张力、关节活动范围、骨骼正常解剖位置、反射和姿势反应等几方面进行观察。

1. 全身运动质量评估（general movements，GMs）

全身运动指整个身体参与的运动，臂、腿、颈和躯干以变化运动顺序的方式参与这种全身运动，是最常出现、最复杂的一种自发性运动模式，最早出现于妊娠9周的胎儿，直至出生后5～6个月。大体上，出生后头2个月的运动模式是出生前胎儿自发性运动模式的延续，产生GMs的神经结构最可能位于脊髓上神经中枢（杨红，2007）。

GMs质量评估由奥地利“发育神经学之父”Heinz F. R. Prechtl建立，作为一种工具来确定婴儿可能存在不良神经发育的风险（Olsen JE，2018）。用眼睛直接观察运动和进行录像后重播录像是评估运动行为的两种方法，前者最简单，后者有利于资料保存及反复观看，提高了该评估技术的可靠性。

国外的研究表明，该方法属于早期预测或发现患儿疾病或异常状态的方法，足月婴儿的 GMs 异常被认为是脑瘫的预测因子（Bosanquet M，2013）。国内也有地区已应用于在高危儿神经发育的临床随访，并制定了基层妇幼保健机构高危儿管理中 GMs 评估技术的应用规范（李云，2013）。

需要注意的是，GMs 单次评估无意义，应在早期进行连续的评估，借以观察生长轨迹，这样的预测价值更高。该技术是众多高危儿评估、预测技术的一种，评估的异常只是提示有高度发展为脑瘫的可能性，并不能由此进行脑瘫的诊断，随后需要加强干预和有针对性的训练，并且仍然需要定期评估以查看变化。

2. 小儿粗大运动发育里程碑

婴儿运动里程碑评估法是另外一种通过临床观察小儿的姿势控制、姿势转换、肢体活动范围和姿势反应等内容来评估小儿粗大运动能力的一种方法。目前最常用的是 WHO 概括的粗大运动发育里程碑。

WHO 将运动成长标准工具即粗大运动里程碑概括为六种，包括无支撑坐位、手膝位爬行、帮助下站立、帮助下步行、独自站立及独自行走。

WHO 提供了一个时间范围方便快速判断儿童运动成长里程碑的达成情况，对每一个里程碑的运动，有运动描述，测试建议，并制定达成里程碑的条件。如手膝爬行，描述为：用手和膝盖交替爬行，是更加协调的爬行阶段。达成里程碑的条件是：①手和膝盖交替着向前后向后移动；②儿童的肚子没有挨着爬行面；③持续和连贯的向同一个方向至少移动 3 次。测试建议：将儿童放在一个支撑面（例如：地板、地毯上）上，保持爬行的姿势。站在儿童前面 120 ~ 150 厘米的距离，如果儿童没有集中注意力，可以使用一个玩具或其他可以吸引儿童注意力的东西，吸引儿童爬向自己并得到玩具。

二、量表标准化测试

即使用运动发育量表对儿童运动功能进行评价。运动发育量表的基本要求：包括测试环境、测试对象、测试工具、测试操作、结果的记录、结果的分析等，都要进行标准化操作。

目前国内普遍采用全面发育评估量表中的运动评估项目来评价脑瘫儿童运动发育状况，如 Gesell 发育量表、Bayley 婴儿发育量表和儿心量表等。对脑瘫儿童康复疗效判断多数采用发育商作为标准。这些量表可分为三类。

1. 以正常儿童为常模建立起来的量表

包括 Peabody 运动发育量表、Gesell 发育量表、Bayley 婴儿发育量表、丹佛发育筛查量表以及小儿神经心理发育检查表中的粗大运动测试项目。

2. 以异常儿童为常模建立起来的量表

包括 GMFM 量表、针对能力低下儿童的全面发育评估量表，如 PEDI 量表、WeeFIM 量表中的相应测试项目等。

3. 脑瘫针对性量表

主要包括 Gesell 发育量表、Bayley 婴儿发育量表、peabody 运动发育量表、GMFM（粗大运动功能测试量表）、MACS（脑瘫儿童手功能分级系统）和 FMFM（脑瘫儿童精细运动功能评估表）等。

第二节　粗大运动功能评估

儿童一个时期出现的粗大运动和精细运动功能是儿童发育进程中的重要标志。一些标志性动作如抬头、翻身、坐、站、走，手由尺侧抓到桡侧抓、从拇指与其余 4 个手指一起拿到拇指、示指拿等，在运动发展中具有重大意义。

粗大运动功能评估是脑瘫儿童康复评估中最主要的项目，粗大运动功能测试量表（gross motor function measure，GMFM）与粗大运动发育量表（peabody development measure scale - gross motor，PDMS - GM）是目前国际上应用较为广泛的两种运动发育专项评估。0 ~ 6 岁小儿神经心理发育检查表（简称儿心量表）是我国制定的全面评估小儿发育的量表，其中也包含粗大运动发育评估。

在进行粗大功能评定前，推荐应用脑瘫儿童粗大功能分级系统（GMFCS）对严重程度进行分级。

一、脑瘫儿童粗大运动功能分级系统（gross motor function classification system， GMFCS）

GMFCS 是在对脑瘫儿童粗大运动功能测量研究的基础上所制定（Palisano R，1997），将脑性瘫痪分为 <2 岁、2 ~ 4 岁、4 ~ 6 岁、6 ~ 12 岁 4 个年龄段，每个年龄段又根据患儿运动功能表现分为 Ⅰ ~ Ⅴ 5 个级别。

评价以自发运动为依据，注重功能、技能和自发运动，特别注重坐（躯干控制）和行走能力，通过评价脑瘫儿童在日常环境下的粗大运动能力来确定其不同的运动水平级别。开始时适用于 18 个月 ~6 岁的脑瘫儿童，现已经扩展到 10 个月到 12 岁。2 岁以下的幼儿应以矫正年龄来考虑。

GMFCS 是针对移动能力的测试，其大体内容如下。

Ⅰ级 无辅助器具下可以无障碍步行；存在高级粗大运动技巧受限。

Ⅱ级 多数情况下可以不借助辅助器具完成步行；上下楼梯时需扶栏杆；在户外不平坦地面或在社区中步行困难。

Ⅲ级 可以借助拐杖或助行器等辅助器具行走；长距离时可能需使用轮椅。

Ⅳ级 自主移动受限；利用轮椅或电动轮椅作为主要的移动方式；在帮助下可进行短距离行走。

Ⅴ级 使用轮椅时完全需要他人协助；如使用电动轮椅，则需要进行大量的适应性改造。

GMFCS 的信度与效度均已得到证实，目前广泛应用于临床实践与研究。最新版为 2008 年出版的扩展修订版 GMFCSE&R。修订版增加了 12～18 岁的年龄段脑瘫患者的表现。对 6～12 岁和 12～18 岁年龄段的描述反映了环境因素（例如学校和社区的距离）和个人因素（例如资源需求和社会偏好）对移动方法的潜在影响。

评分细则：

（1）小于 2 岁

Ⅰ级：可以完成坐位转换，能坐在地板上用双手玩东西；能用手和膝盖爬行，能拉着物体站起来并且扶着家具走几步；18 个月～2 岁的孩子可以不用任何辅助设施独立行走。

Ⅱ级：可以坐在地板上但是需要用手支撑来维持身体的平衡；能贴着地面匍匐爬行或者用双手和膝盖爬行；有可能拉着物体站起来并且扶着家具走几步。

Ⅲ级：需要在下背部有支撑的情况下维持坐姿；能够翻身及用腹部贴着地面爬行。

Ⅳ级：可以控制头部，但坐在地板上的时候躯干需要支撑；可以从俯卧位翻身成仰卧位，也可以从仰卧位翻身成俯卧位。

Ⅴ级：生理上的损伤限制了孩子对自主运动的控制能力；孩子在俯卧位和坐位时不能维持头部和躯干的抗重力姿势；只能在大人的帮助下翻身。

（2）2～4 岁

Ⅰ级：可以坐在地板上玩东西；可以在没有大人的帮助下完成地板上坐位和站立位的姿势转换；把行走作为首选移动方式，并不需要任何助步器械的帮助。

Ⅱ级：可以坐在地板上，但当双手拿物体的时候可能控制不了平衡；可以在没有大人帮助的情况下自如地坐位转换；可以拉着物体坐在稳定的地方；可以用手和膝盖交替爬行，可以扶着家具慢慢移动，首选的移动方式是使用助行器行走。

Ⅲ级：可以维持“W”坐姿（坐在屈曲内旋的臀部和膝之间），并可能需要在大人的帮助下维持其他坐姿；腹爬或者手膝并用爬行是首选的自身移动的方式（但是常常不会双腿协调交替运动）；能拉着物体爬起来站在稳定的地方并做短距离的移动；助行器或者大人辅助掌握方向和转弯，可能可以在房间里短距离行走。

Ⅳ级：能坐在椅子上，但需要依靠特别的椅子来控制躯干，从而解放双手；可以在大人的帮助下或者有稳定的平面供他们用手推或拉以坐进椅子或离开椅子；顶多能在大人监护下借助助行器走一段很短的距离，但很难转身也很难在不平的平面上维持身体的平衡；在公共场所不能独自行走；能在动力轮椅的帮助下自己活动。

Ⅴ级：生理上的损伤限制了这些孩子对随意运动的控制以及维持身体和头部抗重力姿势的能力；他们各方面的运动功能都受到限制；特殊器械和辅助技术并不能完全补偿孩子在坐和站立能力上的功能限制；这一级的孩子没有办法独立行动，需要转运；部分孩子能使用进一步改造后的电动轮椅进行活动。

（3）4～6岁

Ⅰ级：可以在没有双手帮助的情况下坐上、离开或者坐在椅子上；可以在没有任何物体支撑的情况下从地板上或者从椅子上站起来；可以在室内室外走动，还能爬楼梯，正在发展跑和跳的能力。

Ⅱ级：可以在双手玩东西的时候在椅子上坐稳，可以从地板上或者椅子上站起来，但是经常需要一个稳定的平面供他们的双手拉着或者推着；可以在室内没有任何助行器的帮助下行走，在室外的水平地面上也可以走上一小段距离；可以扶着扶手爬楼梯，但是不能跑和跳。

Ⅲ级：可以坐在一般的椅子上，但是需要骨盆或者躯干部位的支撑才能解放双手；在坐和离开椅子的时候需要一个稳定的平面供他们双手拉着或者推着；能够在助行器的帮助下在水平地面行走，在成人的帮助下可以上楼梯；但是当长距离旅行时或者在室外不平的地面无法独立行走。

Ⅳ级：可以坐在椅子上，但是需要特别的椅子来控制躯干平衡从而尽量地解放双手；坐上或者离开椅子的时候，必须有大人的帮助或在双手拉着或推着稳定平面的情况下才能完成；顶多能够在助行器的帮助和成人的监护下走上一小段距离，但是很难转身，也很难在不平的地面上维持平衡；不能在公共场合自己行走，应用电动轮椅则能自己活动。

Ⅴ级：生理上的损伤限制了孩子对自主运动的控制，也限制了他们维持头部和躯干抗重力姿势的能力；这些孩子各方面的运动功能都受到了限制；即使使用了特殊器械和辅助技术，也不能完全补偿他们在坐和站的功能上受到的限制；这一级的孩子完全不能独立活动，部分孩子通过使用进一步改造过的电动轮椅可能能进行自主活动。

（4）6～12岁

Ⅰ级：可以没有任何限制地在室内和室外行走并可以爬楼梯；能表现出跑和跳等粗大运动能力，但是速度、平衡和协调能力都有所下降。

Ⅱ级：可以在室内和户外行走，能够抓着扶手爬楼梯，但是在不平的地面或者斜坡上行走就会受到限制，在人群中或者狭窄的地方行走也受到限制；最多能勉强达到跑和跳的水平。

Ⅲ级：可以使用助行器在室内和室外的水平地面上行走，可能可以扶着扶手爬楼梯；根据上肢功能的不同，在较长距离的旅行或者户外不平的地面上时，有的孩子可以自己推着轮椅走，有的则需要被运送。

Ⅳ级：可能继续维持他们在6岁以前获得的运动能力，也有的孩子在家、学校和公共场合可能更加依赖轮椅。可能使用电动轮椅就可以自己活动。

Ⅴ级：生理上的损伤限制了孩子对自主运动的控制，也限制了他们维持头部和躯干的抗重力姿势能力；这些孩子各方面的运动功能都受到了限制；即使使用了特殊器械和辅助技术，也不能完全补偿他们在坐和站功能上受到的限制。这一级的孩子完全不能独立活动，部分孩子通过使用进一步改造过的电动轮椅可能进行自主活动。

（5）12～18岁

Ⅰ级：可以在家、学校、户外和公共场合行走；可以在没有辅助的情况下上下路边石、不使用栏杆上下楼梯；可完成跳跃等粗大运动技能，但速度、平衡和协调性是受限的；也可以根据个人选择和环境因素参加体力活动和体育运动。

Ⅱ级：可以在大多数环境下行走；环境因素（如不平整的地面、斜坡、长距离、时间要求、天气和同伴可接受性）和个人偏好影响移动选择；在学校或工作中，可以使用手持移动装置来安全行走；在户外和公共场合，可以在长距离行走时使用轮式移动装置；如果没有栏杆，可以借助扶手或身体辅助来上下楼梯；粗大运动功能的局限，可能使调整（适应）成为必要，以便能够参与体力活动和体育运动。

Ⅲ级：能够用手持式移动装置行走；在取决于体能、环境和个人因素的移动方式上，与其他水平的个体相比，Ⅲ级的青年表现出更多的变化性；椅子上坐位时，可能需要安全带来维持骨盆的位置和平衡；坐位站起、从地板上站起，需要来自他人或支撑面的辅助；在学校，可以自行驾驶手动轮椅或使用电动助行器；在户外和社区里，依靠坐轮椅或使用电动助行器；在监护或肢体辅助下可以扶助栏杆上下楼梯；步行能力受限，可能使调整成为必要，包括使用自行驾驶轮椅或电动助行器，以便能够参与体力活动和体育运动。

Ⅳ级：在大多数场合都使用轮式移动；需要合适的座椅来控制骨盆和躯干；需要1~2个人辅助转移；可以用腿支撑体重来帮助站立转移；利用肢体辅助，使用轮椅或者使用助行器，可以完成室内短距离行走；有能力操作电动轮椅；当电动轮椅不可行或不可用的，可以使用手动轮椅移动；移动能力受限，可能需要肢体辅助和（或）电动移动装置，以便能够参与体力活动和体育运动。

Ⅴ级：在所有环境下均使用手动轮椅移动；在保持头部直立和躯干姿势、控制手臂和腿部运动方面的能力有限；辅助技术被用于改善头部位置、坐位、站立和移动，但限制不能完全被设备补偿；需要1~2个人或电梯辅助转移；可能通过使用带有广泛适用的座椅和控制系统的电动移动设备来实现自我的移动；移动能力受限，可能使调整成为必要，包括肢体辅助和使用电动移动装置，以便能够参与体力活动和体育运动。

二、粗大运动功能测量（GMFM-66和GMFM-88）

粗大运动功能测试量表（GMFM）是对粗大运动进行量化的一种方法，该评估方法是专门为脑性瘫痪儿童设计的，能有效反映脑瘫儿童运动功能变化（Russell DJ，1989），是对脑性瘫痪儿童运动障碍评测、康复治疗计划制订与康复疗效评估的一个国际公认的金标准，促进了脑瘫的疗效评价的科学性和合理性。

该量表共有三个版本。第三版中包括了GMFM-66和GMFM-88的评估内容（GMFM-66脱胎于GMFM-88，但通过Rasch分析后筛选出具有线性特征的项目组成，属于等距量表），同时还开发了粗大运动功能评估器（GMAE-安装光盘）作为更精细的评分系统，并主要对GMFM-66进行评分（吴卫红，2015）。

GMFM评估包括从卧位、翻身、坐、跪的活动，到行走、跑和跳这些更高一些的技能，共五个维度，五个维度中的测试项目是以典型的粗大运动发育里程碑为基础。GMFM-66合并了GMFM-88属于同一纬度的项目，在国外已较为广泛应用于临床。国内研究也证明，该量表用于测量脑瘫患儿的粗大运动状况、随时间出现或由于干预而出现的运动功能改变，具有良好的效度、信度和反应度，能定量地反映脑瘫患儿的粗大运动功能状况和改变，适合在临床康复中应用（刘鹏，2004）。

GMFM－88 版本的测试方法也适用于唐氏综合征和其他疾病引起的运动功能障碍。也有研究表明，Gesell 发育量表在脑性瘫痪康复疗效评估中有一定的局限性，粗大运动功能测试量表可用于脑性瘫痪康复疗效的评估，并对康复训练能起到指导作用（于华凤，2007）。

完成 GMFM－88 所需时间约为 45～60 分钟，对于需要分次来完成测试的儿童，建议于 1 周内完成整个 88 项的测试，避免因为时间拉长后儿童水平的变化导致分数的变动；或者直接以 GMFM－66 来进行评估。

进行该测试时，所有卧位、翻身、坐、爬和跪均应在垫子上完成，除部分项目如 52、60、61、62 等也可以在垫子上完成外，其他所有的站、走、跑和跳均在地板上完成。对环境的要求，应尽量使用尽可能舒适且前后尽可能一直的测试条件。为方便观察，被测试儿童应尽量少着装，最好短袖、短裤，并不着鞋子。对每个项目最多可有 3 次的尝试或试验，根据儿童 3 次测试中最好的一次表现来给分。

GMFM 采用 4 分制（0、1、2、3）计分系统，88 项和 66 项计分原则相同。0 分表示不能启动（完全不能做），适用于儿童被要求试着做一个项目但是不能开始该做该活动的任一部分动作；1 分指有启动，完成的动作不及 10%；2 分指部分完成，儿童完成的任务为 >10% 到 <100%；3 分表示要求动作 100% 完成。如儿童未试着做、或遗漏，则该项目记为“未做”，在 88 项中计算分值时记为 0 分，66 项中程序则自动作为缺失的信息进行处理。若儿童使用矫形器或辅助器具，则只能使用 GMFM－88，且应予以注明，并有单独的评分要求。

GMFM 分为五个维度，不同年龄完成的功能区不同，所得分不同，有总分和实际得分两个结果。将肌力、肌张力、关节活动度的分级均在功能运动中体现，看患儿的整体情况而不强求完成动作的质量如何。

五个维度：

A 区，卧位与翻身，共 17 项 51 分

B 区，坐位，共 20 项 60 分

C 区，爬与跪，共 14 项 42 分

D 区，站立位，共 13 项 39 分

E 区，走、跑、跳，共 24 项 72 分

单个项目的评分：

0 分：不能启动，动作没有迹象，完全不能做

1 分：启动，完成的任务不到 10%

2 分：部分完成，完成的任务为 >10% 到 <100%

3 分：完成，指 100% 完成。

GMFM－88 评分结果：

通常不采用原始分。

分区百分比：卧位、翻身、爬、站立、走跑跳，计算每一个维度的百分分数（儿童的得分/最高分数×100%）。

总百分比：将每一个维度的百分分数平均得出总分，有小数点的要四舍五入至最近的整数。

GMFM－88 和 GMFM－66 都需要在指南参考下进行。每一项测试都有一个起始姿势，在测试时应尽量将儿童置于所要求的起始姿势。

GMFM 存在局限性。GMFM 测量脑瘫患儿运动功能状况及临床功能改变，仅测量粗大运动功能而不能有效地反映运动的表现特征（Boyee WF，1991），即仅能反映因时间而出现的运动完成程度的改变，而不能反映运动质量的改变。而在临床进行康复治疗后或使用辅助器具来完成运动功能时，常常提高的是运动的质量而非数量。另一方面，其 4 分制的评分标准，2 分（部分完成 10%～99%）范围过于宽泛和笼统，需要更加细化的标准来予以标明康复训练及干预的效果和功能改善程度。

三、0～6 岁小儿神经心理发育检查表

0～6 岁小儿神经心理发育检查表，简称儿心量表，是由我国首都儿科研究所生长发育研究室研制，经全国 12 个市密切合作、在收集了 15053 例（3 岁以内 13868 例＋3 岁以上 1185 例）婴幼儿神经、心理发育资料的基础上，历经 10 年完成，首次获得了适合我国国情的有系统、有代表性的婴幼儿神经、心理发育常模（张家健，1997）。

量表适用于 0～6 岁儿童，主要有大运动、精细运动、认知、语言、社交行为等五大领域内容。量表施测时首先需要明确儿童的主测月龄，早产儿童不需要纠正月龄。主测月龄一般时将最接近实际月龄的月龄数作为主测月龄，同时也需要根据小儿的实际情况通过观察大体估计发育水平来决定主测月龄。按照要求的计分方法得出结果后，计算智龄和发育商，将婴幼儿的智能水平分为高智能、中上智能、中等智能、中下智能、低智能五个等级。该量表能早期发现发育落后、智力低下儿童，可作为婴幼儿早期干预的依据（潘惠妮，2013）。

该量表目前最新的版本为 2016 版。

该量表建立了我国婴幼儿神经、心理发育标准，但关于粗大运动的内容只是其中一小部分。

四、Peabody 运动发育量表

Pesbody 运动发育量表（Peabody development measure scale，PDMS）于 1983 年发布商业发行版，2000 年出版第 2 版（PDMS－2），现有中文版本（李明，黄真，2006）。量表采用了将运动功能从低级到高级的分类方式，不仅可作为儿童运动发育专项评估标准用于运动发育迟缓的评价，也适用于脑性瘫痪等运动障碍性疾病运动功能的评价，并被普遍地用于评估儿童在各种疾病状态下的运动功能，目前在国内外康复界和儿童早期干预领域中被广泛应用。

PDMS－2 量表包括粗大运动评估量表（PDMS－GM）和精细运动评估量表（PDMS－FM）两个相对独立的部分，包括反射（测试的是儿童对环境事件自动反应的能力，用于从出生到 11 个月的小儿）、姿势（测试儿童持续控制自己身体的重心和保持平衡的能力）、移动（测试儿童移位运动能力，包括爬、走、跑、单足跳和向前跳等）、实物操作、抓握以及视觉－运动整合等 6 个亚测验，共 249 项，适用于 0～72 个月龄的儿童，评测在生命早期发育的相互关联的运动能力，同时具有定量和定性功能，可以分别对儿童的粗大运动和精细运动发育水平进行评估。

评分方法：PDMS－2 中的每个项目都采用 3 级评分，即 0、1、2 分，评分标准为：如果被测试儿童能够在限定时间内如 3 秒全部完成特定的动作，给 2 分，如果被测试儿童有明确的意愿去做，但未能完成或部分完成规定动作，给 1 分；如果被测试儿童根本就没有完成动作的意识和迹象，给 0 分。测试结果主要以各个分测试的原始分、相当年龄、百分率、标准分（量表分）以及综合计算得出的发育商的形式得出，

用粗大运动商（GMQ）评估大肌肉系统，精细运动商（FMQ）评估小肌肉系统，总运动商（TMQ）由所有的粗大运动测试及精细运动测试共同综合分析得出，是对总体运动的最佳评估。GMQ 和 TMQ 计算方法：根据量表，将测得的原始分数转换为标准分，再查得相关发育商，早产儿采用纠正年龄（取月龄）进行评估，纠正年龄＝实际年龄－早产年龄。

通过与其他运动发育量表进行测试信度和效度分析对照，PDMS－2 运动发育量表和其他量表如婴儿运动行为评分（TIMP）（Kolobe TH，2004）、早期干预发育纲要（EIDP）（Maring JR，2007）、Bayley 发育评估量表（Connolly BH，

2006）和 Gesell 发育量表（蒋虹，2009）等均有着良好或显著的相关性。

Peabody 还包括一套运动训练方案，应用运动学习的原则，对于每一项运动功能缺陷都有针对性的详细的训练指导，对发育落后患儿各运动能区发育水平有很好的评估作用，对教育和干预具有很高的价值，可作为康复治疗运动训练指导手册。

PDMS－2 运动发育量表同时也不可避免地存在某些缺陷。如 PDMS－2 中的 PDMS－FM 对于脑性瘫痪患儿在较短时间内精细运动功能的细微变化，有一定的局限性，需要进一步改良以满足临床工作的需要，且此量表的常模人群是美国儿童，因而针对其他年龄儿童及不同人种的相关研究有待继续进行（王素娟，2003）。

五、Gesell 量表

Gesell 婴幼儿发育量表（Gesell developmental schedules）具有临床诊断的价值。20 世纪 60 年代初，国内开始临床使用 Gesell 量表，于 1985 年和 1990 年对 Gesell 量表的 0～3 岁和 3.5～6 岁儿童进行了我国常模的标准化研究（蒋虹，2009）。目前国外最新版本是针对 2.5～9 岁儿童的修订版。

Gesell 量表修订版采用直接观察，从发育进化、字母/数字、语言/理解、视觉/空间以及社交/情绪/适应等五个方面评估儿童的认知、语言、运动和社会情绪反应。目前作为儿童运动发育最常用的测量工具之一，有研究表明，治疗前后通过使用该量表进行大运动能区和应物能区的发育商进行对比，建议临床工作中，应定期应用 Gesell 发育测查量表进行评估（孙殿荣，2015）。也有研究表明，Gesell 问卷的信度及效度较好，特异性和阴性预测值较高，对于初级筛查神经发育异常小儿具有实用价值（姜丽娜，2015）。不同类型脑瘫患儿功能障碍分布存在差异，患儿经系统治疗后采用 Gesell 发育量表评估能了解其预后情况（徐世琴，2017）。

测试时要注意儿童的情绪状态，因为好的情绪或不好的情绪可能出现两种不同的结果。不要勉强儿童完成测试。

六、Alberta 婴儿运动量表

Alberta 婴儿运动量表（Alberta infant motor scale，AIMS）是一个通过观察来评估 0～18 个月龄婴儿运动发育的工具，与里程碑式的运动发育评价法相比，更注重对婴儿的运动质量的评估，因此可以较早地识别运动发育不成熟或运动模式异常的婴儿，适用于高危儿早期监测，并为干预方案的制定提供有价值的参考信息。

七、贝利婴幼儿发育量表（中国城市修订版）

贝利婴幼儿发展量表适用于评定2～30个月婴幼儿的发展状况，包括智力量表、运动量表和行为记录三个互补的部分。

运功量表包括粗大运动（抬头、坐、爬、站、走等）和精细动作（对指、抓握等），共81条，用精神运动发育指数（PDI－psychomotor development index）表示。运动量表可用来估量身体控制程度、大肌肉运动以及手指精细操作技巧的能力。

第三节 精细运动功能评估

精细动作主要是指手的动作以及随之而来的手眼配合能力，比如抓握，摇动，拇指、示指对捏，搭积木，折纸及画人像等。这些动作，为书写、绘画和劳作的技巧和技能发展奠定了基础。精细动作的发展和婴幼儿神经心理的发展密切相关。评定儿童精细运动发育水平，能及时发现精细运动发育过程中存在的问题与缺陷，为确定产生问题与缺陷的原因和环境因素提供客观依据，对实施的干预效果进行评价。

不同年龄的手功能发育评定，可以根据精细运动年龄发展，按精细动作发育顺序进行评定。手指功能发育规律：首先是尺侧的动作发育，然后是桡侧，最后是手指功能的发育。取物时，先是四指与掌心的对捏，然后再发育到用拇指与示指拈物。先以抓取为主，然后才是有意识地松手。

一、PDMS－FM

即Peabody运动发育量表的精细运动量表，分抓握（握持反射）、视觉运动整合等部分。PDMS量表在评估运动进步方面在国内外也得到了广泛的应用，尤其是其精细运动发育量表；PDMS－FM评估脑瘫儿童上肢功能的运动训练效果，可以很好地反映脑瘫和智力低下患儿的精细运动功能，并对发育落后患儿各运动能区发育水平有很好的评估作用（王素娟；2003，2004）。

二、手功能分级系统

手功能分级系统（manual ability classification system，MACS）是由瑞典学者 Eliasson 等人于 2006 年发表，是专门针对脑瘫患儿手功能的分级系统。

MACS 对在日常生活中，4～18 岁脑瘫儿童怎样使用双手来操作物品进行分级。这一系统并不单独评价每一侧手，而是根据儿童在家中、学校和社区环境中通常怎样操作物品，对双手给出单一的分级。其大体内容概述如下。

Ⅰ级：轻松而成功地操作物品。

Ⅱ级：能操作大部分物品，但完成质量和（或）速度有所下降。

Ⅲ级：操作物品有困难，需要帮助准备和（或）调整活动。

Ⅳ级：仅能在调整过的条件下，对有限的易操控物品进行操作。

Ⅴ级：不能操作物品，即使进行简单活动的能力也严重受限。

需要注意的是，MACS 在活动中根据双方的参与来报告孩子的 MACS 水平；而且，水平的确定必须通过询问知道孩子的人而不是通过具体的评估来进行，父母、老师或孩子本身都可以被问到；问题主要集中在孩子在重要的日常活动中处理物体的能力，例如玩耍、休闲、吃饭和穿衣，且应该询问孩子的最常表现和处理对象需要的能力，而不是最好的表现。

MACS 参照 GMFCS 的分类构建思路，对脑瘫患者的手功能进行分类，同样有 5 个级别，Ⅰ级为最高，Ⅴ级为最低，年龄使用范围为 4～18 岁，具有良好的信度和效度（Eliasson A C，2006）。环境可能会影响 MACS 的评价（Morris C，2006）。

中文版 MACS 具有良好的信度和效度。建议在进行 MACS 评价时，应充分考虑环境的影响，引导家长参与到评价工作中；与粗大运动功能相比，手功能更多地受到认知能力的影响，在进行 MACS 评价者时不应该排除认知对功能的影响。

三、脑瘫儿童精细运动功能评估表（FMFM）

脑瘫儿童精细运动功能评定量表（fine motor function measure scale，FMFM），配套含精细运动功能测试箱，是国内唯一具有常模并能运用于中国脑瘫儿童精细运动评定的量表，适合用于运动能力相当于正常 6 岁儿童运动能力以内的儿童，也可评价其他精细运动功能障碍的患儿，具有良好的信度和效度，可以有效地评定脑瘫患儿精细运动能力（史惟，2008）。

量表共 45 项，分为五个功能区，每项为 0～3 分 4 个等级，原始分满分为

135 分，通过查表可以换算出具有等距特性的精细运动能力分值即 FMFM 分值，得分范围在 0～100 分之间。测试时有认知能力的内涵，根据结果可知道优势项目和需要训练的项目，以指导康复训练。

该量表适用于脑瘫儿童的精细运动功能随时间或干预而产生的变化情况，观察儿童完成某个项目的多少（包括运动动机），对于动作质量的关注相对较少。

（张祖婷）

第三章　运动功能康复

合理的运动疗法干预应能够逐步改善异常的运动模式。这是通过抑制不需要的成分，并强化完成某一动作所必需的关键成分而实现的，两者不可偏废。治疗时，应时刻注意观察和保持良好的躯体对线。如患儿能够配合，采用的训练动作应具有足够的挑战性，即选用的动作处于其最高水平；这一水平的动作非常接近失控的临界点，但不要超过临界点，以免导致异常运动表现；应避免枯燥的、同水平的单纯重复。对脑瘫儿童进行运动疗法，趣味性和良好互动是一个重要因素。同一组肌肉，痉挛和力弱常同时存在，合理的训练会同时改善这两个问题。肌张力高的患儿，骨骼的生长速度常超过肌肉伸长的速度，仅通过运动疗法常不足以纠正这一问题，可考虑配合肉毒素注射和矫形器干预。

第一节　运动康复的原则

经典的临床干预措施大多聚焦于治疗患者的运动功能障碍，近期环境或情境的重要性也已经受到关注。情境聚焦疗法将治疗的关注点转向包括使用代偿性动作在内的任务或环境调整，以完成功能性任务。为尝试提高整体功能，每个儿童都可以考虑采用代偿策略和环境改造方案。

对于痉挛型偏瘫的患儿，应考虑到力量强化训练及改善心肺功能训练的应用。身体素质训练对社会参与和生活质量均有积极作用，即使对于不能步行的患儿，短至6周的干预训练也可以改善其粗大运动功能。在改善功能性移动能力上，跑台步行训练可能比平地步行训练更为有效。如果患者能够配合，可采用强制性使用运动疗法（CIMT）以增强患侧上肢的自发性使用，并限制习得性弃用效应。跖屈过度应考虑使用踝足矫形器（AFO）以实现步行摆动期的踝背屈，并抑制支撑期的过度跖屈。偏瘫型患者挛缩和畸形的严重程度通常轻于更广泛受累的患者。包括牵拉和矫正姿位在内的家庭训练计划可帮助维持足够的关节活动范围，是挛缩的基础预防策略。已经发生的挛缩可通过系列石膏铸型和高强度物理治疗进行干预，达到治疗目标后继续使用矫形器来维持关节活动度。

痉挛型双瘫患儿的治疗措施取决于患者的年龄及 GMFCS 分级。当运动障碍持续进展时推荐早期接受治疗（0 ~3 岁），以强化力弱肌群、牵拉挛缩肌群、实现运动的协调性为主，并加强双手共同参与的上肢活动，鼓励对称性的步态和姿势。其他治疗的原则同痉挛型偏瘫。

痉挛型双瘫患儿的治疗，首先应在评估躯体和智力能力及所需精力后，确立现实目标。对于多数痉挛型四肢瘫患者，其重点是专注于改善护理和舒适度，提高功能则较为困难。当运动障碍持续进展时，推荐早期接受治疗（0 ~3 岁），以强化力弱肌群、牵拉挛缩肌群、实现运动的协调性为主，并加强双手共同参与的上肢活动、鼓励对称性的步态和姿势。鼓励直立活动，无论是支持下坐位或立位。治疗的首要目标是实现独立移动——可以是在地面上移动或是借助助行器、轮椅或其他辅助器具实现移动。应考虑到力量强化训练和改善心肺功能训练的应用，身体素质训练对社会参与和生活质量均有积极作用。对于能够行走的患者，踝足矫形器可提供额外的稳定性，辅助步行摆动期的踝背屈以及防止支撑期的过度跖屈，以实现短距离步行。如果患者具备使用能力，可借助带有改装坐姿系统和交流基本需求手段的电动辅具，进行独立移动。一些患者（通常 GMFCS 为Ⅳ级）可在使用助行器和矫形器等辅具时进行短距离步行，但很少将步行作为主要的移动方式。病情更重的患者则需要带有坐姿系统的手动轮椅，以便于护理和提高舒适度。

不随意运动型患儿也推荐早期接受治疗（0 ~3 岁），以提升儿童的能力为导向，最大限度提高其独立性和在学校、工作和社区中的参与程度。治疗目的是教会孩子掌握替代策略，最大程度地提高独立性。应考虑到力量强化训练和改善心肺功能训练的应用。身体素质训练对社会参与和生活质量均有积极作用。可使用行走辅具如矫形器、拐杖、手杖和助行器。保留上肢功能但平衡及稳定性需要辅助的患者，可使用带有轮子的标准助行器。肌张力失调型患者因肌张力波动和运动异常，可能对矫形器耐受不良。肌张力失调脑瘫患者，可采用卡比多巴/左旋多巴试验以鉴别多巴反应性肌张力障碍导致的肌张力失调，如确认是这一情况，患者在药物治疗可能出现明显功能改善（包括行走、跑步、言语和书写）。如果对卡比多巴/左旋多巴仅有中度反应，可以继续用药并联合使用口服药如地西泮、氯硝西泮或苯海索。药物可能会缓解部分患者的不随意运动。联合用药可能会强化治疗效果，并减轻或尽量降低副作用。手足徐动型脑瘫患者，可考虑应用氟哌啶醇、匹莫齐特或四苯喹嗪。

共济失调型患者一般以 Frenkel 训练技术为基础，也应考虑到力量强化训练和改善心肺功能训练的应用。身体素质训练对社会参与和生活质量均有积极作用。使用下肢矫形器时应确认是否有效、是否能被良好耐受以及是否会限制患者使用远端以代偿近端功能障碍的能力；使用增重设备、助行辅具可代偿近端控制不良；使用防护性衣物如头盔以保护频繁摔倒的患者；使用增重背心等器具和视觉提示可以增加感觉反馈，以提高稳定性和安全性；可尝试药物治疗以减轻震颤（氯硝西泮或普萘洛尔）或改善平衡、协调性和构音（金刚烷胺和乙酰唑胺）。

（魏鹏绪）

第二节　运动疗法的基本操作技术

运动疗法以神经生理学、运动学、肌肉生物学等为基础，使用器具或治疗者徒手手技、配合患儿自身的力量，通过主动和被动运动，实现全身和局部运动功能的恢复。

操作时使患儿尽量使用正常方式运动，在卧、坐、跪和站立时保持躯干伸直，训练时结合日常生活相关的动作和活动，并注意预防畸形。

对于痉挛型患儿，应注意放松僵硬的肌肉，避免导致痉挛体位的运动方式，注意预防畸形。对手足徐动型患儿，治疗师可用手抓握患儿肢体进行动作训练，以稳定不自主的动作；如果患儿的异常体位变化不定，还应参照痉挛型的治疗原则。对于共济失调型患儿，强调改善跪位、站立位和行走时的平衡能力，并改善上肢（包括双手）的不稳定运动。

治疗前，可评估原始反射。①非对称性紧张性颈反射：检查者两手持小儿头部左右回旋，如为脑瘫患儿则会出现颜面侧上肢伸展，反对侧上肢屈曲姿势。②下肢交叉反射：检查者使患儿侧卧。抬起一侧下肢，正常儿可见另侧下肢髋关节和膝关节屈曲，脑瘫患儿另侧下肢则一起抬起。③踢蹬反射：小儿仰卧位，检查者以一侧手掌来按压患儿膝时，另一侧下肢会做踢蹬运动，而正常儿看不到这种运动。④惊吓反应：检查者使患儿取仰卧位躺下，检查者从头侧稍稍靠近，突然用双手叩敲小儿头左右侧。正常儿闻声上肢或下肢只有瞬间抖动，而脑瘫患儿上肢和下肢均会抬举，且上肢可有短暂性的停举。

各部位的基本训练方法：

一、头的控制

脑瘫患儿运动康复时要注意改善其头部的控制能力。具体方法可采用在俯卧位下训练抬头能力：让孩子趴着，拿一个玩具停在与他的眼睛一般高处，为了让孩子抬头看它，把它一点一点抬高。可以让孩子趴在床上、地板及巴氏球上，可以使用孩子喜欢的玩具、食物或其他可以吸引孩子注意力的东西。

二、颈部控制

患儿颈后部肌张力高，导致仰头。应手法放松颈部伸肌。

患儿颈部向左或右侧屈或向一方旋转，应手法放松颈部侧屈或旋转肌群，如胸锁乳突肌。

三、躯干的稳定性和控制

滚筒训练：将患儿放在滚筒上，呈俯卧位。轻晃滚筒，以锻炼患儿平衡能力和腰背肌力量。

巴氏球训练：将患儿放在巴氏球上，采用俯卧位、仰卧位进行体位保持训练和动态控制练习。头控好的患儿可在坐位下训练。

平衡板训练：将患者放在平衡板上，在坐位、跪位、站位下进行体位保持训练和动态控制练习。

梯背椅：借助梯背椅，使患儿完成从坐位到跪位转换、从跪位到站位的转换。

腰背肌和腹肌训练：患儿仰卧，将楔形垫放在患儿背后，抓住其上肢，在患儿做仰卧起坐时，给予适当助力。采用四点支撑、三点支撑、两点支撑，逐步提高动作难度。采用双侧桥式运动、单侧桥式运动练习。采用燕飞动作练习。

有圆肩或驼背表现的患儿，也应强化上述躯干控制练习。

四、高低肩

常伴脊柱侧弯出现。肩偏低一侧应强化肩上抬肌力。肩偏高一侧如存在肌张力高，应予手法牵拉、放松。

五、骨盆过度前倾/后倾

双脚平行站立，做骨盆前后倾运动。一脚前一脚后站立，进行骨盆运动训练。可以使用姿势矫正镜。

降低髂腰肌肌张力：髂腰肌的放松和牵伸，可以借助于 Bobath 球、滚筒、肋木进行被动或自我牵伸。使患者呈俯卧位，按住患者骨盆，伸展一侧髋关节，以牵拉患儿髂腰肌。

仰卧位桥式运动练习或使用楔形垫进行仰卧起坐，以强化腰腹肌力量。

六、骨盆过度侧移

患儿一侧腿抬起放在另一侧腿上，进行单侧桥式运动训练，保持正确对线。

让患儿保持直立位，可借助梯背椅，左腿抬起时重心向右偏移，右腿抬起时重心向左偏移。保持正确对线。

七、伸膝控制

站立或步行时膝过伸，可以使用踝足矫形器或膝踝足矫形器。应加强伸膝控制训练。

小腿三头肌挛缩或跟腱挛缩会导致站立、步行时膝过伸，应进行牵拉练习。卧位牵拉，患儿仰卧位，治疗师一只手握住患者的脚踝处，另一只手手心放在患者脚跟下，握住脚跟，使患者脚心贴于手臂，用力牵拉，注意握脚踝的手心须固定好位置。立位牵拉，站立时用楔形板使足轻度背屈，进行立位静态牵拉。弓步牵拉，双腿成弓步状，身体微微前倾，双脚脚尖朝向正前方，后侧腿打直膝盖不要弯曲并且脚后跟用力踩实在地面上，感受后侧腿小腿有牵拉的感觉。30 秒左右换另一侧腿。

在仰卧位下，抬高双腿做蹬自行车样运动。

让患儿扶着梯背椅慢慢下蹲，保持身体端正，注意足跟不能离地。

让患儿扶着梯背椅，进行屈髋控制练习。

让患儿坐在椅子或床边上，双手握住椅子或床的边沿，慢慢抬起小腿再放下，可以在小腿、脚踝处施加阻力，进行抗阻训练。

让患儿呈俯卧位，治疗师用一侧腿固定住患儿一侧大腿，用一只手握住患儿脚踝处，另一只手放在患儿近腘窝处，辅助患儿做屈—伸膝动作。

上下楼梯练习。

上述练习，可能需要使用姿势矫正镜提供反馈。

八、高足弓

放松足底筋膜，牵拉挛缩、痉挛的软组织。手法放松。

（周文龙）

第三节　共济失调的运动疗法

儿童和成人共济失调的运动疗法，均以 Frenkel 训练技术为基础。

共济失调的运动疗法，训练目的是逐步改善协调性，而不是肌力强化，因此，应注意避免疲劳。

每一动作的重复不超过 4 次。

口语指令采用平稳而较缓慢的语调。

通过练习，简单的动作表现足够好时，再进行更高难度动作的练习。

下肢练习时，保证患儿能看到自己的腿部的运动。上肢练习时，保证患儿能看到上肢和手，以提供足够的视觉反馈。

一、下肢仰卧位训练方法

共包括 6 个难度的动作，难度由低至高。头被枕头抬高，以保证患儿能看到自己腿部的运动。双侧下肢均需要练习。

1. 一侧下肢屈髋屈膝，保持足跟与床面接触，然后伸直。
2. 一侧下肢屈髋屈膝后，髋外展，然后内收回原位，保持足跟与床面接触，最后腿伸直。
3. 一侧下肢屈髋屈膝，足跟抬离床面，然后伸直。
4. 一侧下肢屈髋屈膝，保持足跟与床面接触，然后伸直。要求按指令在任一点停止。
5. 跟－膝－胫试验动作的练习。
6. 双侧髋膝同时屈曲，伸直，保持足跟与床面接触，保持双踝并拢。

二、下肢坐位训练方法

共包括 3 个难度的动作，难度由低至高。患儿坐在椅子上，双足平放在地板上。

1. 原地踏步，但仅抬起足跟。如可以完成，则抬起整个足部，但要求足落下时，尽可能放在事先画好的足印中。
2. 用粉笔画好十字。两足分别放在十字上，沿十字线进行向前、向后、向左、向右的运动。
3. 用数字指令控制节奏，进行坐立位转换：数“1”时，要求患儿屈膝，将足放在椅子下；数“2”时，患儿 躯干前倾；数“3”时，患儿站起。坐下时的次序相反。将双侧上肢放在前面的桌面上，能够降低坐 - 立转换练习的难度，但应在患儿水平提高后，尽早过渡到不使用这一辅助工具完成练习。

三、下肢站立位训练方法

共包括 5 个动作。

1. 侧行

用数字指令控制节奏。以向右侧行为例，数“1”时，重心转换到左脚；数“2”时，右足向右迈出半步（成人约 30cm，儿童按身高估算）；数“3”时，重心转换到右脚；数“4”时，患儿把左足迈过来。侧行练习时，可以用手接触墙面，以改善稳定性；但在患儿水平提高后，应尽早过渡到不使用这一辅助方式完成练习。

2. 沿平行线步行

平行线间距成人为 35cm，儿童按身高估算。要求步行时右足恰好落在右侧线内，左足恰在左侧线内。注意，足部要尽量落在正确的位置。每 10 步休息一次。

3. 沿画好的足印向前步行

足印平行，成人两侧足印与中线相距约 5cm，儿童按身高估算。按 1/4 步、1/2 步、3/4 步和全步长的次序练习。

4. 转身

用数字指令控制节奏。以向右转身为例。①抬起右足趾，以右足跟为轴，右足趾转向右；②抬起左足跟，以左足趾将左腿内旋；③完成转身。

5. 上下楼梯

开始训练时，让患儿一级一级地上台阶，上完台阶后双足并拢。之后练习时，患儿可以双侧下肢交替，一步跨一级台阶。起初使用扶手，逐步过渡到不用扶手。

四、上肢训练方法

用黑板和粉笔，治疗师先画出一个减号，然后让患儿加一笔，变成加号。类似地，可以用其他图形如三角形，四边形，五边形，留出一边让患儿补齐。

让患儿在黑板上照着简单图形画，例如画出直线、圆、多边形、波浪线等。

在黑板上画出圆形，让患儿用示指沿着圆形的边缓慢运动，保持稳定。类似地，可以使用其他形状如三角形、四边形、五边形、波浪线等。

五、进阶练习方法

如果某一训练动作已经良好完成，可以采用下面的技术增加难度，提高运动控制能力。

- 训练时逐步减少外部的控制和指导。
- 减少通过上肢的支持。
- 增加动作的幅度。
- 让患儿完成需要速度、幅度、方向和力量变化的动作，例如画出螺旋纹、完成需要爆发力的动作如投掷飞镖。
- 增加平衡的难度。
- 在复杂运动中，完成按照口令立即停止的练习，例如在坐立位转换、步行时，按照口令突然停止运动。
- 练习时，逐步减少患儿有意识的注意，使其动作达到自动化完成的水平。例如，一边和患儿交谈，一边让患儿完成运动任务 。

使用 Frenkel 训练技术，应注意一些原则：

（1）患儿要保持专注。可能需要一段时间才能观察到共济失调的明显改善。

（2）训练时要给患儿明确的视觉目标。

（3）训练时，患儿完成动作要由快过渡到慢，由连续进行过渡到不连续进行。

（4）训练动作要从简单过渡到复杂，从单关节运动过渡到多关节运动。

（5）训练动作的幅度要从大动作过渡到小动作，从一个完整的动作过渡到完成这一动作的一部分。

（6）下肢练习时，按照躺—坐—站的次序训练。

无论对于共济失调，还是震颤等不自主运动，都可以尝试配合使用重物负荷训练。即将适当重量的物体（如沙袋）固定在上肢或下肢末端（如腕部、踝部），再使用上述训练技术。重物负荷能够提高肢体活动的稳定程度，降低肢体、躯干的震颤。但应注意重量过大则容易导致疲劳。使用助行器时，助行器的重量也可能产生类似的效果。

（魏鹏绪）

第四节　痉挛的评定和治疗

在临床实践中，痉挛（spasticity）这一术语常用来描述包括腱反射增强、肢体被动运动时阻力增高、受累肢体的不自主抽动（如偏瘫和截瘫患者中的下肢不自主伸直、不自主踇趾过伸）、受累肢体自主运动的强度、速度和幅度的减退、肌张力障碍和僵直等一系列相关表现。

简洁地说，痉挛的特征是牵张反射过度兴奋导致的肌张力增高，表现为速度依赖性的紧张性牵张反射增高（Lance，1980）。

一、中文版改良 Ashworth 量表

改良 Ashworth 量表（Bohannon and Smith，Phys Ther 1987）是目前国内外最常用于评估痉挛程度的量表。原始文献中仅介绍了此量表用于屈肘肌群痉挛的操作方法。其中评分为 1 分的英文介绍存在歧义，可以理解为“肌张力轻度增高，表现为检测部位被动屈曲或伸展时，在关节活动范围的最后部分出现卡住感和释放感或出现轻微阻力”，也可以理解为“肌张力轻度增高，表现为检测部位被动屈曲或伸展时，出现卡住感和释放感或在关节活动范围的最后部分出现轻微阻力”。Bohannon 教授，确认第二种理解更为适宜。Bohannon 教授指出，“卡住感”可能出现在关节活动范围末段，但在此种情况下，并无足够的空间出现“释放感”，所以英文版在这部分评分说明中列出了两种情况（即：①卡住 - 释放或②关节活动范围末端的轻微阻力）。

这样，我们确定的中文版改良 Ashworth 量表（表 3 - 1）和操作指南如下。

表 3 - 1　中文版改良 Ashworth 量表 · 上肢部分

评分	说　明
0	无肌张力增高
1	肌张力轻度增高，表现为检测部位被动屈曲或伸展时，出现卡住感和释放感，或在关节活动范围的最后部分出现轻微阻力
1 +	肌张力轻度增高，表现为出现卡住感，并在其后的关节活动范围全程内（小于总范围的 1/2）有轻微阻力
2	关节活动范围的大部分出现更为显著的肌张力升高，但尚能够轻松地进行受累部分的被动活动
3	肌张力显著增高，被动活动困难
4	屈曲或伸展受累部位时僵硬

操作指南：患者仰卧于治疗台上接受测试。检查者将患者肘关节从可达到的最大屈曲角度，伸展到可达到的最大伸展角度，时间约 1 秒（通过数“一千零一”衡量）。操作时，检查者握住患者前臂远端接近腕关节处，并于伸展患者肘关节时，在其肘关节近心端处固定上肢。患者前臂置于旋后中位。重复操作 3 次。

说明：①原文为用英语数“one thousand one”，以衡量 1 秒的时间长度。经测试，操作者用中文默读“一千零一”，经练习后，可以在约 1 秒时间段完成。②“旋后中位”（原文为“neutral supination”）并不是前臂旋前—旋后的中位，而是前臂旋后位的中位。在前文介绍的屈肘肌群测试体位中，如手心与肘窝朝向一致，即为旋后中位。

由于原版中仅包括了屈肘肌群的评定方法，我们参照另一文献（Blackburn M，Phys Ther 2002），提供下肢评价部分（表 3－2），以供参考。

表 3－2　中文版改良 Ashworth 量表·下肢部分

肌肉	患者体位	检查者操作方式
比目鱼肌	侧卧位，髋、膝关节均屈曲 45°。头部和躯干在一条直线上	检查者面对患者，一手在其踝关节近心端小腿处稳定下肢；一手置于其足部下方，拇指在跟骨外侧，其他手指在跟骨内侧，手掌在足部跖面。要求患者尽量放松。将患者踝关节从最大跖屈位活动至最大背屈位
腓肠肌	侧卧位，髋关节屈曲 45°，膝关节伸展到最大程度。头部和躯干在一条直线上	检查者面对患者，一手在其膝关节处稳定下肢，一手如前所述置于其足部下方。要求患者尽量放松。将患者踝关节从最大跖屈位活动至最大背屈位
股四头肌	侧卧位，髋、膝关节均伸展到最大程度。头部和躯干在一条直线上。必要时双髋后方可以放置枕头，以保持患者稳定	检查者在患者背后，一手放在其膝关节近心端大腿外侧处，以稳定股骨；一手置于其踝关节近心端小腿处。将患者膝关节从最大伸展位活动至最大屈曲位

操作指南：受试者脱去鞋袜，休息 5 分钟。受试者体位和检查者握持肢体的方法见上表。参照 Bohannon and Smith 的介绍，每一运动的完成时间均约 1 秒（通过数“一千零一”衡量）。如仅进行一次检查，检查者可能难以评分。因此，每一运动重复 3 次。重复 3 次后，检查者对感受到的阻力进行评分。

两篇文献中介绍的重复次数不同（上肢部分文献为 5～8 次），在此均统一为 3 次。Bohannon 等的研究显示，采用其所述操作方法，以改良 Ashworth 量表进行屈肘肌群的痉挛评定，两位评定者间的信度良好。原作者指出，这一良好的信度部分归因于评定者的操作经验、相互间的多次测试和讨论。此外，如果测试其他肌群，信度有可能改变。Blackburn 等也指出，仅提供标准化的操作方法是不够的；使用改良 Ashworth 量表之前对测试内容充分熟悉，能够提高不同评定者间的信度。

应注意，鉴于痉挛的定义与测试速度有关，改良 Ashworth 量表中明确限定了肢体被动活动的速度。如果不按照操作指南评定，会严重影响结果的信度。

二、痉挛的牵拉治疗和力量训练

脑部病变导致瘫痪后，不但导致肌张力增高和痉挛，也常导致挛缩。对于痉挛和挛缩的预防和干预，被动关节活动和牵拉是最基本的治疗手段。

牵拉练习时注意不要忽略手固有肌的牵拉：治疗师用一手握住患者手指，手指末端抵住患手掌指关节背侧，使患者除拇指外其他四指的掌指关节伸展，同时屈曲患者指间关节到最大范围。

被动关节活动和牵拉时，注意避免幅度过大而引发疼痛。

临床治疗中，我们发现对于痉挛肌群进行分段控制练习和慢速收缩—停止—启动练习，能够在逐步提高运动控制能力的同时改善痉挛。例如，仰卧位肩外展30°时，固定患者上臂，令患者屈曲肘关节；分段控制练习的方法为将患者能完成屈曲的全程分为 2 段或 3 段，令患者仅在其中一段进行向心 – 离心收缩的交替练习或完成第 1 段后暂停维持体位，然后继续完成下一段；慢速收缩 – 停止 – 启动的方法令患者以均速、缓慢的速度屈曲，然后按口令停止，再按口令重新启动运动。这种训练方法能够有效地整合本体感觉和主动运动控制，可根据患者能力，施加不同程度的阻力，以强化本体感觉输入。这种运动控制的精细练习的原则和方法可以应用到下述力量训练中。

痉挛并不是力量训练（包括抗阻训练）的禁忌证。目前认为，上运动神经元病损会导致痉挛和力弱并存。同一组（块）肌肉，可能既存在痉挛（肌张力异常增高），也存在力弱；肌张力高的肌群也常难以保持恒定的力量，来完成特定的运动任务。必须认识到，脑瘫运动功能障碍除由挛缩、痉挛、协调性差导致外，肌肉力量不足也是重要原因。即使是功能较好的痉挛性脑瘫患儿，与同龄正常儿童相比，也常存在相当程度的肌力不足。

力量训练的目的是改善特定的运动技巧或运动功能。患儿必须具备有足够的理解和配合能力，因此至少要大于 3 岁；4 ~ 5 岁儿童一般常能具备这样的能力。

力量训练时一般采用尽可能大的的负荷（如阻力），例如，重复 2 次后即感觉疲劳或运动表现降低。力量训练常由几组间隔性练习组成。如以强化力量为主，每一组可包含 3 ~ 8 次的动作重复；如以改善耐力为主，则每一组可包含 8 ~ 20 次的动作重复。完成一组动作后，患者应有明显的疲劳感或动作表现明显下降；短暂休息（如 2 分钟）后，再开始下一组训练。这类似于神经 – 肌肉激活技术（Neurac），这一技术在悬吊环境下将力量训练和运动控制训练整合在一起；对特定训练动作，采用每组包含 4 次重复性动作，共 4 组练习的方式。

例如，为改善步态，可考虑强化屈髋肌群和伸膝肌群，可在踝部给予患者最大负荷的 80%，进行每周 3 次，持续 8 周的力量训练。采用等张收缩方式训练。髋关节：支持下站立位，完成伸膝位屈髋；膝关节：坐位，缓慢伸膝。对每一侧下肢的每一组肌群，每组动作重复 4 ~ 5 次，共完成 4 ~ 5 组，每 2 周重新评价肌力，并增加负荷。

对于痉挛，采用力量训练（抗阻训练）的效果如何，需要设计个体化的训练方案，并观察训练后的具体反应。例如，对于下肢髋关节肌群的力量训练，需要考虑到伸髋、屈髋、外展、内收、外旋、内旋各组肌群的平衡，每一肌群力量负荷的大小以及训练方式，以免加重异常运动模式。

三、系列石膏铸型和抑制性石膏铸型

痉挛患者应考虑使用矫形器干预。石膏固定（casting，也称为石膏铸型）的作用机制类似矫形器，但有更大的质量。有两种常用的石膏铸型技术：抑制性石膏铸型（inhibitive casting）和系列石膏铸型（serial casting）。

系列石膏铸型的目的是维持并扩大关节活动度，适用于徒手牵拉效果不理想的患者，这一技术将患者的受累肢体以石膏固定于伸展位（但不是最大伸展位），维持数日，然后拆除石膏检查关节活动度有无改善，之后再次把受累肢体固定在伸展程度更大些的体位。如果连续两次都未能获得关节活动度改善，则一般不再推荐第三次治疗。如果通过系列石膏铸型将关节活动度恢复至正常范围，可以使用矫形器来继续维持治疗效果。系列石膏铸型最常用于踝跖屈挛缩和肘屈曲挛缩。局部肿胀是此种疗法的禁忌证；如存在感觉障碍和存在创面，则需要谨慎应用。

抑制性石膏铸型的目的是改善患者的生物力学对线，从而提高其功能。这一方法常用于表现为协同运动模式的患者。例如，对于存在下肢伸肌协同运动模式患者，可将其踝关节固定于背屈位，以打破协同运动模式。这样，就可以先着重改善髋、膝的运动控制。部分患者表现为姿势依赖性肌张力，这一类患者使用抑制性石膏铸型可能获得明显改善；如果在某一体位下难以固定在踝背屈位，可以尝试更换体位以实现固定。如果患者没有感觉障碍或其他禁忌证，抑制性石膏铸型的使用时间可以最长持续 2 周。

四、肉毒毒素注射和其他干预措施

痉挛和肌张力高可以配合肉毒杆菌毒素注射或苯酚、乙醇注射。苯酚、乙醇注射目前已不常用。肉毒杆菌毒素注射的起效时间约在注射 1～2 天之后，此疗法可能会在短时间内减弱肌肉收缩，但随后出现神经再支配，因此疗效仅能维持约 3～4 个月。

肌张力高的患儿，因肌肉长度和骨骼长度生长速度不匹配，骨骼的生长速度常超过肌肉伸长的速度，尤其是在快速发育期，因此，国外有专家推荐除运动疗法外，需要定期注射肉毒毒素，年幼的孩子更容易从肉毒毒素注射中获益。注射时可采用电刺激以确定神经－肌肉接头分布区域。注射后进行 5 次系列石膏铸型治疗。合理的肌力强化训练不会加重痉挛；可配合神经－肌肉电刺激，同时激活Ⅰ型和Ⅱ型肌纤维；也可配合全身振动治疗、矫形器衣（suit therapy）治疗、马术治疗等干预措施。

痉挛的肉毒毒素注射前，需要准确判断哪些肌肉影响功能而需要注射。治疗足跖屈内翻时，应谨慎注射胫骨后肌。胫骨后肌支持足弓，注射后可能导致足弓塌陷。

重度挛缩可考虑手术干预。

（魏鹏绪）

第五节　继发性脊柱侧凸等脊柱问题

脑瘫患者的脊柱问题包括脊柱侧凸、前凸和后凸以及椎体滑脱，骨盆对线不良也不少见。在脑瘫严重程度更严重的患者中，脊柱异常更为常见。伴有脊柱畸形的脑瘫患儿通常不能保持独立坐位，也不能站立。

一、脊柱侧凸

脑瘫患儿中，少数会出现类似特发性脊柱侧凸的表现，但大部分为神经－肌肉源性继发性脊柱侧凸，并合并有过度脊柱前凸和后凸。神经－肌肉源性脊柱侧凸，早期的侧凸程度是可变的，与所处姿势有关，之后则逐渐发展为结构性脊柱侧凸（即侧凸程度是固定的）。一旦出现结构性脊柱侧凸，则需要每半年进行一次正侧位脊柱全长X线检查，以确定患儿脊柱侧凸、后凸和前凸的进展情况。因为患儿不能站立，脊柱全长X线检查是在坐位完成的。检查时需要准备带有多个绑带的标准座椅，使患儿在无他人辅助下保持躯干竖直，且所有患儿躯干和骨盆的位置保持一致。座椅和绑带上避免使用金属物件，通过移动座椅，可完成正位和侧位摄片。座椅应分不同大小型号，以适合不同体格的患者使用。

脑瘫患儿的脊柱侧凸多发生于儿童期的早期。少数患儿会在2～3岁时出现不可变的、结构性的脊柱侧凸，此类患儿通常并存先天性疾病。

不能保持独立坐位的四肢瘫脑瘫患儿，会在儿童早期（中期）出现姿势性的脊柱侧凸和后凸。这种脊柱畸形可以通过座椅调整进行干预，即在轮椅上安装多个胸部侧方挡板。与脊柱矫形器类似，这些挡板也是采用三点力原理纠正脊柱侧凸，因此，随着患儿生长发育，侧方挡板也需要进行调整，以保证发挥作用。

特发性脊柱侧凸常采用定制的硬性脊柱矫形器干预，相当多的患者需要每天戴矫形器2～3小时，持续多年。国外学者曾尝试采用此类矫形器治疗脑瘫患儿的脊柱侧凸，发现即使严格地遵循这种使用时长，效果仍不理想。

目前推荐对于轻度神经－肌肉源性脊柱侧凸的脑瘫患儿，可在其保持坐位时使用软性的围腰样胸腰骶矫形器，为患儿提供坐位支持。应当明确，这种软性胸腰骶矫形器并没有纠正结构性脊柱侧凸的效果。

软性胸腰骶矫形器可以在衣服外穿戴。其问题包括局部体温的升高、限制呼吸运动的可能性等。患儿就餐时腹部膨隆，可能需要适度松开矫形器。

施罗斯诊疗体系是国际上治疗特发性脊柱侧凸的通用方法，其治疗方案包括针对性的运动疗法和使用定制的Gensingen脊柱矫形器。研究发现，高强度的施罗斯训练，如每天2小时，每周3次，能够改善特发性脊柱侧凸。能够配合完成训练动作的脑瘫儿童，可以使用这一训练方法（图3－1）。

脊柱侧凸患者存在三维畸形，即冠状面的脊柱S形或其他形态的改变、矢状面的过度前凸和后凸以及轴位的椎体旋转。无论是使用施罗斯训练技术还是处方和适配脊柱矫形器，治疗脊柱侧凸患者时都应在纠正冠状面脊柱畸形的同时，纠正矢状面和轴位的脊柱对线异常。

施罗斯技术有多种训练动作，无论采用何种动作训练，其核心要素均为在矫正性动作的终点实现脊柱侧凸的完全矫正甚至过矫正（over－corrected），并保持短暂时间。完成动作时，需要配合特殊的呼吸运动。训练动作应具有足够的挑战性，以保证神经、肌肉的足够兴奋程度。

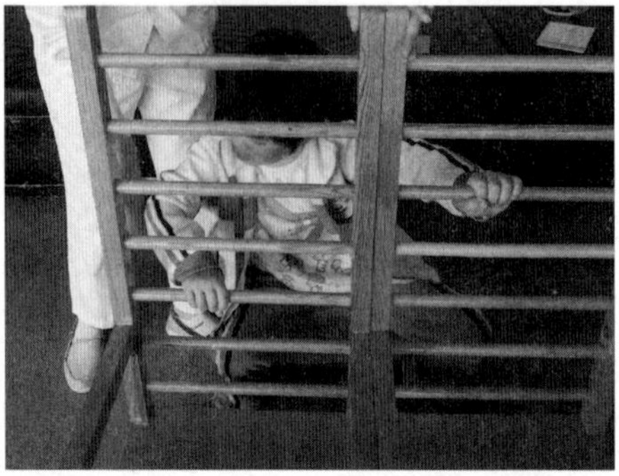

图 3－1　应用施罗斯疗法训练患有脊柱侧凸的脑瘫儿童

对于特发性脊柱侧凸，推荐密集完成足够运动强度的施罗斯疗法训练（如每周 3 次，每次持续 2 小时）。脑瘫患者则需要根据体质和耐受程度，个体化调整运动强度。

应注意，无论是特发性脊柱侧凸还是继发于脑瘫的脊柱侧凸，其程度都可能在儿童快速生长发育期极为迅速地加重，正常速度可达每月 2°～4°，最终达到 60°～90°。因此，对脊柱侧凸应规律监测，除运动疗法外，应及时评估硬性脊柱矫形器、手术干预的必要性。

脊柱侧凸的监测包括 Cobb 角、轴面的椎体旋转程度、Risser 征。X 线检查应采用直立位脊柱全长正侧位像，如不能直立可用端坐位，不能采用卧位。

Cobb 角用于测量冠状面侧弯角度：根据正位 X 线片确立上下端椎，画出上位端椎上缘的垂线和下位端椎下缘的垂线，两条垂线的交角即为 Cobb 角（图 3－2）。如端椎的上缘（下缘）不清晰，可用两侧椎弓根上缘（下缘）连线替代。端椎是脊柱弯曲最头端和最尾端的两个椎体，即向脊柱侧凸的凹侧倾斜度最大的椎体；凹侧椎间隙会变宽，上端椎在上面变宽椎间隙的足侧、而下端椎在下面变换间隙的头侧（图 3－2）。正常脊柱 Cobb 角应为 0°，通常将 Cobb 角超过 10°的脊柱弯曲定义为脊柱侧凸。受病人体位、X 线片摄片方式和画线方式的影响，Cobb 角的测量值每一次不一定完全相同，可能存在 3°～5°的测量误差。

轴面的椎体旋转以用 Nash－Moe 法评估：在正位 X 线片上确定顶椎位置（顶椎为侧弯部分中偏离骶骨中垂线最远的椎体，如图 3－2，左侧第 5 个椎体为顶椎），将顶椎凸侧半个椎体平均分为 3 格，根据凸侧椎弓根的位置将其分为 5 度。

Ⅰ度：椎弓根对称。

Ⅱ度：凸侧椎弓根移向中线但未超过第 1 格，凹侧椎弓根变小。

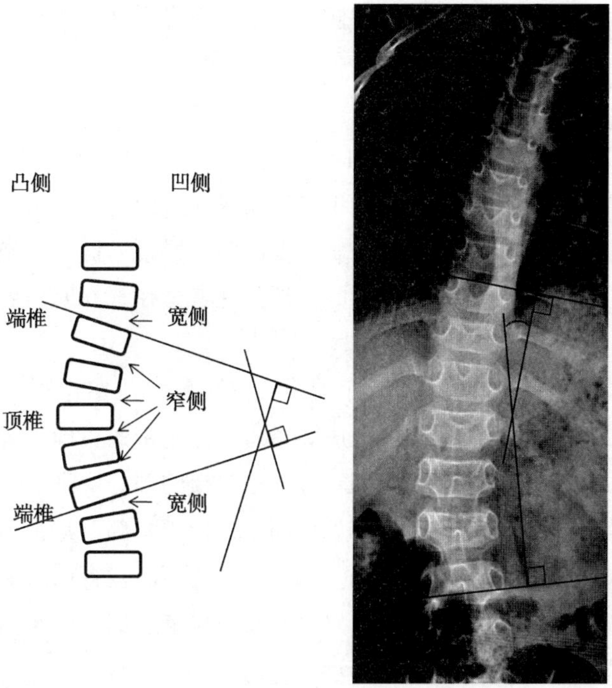

图3－2　Cobb角测量和端椎、顶椎

Ⅲ度：凸侧椎弓根已移至第2格，凹侧椎弓根消失。

Ⅳ度：凸侧椎弓根移至中央，凹侧椎弓根消失。

Ⅴ度：凸侧椎弓根越过中线靠近凹侧。

Risser征用髂骨次发骨骺融合来预测脊柱侧凸的成熟度：按照法国分级方法，分为5个级别，未出现次发骨骺定义为0级，将髂骨翼三等分，按次发骨骺由外侧向内侧延伸覆盖的程度，骨骺在外1/3为1级，中1/3为2级，内1/3为3级，次发骨骺与髂骨翼开始融合为4级，完全融合为5级（完全没有软骨影）。4级时可判断为发育成熟而无椎体增殖活性。此外，年龄>16岁或月经年龄≥3岁，也提示脊柱的生长发育已结束。如果没有达到完全骨化，则脊柱侧凸有继续加重可能，甚至在快速发育期会骤然加重（如4周内Cobb角增加>20°）。

对于特发性脊柱侧凸，可以计算进展因子（progression factor）确定治疗方案：

进展因子＝［Cobb角－（3×Risser分级）］／生理年龄（岁）

进展因子0~40，临床观察。

进展因子40~60，施罗斯训练技术。

进展因子60~100，定制脊柱矫形器＋施罗斯训练技术。

尚无证据表明继发于脑瘫的脊柱侧凸需要严格遵循这一推荐，但可做参考。

二、脊柱后凸

脑瘫患儿中，脊柱后凸（kyphosis）常伴随脊柱侧凸出现，也可能单独出现。腘绳肌痉挛或挛缩，会导致儿童在坐位时出现骨盆后倾，从而出现代偿性胸椎后凸，膝屈曲时，这种脊柱后凸会消失。重度的躯干肌张力低下，坐位时不能为躯干提供足够的支撑，也会导致脊柱后凸，部分患者会在青春期前后发展为不可逆转的脊柱后凸。

坐姿调整是脊柱后凸的基本治疗措施。应避免患儿在轮椅坐位时牵拉腘绳肌，以防造成骨盆后倾而加重后凸。应注意肩部固定带的正确位置，当患儿处于躯干伸展到最大程度竖直坐位时，固定带连接轮椅的部分应高于患者的肩部，以保证固定带能够产生向上方的拉力。如果固定带低于肩部，则会产生向后下方的拉力，压低肩部，从而加重脊柱后凸。由于患儿的不断发育而身高增长，需要密切监测肩部固定带的位置是否过低，以进行及时调整。如果已经出现硬性的脊柱后凸，轮椅靠背应改造以匹配脊柱畸形。

轮椅桌的高度是另一项重点适配内容。患儿双侧上肢放在处于胸部乳头水平的轮椅桌上，能够使其躯干更为竖直，从而改善脊柱后凸。如果不使用轮椅桌，则患儿使用的其他桌子也应当参照这一高度。

定制的双片式硬塑胸腰骶矫形器（TLSO）不会改变硬性后凸畸形的进展，但可以改善患者的功能性活动。这种矫形器的背部组件较短，前部组件的上方需达到胸锁关节水平，下方需低于髂前上棘，以对抗躯干前倾。矫形器前方上腹部位置可以开圆形口，以提高舒适性，并适应进餐引起的腹部膨隆。

三、脊柱前凸

脊柱前凸常伴随脊柱侧凸发生。能够步行的双瘫型脑瘫患者常存在50°~60°的脊柱前凸，且可能伴有腰椎滑脱；这些患者可能存在背痛。如果背痛较重，且为持续性，则需要明确是否存在新发的腰椎滑脱。进行腹部体格检查时，腰椎前凸可能会被误认为腹部包块。选择性脊神经后根切断术时的多节段腰椎椎板切除，是导致单独出现的重度腰段脊柱前凸的首要原因。脊髓栓系也会导致腰段脊柱前凸，需行磁共振检查以明确诊断。骨盆前倾是继发性重度腰段脊柱前凸的最常见病因。骨盆前倾可能由屈髋肌群挛缩或痉挛所致。

对于腰段脊柱前凸，可尝试进行座椅改造：靠背角度约为 80°，底座前部上抬使倾斜角度约为 10～15°，以使骨盆后倾。重度腰段脊柱前凸需要手术干预。

四、颈段脊柱问题

脑瘫患儿可能患有不同类型的颈段脊柱问题，包括颈部过伸、上部颈椎半脱位、颈椎退行性骨关节病、抬头体位不能保持等。

抬头体位不能保持是一个常见问题，编者试制了头部悬吊装置，以保持头－颈部的正确对线，穿戴后头颈部可以左右旋转（图 3－3）。此装置由硬塑背架和胸腹带固定于躯干上，头部悬吊装置固定在背架上，由金属拉杆、U 形硬塑板、轴面的额－枕带以及由耳前至颈后部的斜行带组成（胡君　魏鹏绪）。

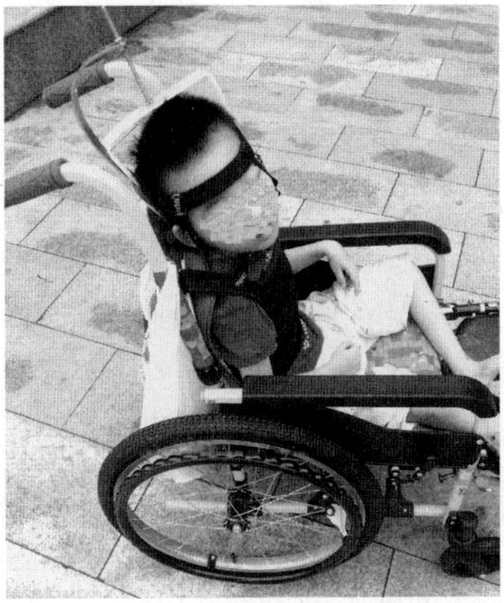

图 3－3　用于头部下垂的悬吊装置

颈部过伸几乎总是出现在全脊柱过伸患儿，病因为广泛的肌张力失调（dystonia）或角弓反张（opisthotonic posturing），以及基底神经节受损导致肌张力失调。典型的痉挛性脊柱过伸的常见病因则为重度低氧血症导致的严重的弥漫性脑损伤。部分患儿不存在挛缩，睡眠时姿势正常，没有过伸；部分患儿则会发展为颈、背部伸肌挛缩。颈部过伸的基本治疗是通过轮椅改造使患儿处于正常坐位，屈髋屈膝于 90°且颈部处于中位。如因挛缩不能实现，则应对伸髋肌进行手术松解或延长；有时，可能需要延长伸膝肌群；纯粹的肌张力失调不导致挛缩，很少需要此类手术。痉挛或肌张力失调引起颈部过伸的脑瘫患儿，局部肉毒毒素注射能够很好地改善症状，但在多次注射后，改善效果会逐步减弱。

少数脑瘫患儿表现为斜颈样痉挛状态，从而出现旋转性上段颈椎半脱位。颈部姿势异常的脑瘫患儿如果出现神经功能改变或呼吸状态明显改变，应行磁共振检查除外颈部脊髓病变。

随年龄增长，手足徐动型脑瘫患者常出现颈椎退行性骨关病、椎间盘退变和突出。此类病变引起的疼痛可进行保守治疗，但如引起神经功能缺损（常见于成年时期），则常需要手术减压和椎体融合。

部分脑瘫患儿肌张力低下，严重力弱，不能将头部保持在直立位，应检查这些患者是否存在重度胸椎后凸，纠正脊柱后凸常能显著改善保持头部于直立位的功能。肌肉萎缩或脊髓性肌萎缩患儿存在严重力弱，可以考虑行椎体融合术改善头部不能直立的问题。

五、腰椎和骨盆异常

直立所致的压力会导致脑瘫患儿发生腰椎峡部裂和椎体滑脱，并因腰椎过度前凸加重。不能站立的四肢瘫脑瘫患儿不会发生腰椎峡部裂和椎体滑脱，而在能够行走的双瘫型患儿中，这一问题则更常见。可步行的双瘫型脑瘫患儿在选择性脊神经后根切断术时行多节段腰椎椎板切除，会导致腰椎峡部裂和椎体滑脱发生率增高。如患儿有背痛，可使用屈曲型腰骶矫形器，常可即刻改善患者症状。矫形器在清醒状态持续使用，连续 3 个月，然后在 1 个月内逐步缩短使用时间并去除。如疼痛未能改善或再次出现，可再次使用 3 个月。如矫形器治疗无效或滑脱程度超过 50%，应考虑手术治疗。

骨盆对线不良包括患者在站位或坐位时的冠状面骨盆倾斜、骨盆前倾或后倾和骨盆旋转。患者在站位或坐位时的冠状面骨盆倾斜，可由脊柱侧凸影响到骨盆所致，也可由髋外展肌非对称性挛缩所致。功能性或结构性双下肢不等长或髋外展肌力量不对称，可导致步行时冠状面骨盆倾斜。脑瘫患儿，无论能否步行，常存在骨盆前倾。腰部脊柱前凸、重度的腹肌力弱均可导致骨盆前倾。腰椎前凸程度不足或腰椎后凸可导致骨盆后倾，但在脑瘫患儿中少见。屈髋肌挛缩可导致骨盆前倾，腘绳肌挛缩或痉挛可导致坐位时骨盆后倾。骨盆旋转可继发于脊柱侧凸。单侧髋关节内旋也可导致同侧骨盆向后旋转，并在患儿站立、步行时表现为内八字样步态（intoeing）。

（魏鹏绪）

第六节　髋关节监测

美国脑瘫和发育医学学会推荐，应监测并识别髋关节移位的关键性早期指征。髋关节移位（hip displacement）指股骨头相对于髋臼的侧方位移，以股骨头偏移百分比（migration percentage，MP）进行评价。髋关节半脱位（hip subluxation）指股骨头从髋臼部分脱出，而髋关节脱位（hip dislocation）指股骨头从髋臼全部脱出。

脑瘫患儿髋关节移位的风险高于正常儿童。髋关节移位可导致疼痛、功能减退和生活质量下降。因此，髋关节监测至关重要，以便早期发现髋关节移位征象，及时评价并治疗。

应规律实施髋关节监测。诊断为脑瘫的儿童和青年（至 19 岁）以及尚未确诊但可疑脑瘫者，均应接受髋关节监测。儿科医师、放射医师和技师、骨科医师、治疗师、护士均应当具有髋关节监测的观念。

髋关节监测包括两部分：临床检查和放射检查。髋关节监测的时间间隔因患者风险不同而有差别。临床检查包括髋关节移位的确认、患者年龄、粗大运动功能分级（GMFCS）、步态、疼痛、被动髋外展角度。放射检查包括在标准体位摄片并测量股骨头偏移百分比。

如 2 岁时已经诊断脑瘫或可疑脑瘫，则应开始髋关节监测。GMFCS 分级越高则髋关节监测的时间间隔应越短。根据股骨头偏移百分比的值即变化情况考虑监测的时间间隔。

GMFCS Ⅲ ~ Ⅴ级的患者或痉挛型偏瘫且步行功能差的患者，骨化完成后即可停止髋关节监测，但如 MP > 30% 或出现进展性脊柱侧凸而骨盆倾斜则仍推荐继续监测。GMFCS Ⅰ ~ Ⅱ级的患者如 MP 值稳定且 < 30%，可考虑较早停止监测。如 MP > 30% 或髋外展角度 < 30°，应考虑转诊骨科。

股骨头偏移百分比（MP）是评价痉挛型脑瘫髋关节发育不良的主要指标。MP 值小于 33% 为正常，33% ~ 50% 之间为髋关节半脱位，大于 50% 为全脱位。

MP 值的测量方法是通过双侧髋臼内侧 Y 形软骨上端做一水平连线，再从髋臼外缘做一垂线，之后从股骨头的内侧缘和外侧缘各做一条线而平行于这一垂线。外侧两条垂线之间的距离为 A，最外侧与最内侧垂线之间的距离为 B，股骨头偏移百分比 $= A/B \times 100\%$（图 3 – 4），臼外缘出现尖拱门征，故应从尖拱门的中点处做垂线。尖拱门征是移位的股骨头压迫髋臼而抑制髋臼外侧骨化所致。

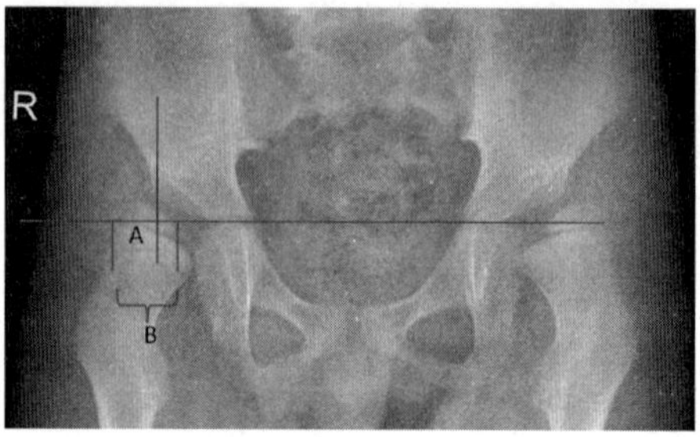

图3－4　股骨头偏移百分比（MP值）

测量MP值要求以标准体位拍摄骨盆平片，即平卧、双下肢内旋中立位（髌骨垂直向上）、骨盆无倾斜和旋转；假如存在单侧或双侧髋畸形而难以放正时，需要确保两侧对称。如果髋屈曲或腰椎前凸，可以使用软垫垫于屈曲的双侧大腿之下，以确保骨盆位置正常。

痉挛型双瘫或四肢瘫的脑瘫患儿应在30月龄时进行首次髋部X线检查（前后位平片）。对于高危患儿，如有必要则应更早检查。

对双瘫、四肢瘫，肌张力失调的脑瘫患儿，髋关节X线复查频率每年至少一次，直到8岁，之后则需个体化。对于痉挛性双瘫，GMFCS Ⅰ～Ⅱ级的患儿可以放宽时间间隔；而痉挛性偏瘫或纯共济失调型患儿如果首次髋X线正常，可以不复查X线，但需进行临床监测，如出现髋关节活动度受限，则考虑复查X线。

（魏鹏绪）

第四章　悬吊疗法和 Neurac 技术

第一节　起源和发展

本章介绍的内容主要来自于 Neurac 技术代表人物 Gitle Kirkesola 和 Oyvind Pedersen 举办的 Neurac 工作坊中的讲解和演示。Neurac 是一个不断发展的体系，其突出特点是开放性和兼容性。一方面，Neurac 技术的发展不断吸收相关文献、研究的结果，也获益于工程师、治疗师和医师之间的交流和讨论；另一方面，借助悬吊系统能够实施多种静态和动态的练习方式，使牵拉技术、关节松动术、指压治疗等多种流派的手法操作更为方便。Neurac 疗法对患者症状的即时改善效果常令人惊叹，这也是其快速传播的重要因素。

Neurac 技术是一项挪威学者研发的、基于 Redcord 悬吊设备的治疗技术。Neurac 这一名称来自于 Neuromuscular activation 词头的组合，译为神经－肌肉激活技术。Neurac 技术可用于治疗慢性肌肉骨骼疾患（如颈、背、骨盆和肩部病变）。对脑性瘫痪、脑卒中以及多发性硬化等神经系统疾病引起的运动障碍也具有治疗效果。

无论是评定和治疗，Neurac 体系十分重视运动链的观念，强调在这一功能单位中，诊断、干预某一些成分的异常。这一理念突出了完成运动所需各组肌肉之间的整合和协调，强调了不同肌肉在功能上的相互影响和相互协作。

虽然 Neurac 技术需要通过悬吊系统和振动器实施，但即使脱离这些设备，其操作方法和治疗理念仍可被借鉴和应用到多种疾病的康复实践之中。

Neurac 技术起源于挪威康复专家开发的悬吊训练技术（sling exercise therapy，S－E－T）。基于多年的 S－E－T 实践，并吸收大量相关领域的研究成果，挪威专家 Gitle Kirkesola 等人在 2004 年正式推出 Neurac 技术。

目前，美国、德国、澳大利亚、瑞士、意大利等数十个国家都已经应用此项技术。在亚洲，中国、日本、韩国、新加坡等地也已经引进 Neurac 技术。S－E－T和 Neurac 技术的临床疗效已被证实，也可用于健身和专业的运动训练，其原理和操作方法是相通的。

第二节　评估和治疗方法

Neurac 技术旨在通过实施高水平的神经 – 肌肉刺激，重建正常的功能性运动模式。所谓功能性运动模式，是指完成运动的方式符合常态而富有效率，例如当上肢抬起时，肩胛骨和肱骨之间的协调运动。

Neurac 技术包括诊断和治疗两个部分。除采用常规的临床评估方法之外，Neurac 技术还使用“体位保持时间”测试（test of holding time）和“弱链接测试”（weak link testing），对患者的运动控制能力进行评价。

一、体位保持时间测试

体位保持时间是指将体位摆放在“中位”（the neutral position）时，患者能够保持这一体位的时间。脊柱处于中位姿势时，整个脊柱的内部压力最小，保持这一姿势所需的肌肉活动也最小。

体位保持时间测试常在弱链接测试之前进行，目的是评价颈部、背部局部稳定肌的功能。

颈部评价在仰卧和俯卧两种体位下进行。以仰卧位测试法为例（图 4 – 1）。使用圆柱垫支撑于双膝下部，使用悬吊系统的裂隙吊带和非弹力绳支持头部，调整头部高度，将颈部脊柱保持于中位（即颈椎处于正常生理弯曲）。以双手拇指和大鱼际向下轻压患者胸锁乳突肌，调整颈段脊柱中段的位置，以减弱颈部生理弯曲的前凸程度，幅度约 2mm。此操作中嘱患者不要主动参与，以避免整体肌的代偿。嘱患者以最小程度努力地保持这一体位。如功能正常，应能够至少保持 120 秒。若在此之前出现疲劳感或需要休息，则为阳性，提示颈部脊柱局部稳定肌功能异常。

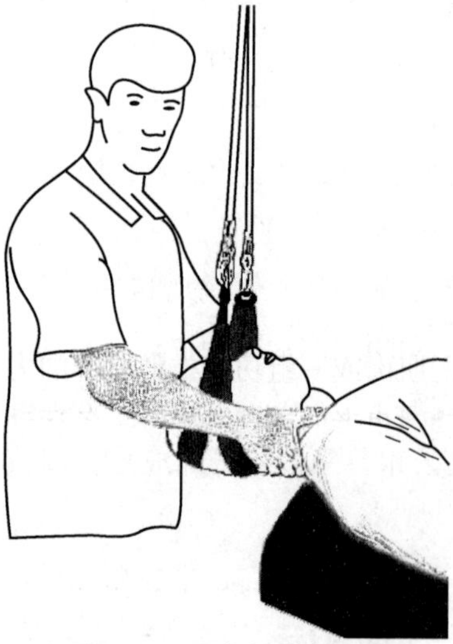

图 4 – 1　颈部仰卧位测试的手法操作

腰部评价采用俯卧位和膝立位进行。以俯卧位测试法为例：将患者悬吊，使其腰部脊柱处于中位，通过调整使其腰椎前凸程度稍有增加。之后，通过对骶骨和腹部施加压力，减弱腰段脊柱前凸程度约2mm，此操作中应避免患者主动参与。判断是否阳性的标准同颈部测试。

实际操作中，对颈部、腰部脊柱前凸程度的这种微细调整，只有当患者处于卧位时，借助复杂的悬吊系统和细腻的手法才能实现。

测试时，患者出现的疲劳时间点和之后需要开始休息的时间点均被记录，作为基线值。此外，还应注意患者有无颈（腰）部整体肌的张力增高以及是否有保持正确体位的能力，检查是否出现偏离起始测试体位的情况。

二、弱链接测试

弱链接测试是 Neurac 技术独具特色的评价手段。通过弱链接测试，能够确定运动链的薄弱环节和局部稳定肌和整体肌之间的配合失常。

弱链接测试包含需要在悬吊系统中完成的一整套评价方法。所有的测试都在躯体承重情况下完成。测试时，通过观察患者完成各种动作的表现，确定弱链接。完成测试动作时，如果出现：①躯体左侧和右侧的表现不同；②疼痛；或③动作质量失常，即可判断为弱链接测试阳性。三点中满足一点即可。

弱链接测试的动作与 Neurac 技术的治疗动作是一致的。借助于悬吊系统，这些动作的保持和完成都由多个关节的运动组成。跨越这些关节的肌肉、筋膜等软组织的起止点互相交错、形成肌筋膜链（myofascial chain）。在功能上，这一肌筋膜链中各肌肉组分的协调运动，是完成运动任务所必需的。在 Neurac 文献和讲义中也使用运动链（动力链，kinetic chain）、生物力学链（biomechanical chain）来描述这一链状结构，从不同角度表示其性质。

Redcord 工作坊中对“弱链接”的定义是：生物力学链中存在的、导致肌肉骨骼系统功能异常的缺陷。这种缺陷来自于神经-肌肉控制能力的减弱、稳定性受损、肌力下降或畏惧性避让（fear avoidance，因畏惧疼痛而拒绝进行某一动作）等因素。

徒手肌力检查法是常用的肌肉功能评价方法，其目的是测试一块独立的肌肉，或一组功能类似肌群的力量，需要尽可能排除其他肌肉（肌群）的参与。与徒手肌力检查法不同，弱链接测试并不是测试一块独立的肌肉或一组功能类似肌群的力量，而是通过评估完成躯体承重状态下，多关节运动时患者的表现，确定一条运动链上的多组肌肉是否能够协调一致地完成高质量的运动。这样，运动链中某一成分的功能异常或运动链中各个肌肉之间的协调异常，都会导致阳性结果。

三、Neurac 治疗

Neurac 治疗包括四个基本要素：①基于悬吊系统进行躯体承重练习；②实施

振动刺激；③逐步增加运动时的体重负荷；④治疗时保持无痛或不加重已有的疼痛。此外，通过使用悬吊绳、气垫和振动，造成躯体运动支撑点不同程度的不稳定性，也是 Neurac 治疗的显著特点。

Neurac 治疗需要患者的主动参与。如果颈部或腰部的体位保持时间测试阳性，治疗可以在同一体位下开始，进行等长收缩练习。应经常进行评价，以判断疼痛是否减轻，有无功能改善和运动质量提高。

如果弱链接测试阳性，也可以在测试体位下进行治疗。治疗由动态的运动练习组成。开始治疗时选用的动作难度，应保证患者能够协调、无痛地完成练习动作。必要时，通过使用悬吊系统的弹力绳和调整力臂长度，能够减轻患者的躯体承重，从而降低动作完成的难度。每一动作完成 4 次后，休息 1～2 分钟。

增加难度时，可以逐步减少弹力绳辅助程度，从而增加躯体承重，或使用气垫代替稳定的支持面，或配合振动刺激。如果患者能够耐受躯体承重的增加，练习时无痛，动作完成正确，无疲劳感及期望停止练习的感觉，即可继续练习。

如练习时出现疼痛，则需降低难度，可采用增加弹力绳辅助以及将肢体运动的支撑点向肢体近端移动以改变力臂长度等方法。

在患者进行躯体承重练习时振动悬吊绳，是 Neurac 技术的一项独特刺激方式。如果使用机械振动器实施振动刺激，可以依照下述三个步骤实施 Neurac 治疗：首先，振动状态下进行静态躯体承重练习，通过逐步减少弹力绳辅助程度增加难度；之后，采用同一姿势，在振动状态下进行动态躯体承重练习；最后，在非振动状态下进行动态躯体承重练习。

在 Neurac 治疗后，鼓励患者按照个体化定制的方案进行练习，并逐步增加练习难度，以巩固疗效。复诊时，需要根据患者的情况调整练习方案。

Neurac 技术通过悬吊系统实施治疗性锻炼，患者采用的运动方式均为负荷体重的运动方式。肢体运动的支撑点可以是悬吊绳或气垫，两者都具有不稳定性。通过调节练习时的躯体负荷、力臂长短和不稳定性的程度，动作完成的难度具有很大的调整区间。减弱不稳定性和（或）减少躯体负荷，则难度减小，甚至可使体力虚弱的患者耐受治疗；反之，提高不稳定性，增加躯体负荷，可使练习难度增大，直至对优秀运动员仍具有挑战性。

Neurac 技术的疗效依赖于对这一体系的深入了解、对患者干预的高度个体化、细腻的操作手法和操作者的丰富经验。经验丰富的操作者常在 Neurac 治疗后观察到程度不等的即刻疗效，例如疼痛的缓解、运动质量的改善和功能的提高，如果没有观察到这些效果，则应考虑调整治疗方案。

Neurac 治疗要求不应使患者出现疼痛或不适感。对于存在慢性、持续性疼痛的患者，治疗时不应加重原有的疼痛。

练习的难度应逐步增加。细致评估动作的完成质量，例如有无轻度躯干侧屈、骨盆难以保持水平位、腰段脊柱过度前凸等征象。如果不能高质量完成动作却盲目提高动作难度，可能会导致疼痛，并难以获得理想的疗效。

对于少数患者，可能会在治疗后出现轻度的头晕、恶心。这种情况常出现在慢性颈部疼痛患者中。这一现象也许与头颈部处于悬吊状态时，前庭感受器和颈部本体感受器的状态不同于患者的常态有关。因此，如果涉及头颈部的悬吊操作，应在治疗中经常询问患者的感受。而且，在悬吊治疗动作完成后，患者体位变换时，应缓慢进行，注意观察患者的反应。

第三节　临床处理流程和实例

Neurac 技术的临床处理流程如图 4－2 所示。

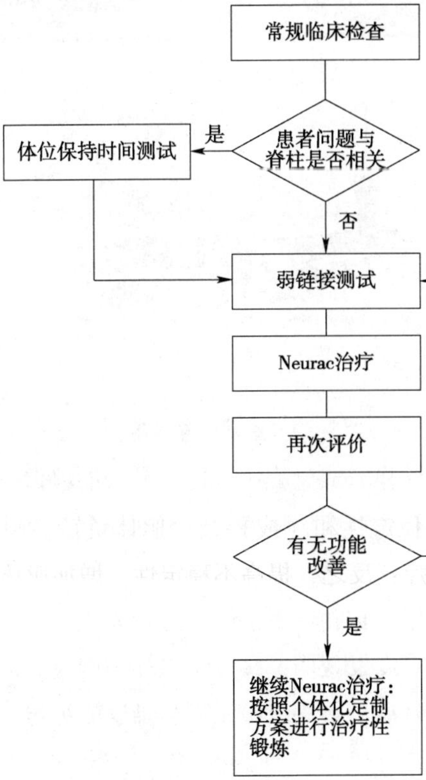

图 4－2　Neurac 临床处理流程

以侧卧位髋内收评估和练习为例，其适应证包括髋部稳定性减弱，髋部神经－肌肉控制能力下降，髋部疲劳、关节活动度减弱、僵硬、不适感或疼痛。图4－3 A所示为起始体位，以左侧卧为例，头部枕于左上肢上，窄悬吊带置于右大腿近端。宽悬吊带置于骨盆，并连接弹力绳，以发挥减重作用。图4－3 B所示为动作完成后体位：通过下压右下肢、同时上抬左下肢，完成练习。

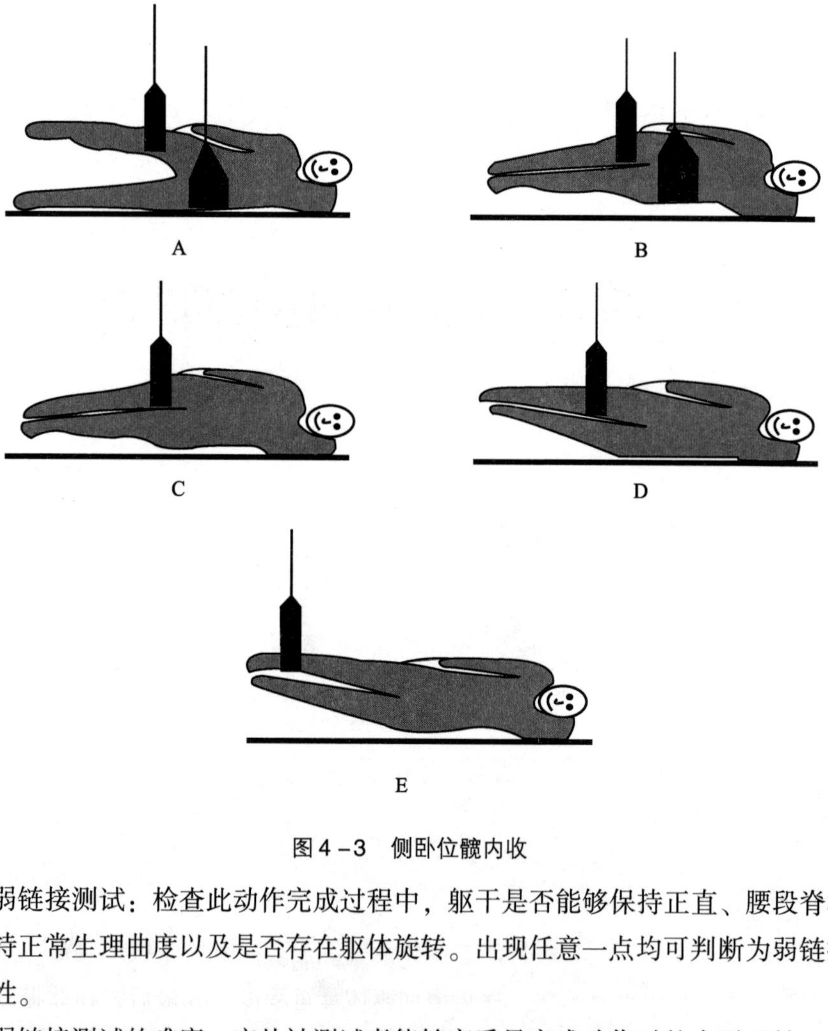

图4－3　侧卧位髋内收

弱链接测试：检查此动作完成过程中，躯干是否能够保持正直、腰段脊柱能否保持正常生理曲度以及是否存在躯体旋转。出现任意一点均可判断为弱链接测试阳性。

弱链接测试的难度，应从被测试者能够高质量完成动作时的水平开始。然后逐级增加难度。如在某一难度发现弱链接测试阳性，则应降低一级难度，进行治疗性锻炼。当患者功能改善后，再逐级尝试更高难度的练习。常规的难度增加梯度依次如下。

（1）逐步将右下肢悬吊带由近端向远端移动，以使力臂加长。

（2）力臂最长时，左肩下放置气垫。

（3）力臂最长时，以左前臂代替左肩支持躯干。

（4）力臂最长时，在左前臂下放置气垫。

（5）力臂最长时，左上肢伸直，以左手支持躯干。

（6）力臂最长时，以左手支持躯干，在左手掌下放置气垫。

如果能够高质量完成动作，则可逐步提高难度。方法如图 4－3 C 所示，去掉骨盆的悬吊带和弹力绳支持。继续提高难度的方法为如图 4－3 D 和 E 所示，将窄悬吊带向右下肢远端移动，以增加力臂长度。在图 4－3 E 基础上，还可以通过在左肩下放置气垫，实施对左肩的不稳定支持，继续加大难度。当左侧盂肱关节外展 90°且水平外展 180°时，以左前臂代替左肩支撑，甚至上肢伸直以左手支撑，能够进一步提高练习难度。此外，在任何体位下，实施振动刺激均可提高完成动作的难度。

如图 4－3 A～B 的练习不能完成或出现疼痛，则应减低难度。方法包括在右下肢远端增加悬吊带并以弹力绳支持，或增加骨盆处悬吊带的弹力绳支持强度。还可用右手越过头顶握住床沿，以激活背阔肌，降低动作难度。改变图 4－3 A 中与右大腿窄悬吊带连接绳索的悬吊点，将其向腰部移动，也能降低动作完成的难度。

发现弱链接后，可以采用两种不同的方式进行治疗：①对于一个治疗动作，患者重复 4～6 次，为一组练习，每组练习之间休息约 30 秒，这样循环数次。如果患者能够耐受，应尝试对每组练习稍增加难度。注意要经常重复进行弱链接测试，以明确患者的功能变化情况。②动作完成时进行等长收缩练习，如保持图 4－3 B的体位。当患者感觉疲劳或感觉需要休息时示意，为一次，记录体位保持的时间长度。对于颈、腰部，这种练习方法尤为常用。

如果配合振动刺激，可以按照三个步骤进行 Neurac 治疗：①首先，在振动状态下进行静态躯体承重练习（如保持图 4－3 B 的体位），逐步增加躯体承重程度；②之后，采用同一姿势进行动态躯体承重练习，同时给予振动刺激。常规为进行 3 组训练，每组重复 5 次。逐步增加躯体承重程度；③最后，在非振动状态下进行动态躯体承重练习。常规为进行 3 组训练，每组重复 5 次。逐步增加躯体承重程度。

第四节　技术和理论要点

一、运动链

Neurac 技术非常强调运动链的观念。人体的正常运动，常由涉及多个关节的肌肉活动来完成。跨越这些关节的肌肉、筋膜等软组织的起止点互相交错，在形态上构成链状结构。多关节运动的完成，需要这一链状结构中各个组成部分的主动参与。

运动链的本质，实际是完成一个运动任务所需各组肌肉控制能力的总和，是肌力、选择性、协调性、收缩时机等各种因素的整体反映。

Neurac 测试和治疗中采用的大量体位和运动方式，可以简要划分为躯体腹侧、背侧、左外侧、右外侧、左内侧和右内侧几个大的纵向运动链，也涉及躯体的横向和斜向运动链。很多运动任务的完成涉及多个运动链的参与。

通过调整悬吊系统，能够实施不同水平的测试和治疗。在其他因素相同的情况下，对于单一的运动链，如运动练习仅涉及其部分长度，则较涉及运动链全长的运动难度为低。

运动链的观念贯穿于 Neurac 技术评定和治疗的整个体系之中。通过弱链接测试能够发现人体不同运动链中的薄弱环节；体位保持测试虽然偏重于颈、腰部局部稳定肌的功能评价，也需要多个关节参与以及整体肌和局部肌协调的肌肉活动；而 Neurac 治疗则通过各种技巧提高运动链的控制能力，从而达到缓解疼痛、改善功能的目的。

二、闭链运动和躯体承重练习

一般认为，肢体远端可自由移动的运动为开链运动，肢体远端固定的运动为闭链运动。闭链运动可引起主动肌、协同肌和拮抗肌的共同收缩，被认为是更具有功能性的练习方式。

S－E－T 和 Neurac 技术也使用开链运动和闭链运动对练习动作进行区分。传统的悬吊疗法重视开链运动，而 S－E－T 和 Neurac 技术则非常重视闭链运动。但是，开链运动和闭链运动的说法并不精确。Kirkesola 认为，以“躯体承重练习”替代“闭链运动”更为适宜。在 Neurac 工作坊中对开链运动和闭链运动的认识是：肢体远端不负荷体重时，为开链运动，此时激活主动肌和协同肌；肢体远端负荷体重或部分体重时，为闭链运动，此时激活主动肌、协同肌和拮抗肌以及沿运动链分布的其他肌群。

Neurac 治疗时，患者在进行治疗性锻炼时持续承受不同程度的体重负荷。通过悬吊系统中的气垫、不同规格的弹力绳和悬吊带以及悬吊点与人体相对位置的改变等方式，提供高度的可调节性。这样，能够在保证安全的前提下，不断提高练习的难度。

三、核心稳定性和局部稳定肌

核心稳定性（core stability）是国外学者于 20 世纪 90 年代提出的观念。目前，核心稳定性训练已经成为康复医学与运动医学领域内的主流方法之一。

对于核心稳定性，目前还缺乏能被广泛接受的界定。臀部及躯干的肌肉力量、躯干肌的耐力、特定的骨盆倾斜度或椎体对线的维持等都曾被用来描述核心稳定性。虽然核心稳定性这一概念并没有公认的定义，但现有文献均认为其起源与下背痛和（或）腰段脊柱有关，Panjabi 阐述脊柱稳定性机制的经典文献是核心稳定性概念的基石。

脊柱不稳定是下背痛的重要原因之一、椎体间异常的较大幅度运动可诱发疼痛的观点，是 Panjabi 提出的稳定性理论的立足点。Panjabi 认为，脊柱稳定的维持是由三个亚系统实现的：①由椎体、椎间盘和韧带等组成的被动亚系统（骨骼－韧带亚系统）；②由围绕脊柱的肌肉和肌腱组成的主动亚系统（肌肉亚系统）；③外周神经和中枢神经系统组成的神经亚系统。

在这三个亚系统中，被动亚系统本身难以维持脊柱的生物力学稳定性；神经亚系统接受来自另两个亚系统的传入信息，并通过主动亚系统发挥作用；由脊柱区域肌肉和肌腱组成的主动亚系统发挥产生力量、维持脊柱稳定性的作用。

整体肌（the global muscle system）和局部肌（the local muscle system）的观念已经被广泛使用。竖脊肌、腹直肌等整体肌位于躯体浅层，具有较长的力臂，可产生较大的力矩和躯体运动，可被进一步分为整体稳定肌（global stabilizers）和整体运动肌（global mobilizers）；多裂肌、横突间内侧肌、回旋肌等局部肌位于深层，长度较短，发挥控制椎体节段间运动的作用，也被称为局部稳定肌（local stabilizers）。

由于局部稳定肌含有丰富的肌梭以感知局部椎体的位移，因此被认为体现了协调性的需求，而颈、腰部局部稳定肌的功能，也是维持脊柱生理曲度的基础。多项研究显示，当存在疼痛或长期失用时，局部稳定肌的神经－肌肉控制机制发生异常，稳定肌受到抑制而丧失正常功能，甚至出现萎缩。整体肌则因代偿过度活动，导致运动质量下降和疲劳。即使在原始的致病因素减弱（消失）后，人体神经系统的控制程序仍然会保持这一异常状态，导致症状持续存在或反复发作。

激活“沉睡”的腹横肌、多裂肌等局部稳定肌，是下背痛和颈部疼痛康复中的焦点之一。然而，治疗时应避免仅注重局部稳定肌。Neurac 技术中包括单独诱发局部稳定肌收缩的技巧，但是，治疗中更重视局部稳定肌和整体肌协调发挥作用，这样才能实现颈、腰段脊柱理想的稳定性。使用 Neurac 技术，在患者进行躯体承重练习的同时给予振动刺激，能够同时激活整体肌和局部肌，使得治疗过程更为高效。

除脊柱外，四肢关节中提供节段性稳定作用的肌肉，如腹内侧斜肌（vastus medialis obliquis，VMO）、腘肌和肩袖肌群等，都适用同样的治疗观念。

四、运动控制

脊柱旁肌群对维持稳定性起着非常重要的作用，这是通过肌群的协调运动实现的，而肌肉活动则由神经系统进行监控和调节。正常情况下，参与运动任务的肌群，按照一定的时间－空间关系进行协调运动。神经系统的调节障碍可以表现为肌肉收缩力量异常，也可以表现为肌肉的收缩时机异常。

以核心稳定性为例，除核心肌群的力量和耐力外，实现核心稳定性还需要相关肌群的协调性。核心稳定性锻炼方法可分为两大类：旨在恢复躯干肌群的协调和控制能力的方法和旨在恢复躯干肌肉的力量和耐力的方法。其中，提高运动的控制能力比单纯的力量和耐力练习更为重要。

Neurac 技术重视中枢神经系统对节段性稳定性和躯体运动的控制能力。感觉输入、运动输出以及中枢的整合处理对于功能性活动的完成都起着重要作用。不同于康复医学发展早期阶段时对反馈机制的过度重视，大量研究证实，前馈机制在正常运动执行中占有重要地位。例如，健康人下肢运动时，属于局部稳定肌的腹横肌、腰部多裂肌的收缩均早于下肢肌肉，且腹横肌早于多裂肌，下背痛患者则出现腹横肌收缩延迟，提示中枢神经系统的运动控制障碍。

Neurac 技术采用的体位保持时间测试和弱链接测试，是对患者静态、动态时多关节肌肉活动的综合评价，体现了患者对整体肌和局部稳定肌的综合控制能力，而不是单纯的肌力评定。在治疗方面，Neurac 技术通过躯体承重练习，使用多种技巧优化整体肌和局部稳定肌之间的协调性，以纠正失常模式。

Neurac 技术要求患者尽可能高质量地完成练习动作，以实现神经 - 肌肉系统运动控制能力的改善。并且，强调在能够按质量完成治疗动作的前提下，每一次完成的动作，其难度都应具有挑战性，以更好地提高患者的神经 - 肌肉控制水平。

五、振动刺激

提供不稳定的支持（支撑）是 Neurac 技术的突出特点。不稳定性使完成运动更具有挑战性，从而提高了运动链中各个肌群的活跃程度。

运动肢体的着力点由悬吊绳或气垫支持，都会造成不稳定性。此外，振动刺激也可以作为提供不稳定性的方法。经过数年的探索，振动刺激已经成为 Neurac 技术的一个重要组成部分。手法振动具有简单易行的优势，但所能达到的频率不足以使肌梭感受器充分激活。机械振动器则能够提供更广的振动频率，对频率、强度和持续时间等刺激参数的控制也更为方便和精确。

多项研究表明，振动刺激能够改善肌肉功能、减轻肌肉萎缩以及提高神经 - 肌肉控制能力。这些效果可能来自于振动能够激活肌梭感受器，其传入冲动作用于神经 - 肌肉控制系统，从而改善了肌肉的功能。

超声观察显示，实施振动刺激能够更加有效地激活局部稳定肌（腹横肌），并发现躯体承重下实施操作的效果优于不负荷体重时的练习。

传统的治疗方式为首先诱发、强化局部稳定肌的功能，然后逐步整合到功能性运动之中。目前，在躯体承重状态下进行治疗性锻炼，并配合振动刺激，是 Neurac 技术激活局部稳定肌的重要技巧。其优势是能够同时激活整体肌和稳定肌，具有更高的治疗效率。

六、疼痛 - 运动的互相影响

对于疼痛患者，疼痛与运动功能的下降互为因果。脑对疼痛区域肌肉的传出冲动减少，而且，疼痛也会改变中枢的运动控制机制。反之，因肌肉功能障碍，导致关节静态或动态的对线异常，也会引起或加重疼痛症状。

Neurac 技术通过悬吊状态下进行躯体承重的静态、动态运动控制练习，并配合振动，常常能够在数十分钟的治疗后显著缓解患者的疼痛。其机制可能是通过肌肉、关节的运动和振动，增加了本体感受器的传入冲动，从而在中枢神经系统内对痛觉信号进行了干扰。此外，肌肉功能，尤其是局部稳定肌功能的正常化，也可能会纠正异常的关节对线，从而缓解疼痛。

除肌肉收缩异常引起的力量失衡外，肌肉僵硬、挛缩也会引起筋膜、肌腱和所附着关节的应力异常，导致疼痛。实践中发现，Neurac 治疗对患者肌肉、肌腱有延展效应，产生类似被动牵拉的效果。这一效应也可能是其改善疼痛症状的机制之一。

（魏鹏绪）

第五章　动态矫正衣技术

第一节　技术起源

动态矫正衣技术起源于20世纪60年代。专家发现，航天员久留于无重力状态的外层空间一段时间后，会出现肌肉萎缩及骨质疏松等神经、肌肉及运动功能障碍。因此，苏联太空总署研发了全功能动态矫正衣的原型“penguin suit”（企鹅服）。航天员在外层空间执行任务时，穿着企鹅服能模拟在地球上的有重力环境。苏联专家还发展了一套密集的运动训练计划，以协助身体功能及动作功能受损的航天员恢复健康状态。1971年，该套原型训练治疗衣经苏联太空医学专家Siemionowa教授改良，称为阿德里装（Adeli suit），之后引进至东欧，开始在波兰等国运用。

在波兰，物理治疗师运用密集性运动治疗的原则，并配合阿德里装及全方位动态运动器材，发展出一套治疗方法，应用于脑性瘫痪及神经－肌肉功能障碍的儿童的康复治疗过程。

这一技术传入美国后，逐渐演变为另一改良版本的矫正衣——Thera suit，并于2012年引进国内。目前，在国内多家医疗机构应用于脑瘫及其他疾病的康复进程。

第二节　概　述

动态矫正衣是一种能够强化本体感觉输入的软性动态矫形器（soft，dynamic，proprioceptive orthosis），由帽子、背心、短裤、膝垫、附着的连接钩与附着在鞋上的连接环带及多个弹性连接带组成。衣帽部分使用百分百全棉材质制成，柔软透气并且稍有弹性。

动态矫正衣之上有多个连接钩。在各连接钩之间以及连接钩与鞋子连接环带间，采用弹性连接带进行连接。治疗师根据每一儿童的具体需求，对连接的位置、数量和力度进行个体化调整。

使用目的是患者经过动态矫正衣治疗时，能够：①支持及稳定姿势；②提供动态的助力或阻力；③易化（强化）运动功能。

具体操作时，由治疗师依个案的具体情况，确定所用连接钩的位置、弹性连接带的方向、弹性连接带的长短（张力调整），以进行姿势与动作调整，协助患者躯体达到正确的姿势。通过个体化调整，在运动训练中提供全方位可调的动态阻力或助力以及给予躯体不同部位适当的压力，从而强化本体感觉输入。

根据回馈机制理论（feedback theory），在穿上全功能动态矫正衣后，回复个案身体正确姿势及摆位，这些由皮肤感觉、肌肉动作及关节韧带的本体感觉讯息经由周边神经传输回大脑，帮助个案大脑重新学习正确的身体姿势与动作，因而使功能障碍个案的中枢神经正常化。再配合运动学习理论，让受伤的大脑重新学习正确的姿势控制与姿势调整、正确的姿势定向与增强其稳定性以及正确的动作型态与动作控制，平衡能力的控制亦可随之发展。另外，除增强姿势、动作及平衡的发展与控制以外，借由正常化肌肉张力、提供适当的触觉及感觉刺激输入及增加本体感觉输入，来提高呼吸的流畅度和深度，并刺激声音的输出，对激发语言发展方面上亦有所帮助。

动态矫正衣的配件包括以下几种。

- 帽子（cap）。
- 背心（vest）。
- 短裤（shorts）。
- 膝盖垫及膝盖海绵垫（knee pads）。
- 附着鞋上的连接环带（shoe attachments）。
- 弹性连接带（elastic bands）。
- 塑料（金属）连接钩（plastic/metal hooks）。
- 上肢附件（arm attachments）。

以上配件根据需要，由弹性连接带联结。

动态矫正衣的治疗效果如下。

- 增加本体感觉输入。
- 减低不正常的病理反射和刻板协同动作型态。
- 回复正确的姿势与自主的动作模式。
- 提供外在支撑，并给予肌力弱的肌肉适当支持。
- 矫正身体的姿势。

- 改变前庭系统。
- 刺激大脑以重新训练中枢神经系统。
- 提供适当的触觉及感觉刺激。
- 提高语言的输出和流畅度。
- 提供身体如重力式的压力负荷。
- 加速新建动作和功能性技巧的发展与学习。

动态矫正衣的适用对象包括：

- 脑性瘫痪儿童。
- 发育迟缓患者。
- 脑卒中患者。
- 颅脑外伤后肢体运动功能障碍患者。
- 脊髓病变后运动功能障碍患者。
- 神经、肌肉及运动功能失调患者。

第三节 操作示例

1. 改善轻微脊柱侧弯的连接方式

功能：通过加强凸侧的负荷力量把弯曲的脊柱拉回身体中线，需要注意的事，此连接方式仅适合 C 型脊柱侧弯。

连接方式：如图 5－1 所示，在脊柱侧弯的凸侧，使用两根弹力绳，交叉连接。

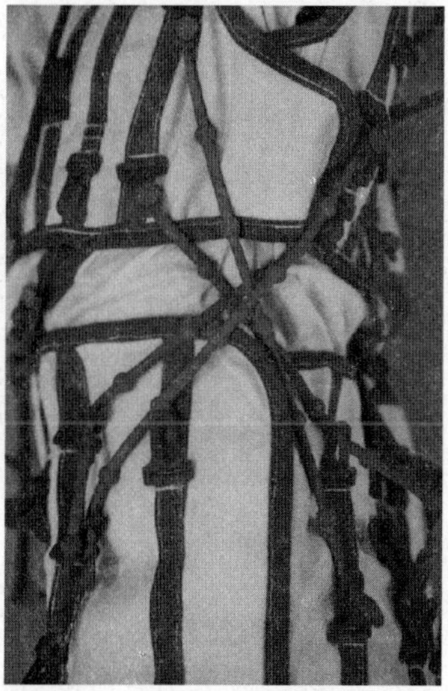

图 5－1 脊柱侧弯的弹力绳连接方式

2. 增强腹部肌肉收缩的连接方式

功能：辅助无力的腹肌收缩，改善患儿凸腹的现象，进而改善腰椎过度前凸问题。

连接方式：如图所示，利用一根弹力绳将四个横钩连接起来，帮助腹部收缩（图 5－2）。

3. 改善患儿骨盆不稳定的连接方式

功能：为髋关节提供冠状面的稳定支持，特别适用于骨盆左右摇晃症状的儿童，如共济失调型脑瘫（如图 5－3）。

连接方式：

（1）身体后侧太空衣横钩45°拉向身体前侧横钩方向。

（2）身体前侧太空衣横钩45°拉向身体后侧横钩方向。

（1）的力量和（2）的力量一样。

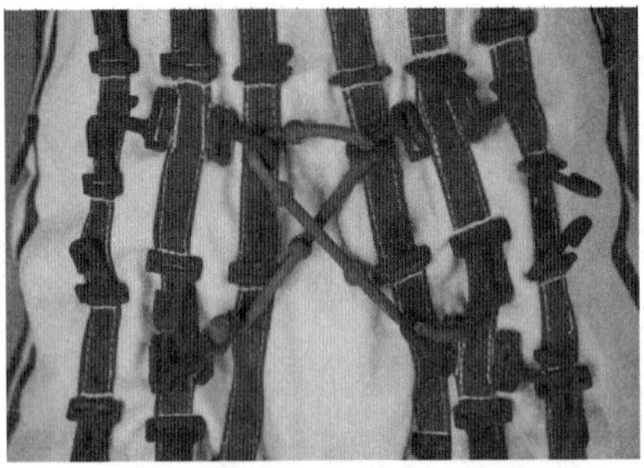

图5－2 增强腹部肌肉收缩的弹力绳连接方式

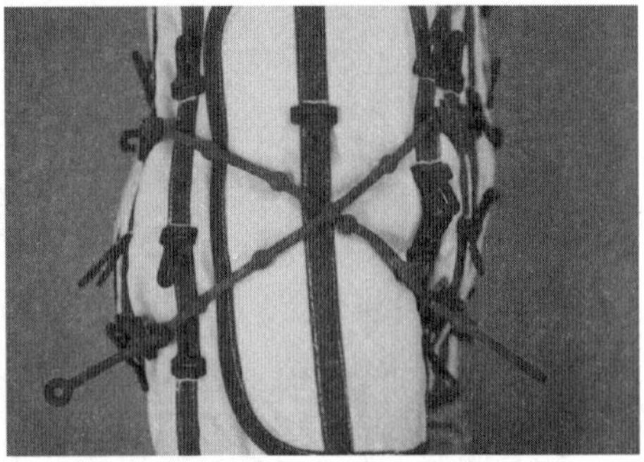

图5－3 改善患儿骨盆不稳定的弹力绳连接方式

4. 促进髋伸直的连接方式

功能：此连接方式可以给无力的臀部肌群以支持，帮助助患儿收缩臀部，进一步促进髋伸直。配合下腹部肌肉支持连接可显著改善患儿挺腰突腹症状。

连接方式：如图5－4，利用一根或者两根弹力绳，配合横钩，交叉连接。每一部分的弹力绳力量均匀分布。

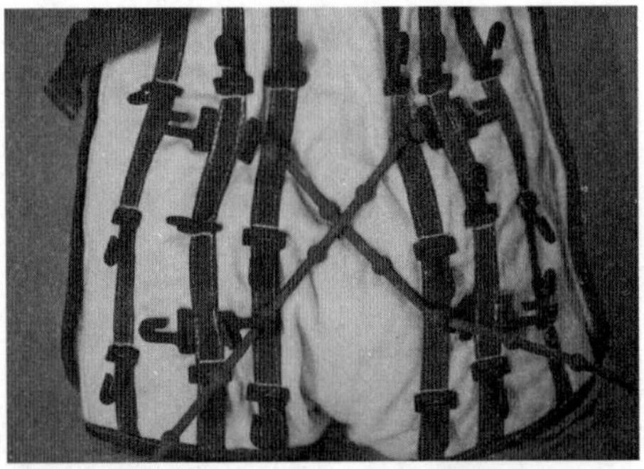

a

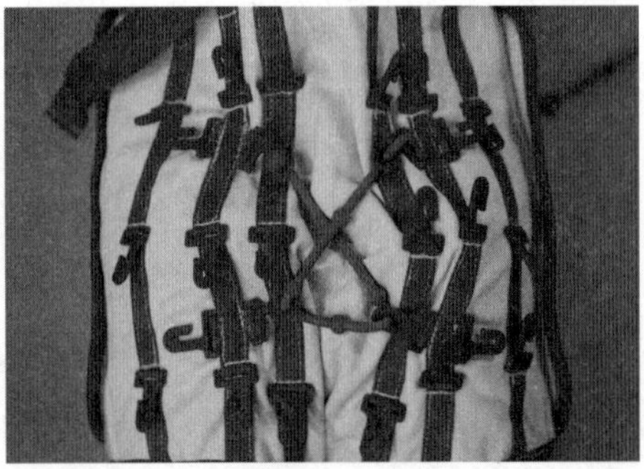

b

图5－4 促进髋伸直的弹力绳连接方式

5. 改善髋关节外旋的连接方式

功能：可明显矫正患儿因内收肌紧张造成的髋关节内旋姿势。适用于痉挛型脑瘫患儿。

连接方式：如图 5 –5 a 所示，从髌骨内侧的连接点向远离身体中线的方向，通过大腿前面，到达臀部的连接点。可在大腿上放置一块海绵垫，防止弹力绳压伤。

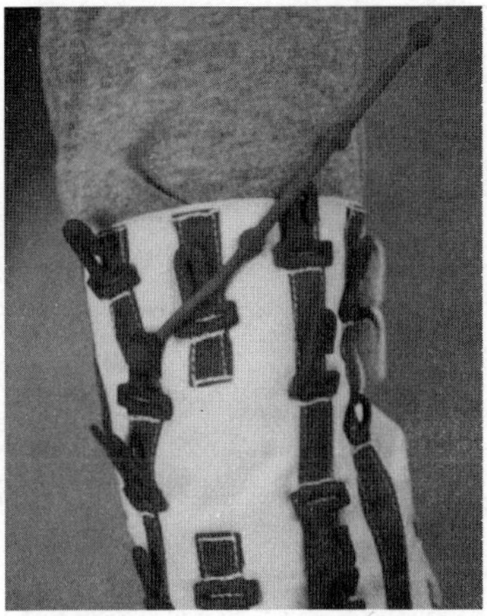

a

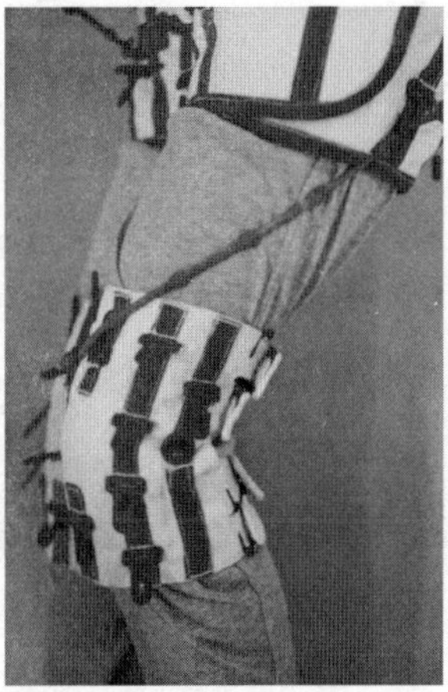

b

图 5 –5　改善膝关节外旋的弹力绳连接方式

6. 改善足外翻的连接方式

功能：加强足内翻的支持；牵伸足外翻肌。

连接方式：

(1) 第一跖趾间关节附近的点至小腿近端外侧点。

(2) 第五跖趾间关节附近的点至小腿近端内侧点。

(1) 比 (2) 拉得更紧（图 5 –6)。

7. 增强胫骨内旋的连接方式

功能：改善胫骨外旋状态，使其恢复正常力线。

连接方式如图 5 –7，第五跖趾间关节附近的点跨过小腿三头肌至腘窝下方外侧的点。

8. 改善膝过伸的连接方式

功能：通过给下肢屈肌群支持连接，加强屈肌的力量，从而促进屈膝，抑制膝反张。此连接方式在患儿步行时可达到良好的纠正效果（图 5 –8)。

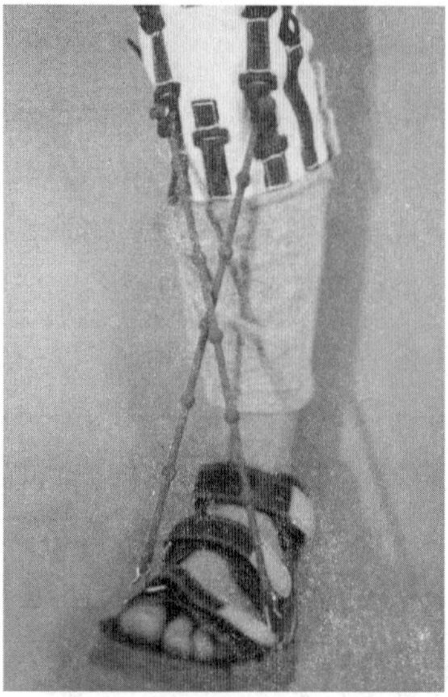

图5－6　改善足外翻的弹力绳连接方式

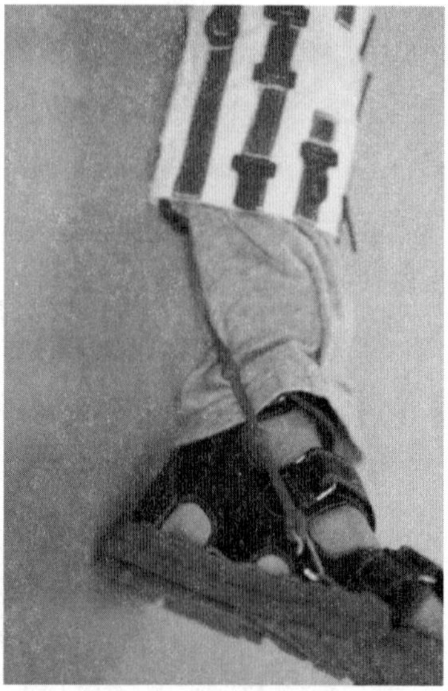

图5－7　增强胫骨内旋的弹力绳连接方式

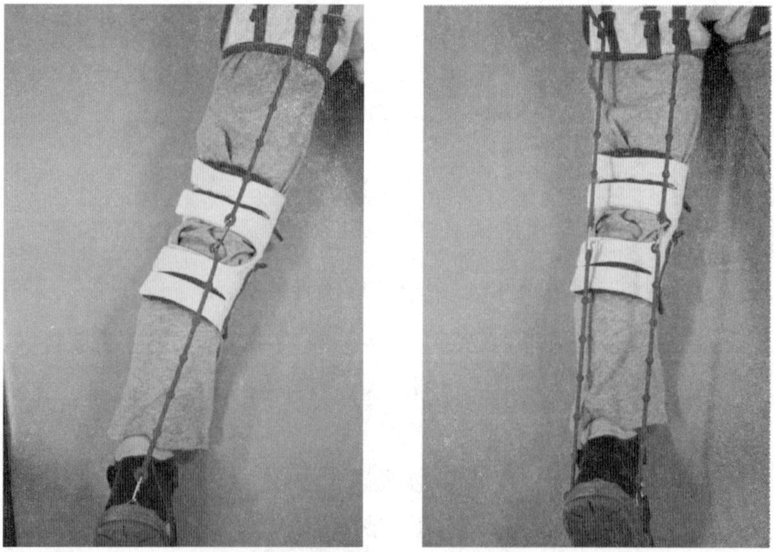

a　　　　b

图5－8　改善膝过伸的弹和绳连接方式

连接方式：

图5－8a：从足正后方的点至同侧臀部下方的点

图5－8b：从两侧踝关节正下方分别取一点，向上跨过膝关节至同侧臀部下方的点。两根弹力绳力量相同

（刘　栋）

第六章　矫形器在脑瘫康复中的应用

矫形器的处方、制作、适配和应用，需要综合考虑患者的功能、生物力学对线以及预期的干预效果。制作矫形器后的适配过程是必不可少的，适配不良而导致矫形器应用失败的例子并不少见。

除矫形器外，脑瘫康复尚需要多种其他类型的辅助器具。使用辅具对存在躯体障碍的儿童及其照料者有积极影响。

用于改善步行功能的辅具包括矫形器、拐杖、手杖和助行器。保留上肢功能但平衡及稳定性需要辅助的患者，可使用带有轮子的助行器。躯干控制差或存在持续剪刀步态的患者，可使用步态训练器，能改善躯干和骨盆的稳定性。在步行摆动期中难以向前移动下肢的患儿，可使用往复式步态矫形器。步态训练器和往复式矫形器通常是出于治疗目的而在辅助下使用，但多不考虑用于独立性步行。不能行走的患者可使用移动性辅具，如改装后的速可达机车、三轮车、汽车以及具有固定装置的电动及非电动轮椅。

共济失调型脑瘫患者常因近端控制差导致不稳定，可使用增重设备、改制器具及助行辅具等适应性器具给予代偿。频繁摔倒的患者可使用防护性衣物如头盔予以保护。增重背心等器具或视觉提示能够增加感觉反馈，从而提高稳定性和安全性。病情更为严重的患者则可能必须使用手杖、拐杖或轮椅以实现安全的移动。

第一节　矫形器概述

矫形器是用于改变神经－肌肉和骨骼系统的功能特性或结构的体外装置。脑瘫儿童和成人脑瘫患者需要评估是否需要装配矫形器，以预防、矫正畸形或代偿失去的功能。

随着各项康复医学技术的发展，随着现代材料学、生物力学的发展，使现代矫形器开发、制造、装配都有了很大进步。同时矫形技术和服务工作的发展又促进了康复医学的发展，特别是对神经、肌肉骨骼运动系统疾病的治疗，对肢体残疾人的康复医疗，对残疾人回归社会，矫形器治疗是十分必要的。

近代康复医学发展以后，人们已把矫形器技术视为与物理（PT）治疗、作业（OT）治疗、语言（ST）治疗一样重要的康复技术之一。

脑瘫儿的矫形器治疗是综合性治疗的一部分。脑瘫儿的临床症状十分复杂，其功能障碍以及残余的活动能力判断是一项很复杂的工作，特别是脑瘫儿在发育时期，通过综合性康复治疗后（包括矫形器治疗），预测可能改善的功能水平更是相当困难的工作，这一切工作的基础都需要医生对脑瘫儿信息的全面收集和仔细的临床评定与分析。医生就评定结果下矫形器处方，矫形器师配合医生达到治疗目的和效果。

脑瘫患者应用矫形器及辅助器具治疗的目的如下。

（1）预防畸形，矫正畸形：对于脑瘫患儿，矫形器与辅助器具主要是通过力的作用（如常用的三点力原理）矫正肢体的畸形或防止畸形加重。

（2）支撑、保持功能：人体无论躺、坐、站立姿势，都需要考虑两方面的稳定因素，稳定的内在因素和稳定的外在因素，当稳定的内在因素不够时，可以用矫形器作为外在因素通过限制异常运动来保持关节的稳定，加大支撑面面积，增加躺、坐、站立姿势的稳定性，也提供步行中支撑期的支撑稳定性。

（3）抑制肌肉反射性痉挛：矫形器与辅助器具通过足底的全面承重而抑制原始反射；通过对高张力肌肉的持续性牵引而控制关节运动，可以减少肌肉的反射性痉挛。

（4）促进运动功能发育：矫形器与辅助器具通过对瘫痪肢体的辅助作用，改善坐、站立和步行能力，促进运动发育。

（5）保护功能步行不稳的患儿：使用矫形器可增加稳定性，进行相应的保护。例如，使用限位类的矫形器，可适当限制肢体运动范围和能力，减少手足徐动型脑瘫患儿的不自主运动，以免自伤害。

（6）改善整体活动能力：通过矫形器及辅助器具的使用，可提高患儿的生活自理能力。

（申　兵）

第二节 矫形器治疗方法

从矫形器的应用角度考虑，可以将脑瘫儿大体分为三类：站立前脑瘫儿、站立脑瘫儿、步行脑瘫儿。

一、 站立前脑瘫儿

这是一类活动严重受限的患儿，仅能处于卧位或坐位，多见于痉挛性四肢瘫、双瘫。由于活动严重受限，容易形成严重的继发性躯干、肢体畸形，应注意早期预防。对于站立前脑瘫儿，应用矫形器与辅助器具的主要目的是：①以器械的外力保持患儿合适的卧位姿势（不论是仰卧位还是俯卧位），有助于预防肢体与躯干的畸形；②维持合适的坐位、站位姿势，扩大患儿的可视范围，便于认知和交流能力的发育；③预防脊柱的畸形，坐位和站位的维持，能防止食物的逆流。能稳定地坐、站，还有助于发挥双上肢和头部的运动功能，促进其运动功能的发育。

站立前脑瘫儿常见的继发畸形和矫形器处理如下。

1. 脊柱侧凸

由于脊柱两侧的肌肉张力不平衡、软组织挛缩可引起脊柱侧凸、后凸畸形。特别是当坐位时躯干的重量又会加重这些畸形，严重的脊柱侧凸、脊柱后凸会引起肺部呼吸量减少，继发肺部感染。模塑的硬性塑料胸腰骶矫形器或坐姿保持器可以用于减轻脊柱侧凸的加重，改进坐位的稳定性和舒适性，也有助于改进呼吸功能和解放上肢。塑料胸腰骶矫形器、坐姿保持器在取石膏阴型时应注意，不宜过度矫正畸形，应避免躯干前倾，消除躯干重力对脊柱侧凸畸形的纵向作用。

2. 髋关节半脱位

由于脑瘫儿严重的髋关节内收肌痉挛，长期不能站立，髋臼发育不良，容易形成髋关节半脱位甚至全脱位，不但需要治疗，更需要预防。

对于站立前脑瘫儿，为了预防和治疗髋关节半脱位，可以选用高位蛙式矫形器，它是带有双侧髋关节铰链及大腿围带的胸腰骶矫形器。它是一种模塑的塑料胸腰骶矫形器，前后两部分可以分开。髋关节铰链带有手控锁，可以将双侧髋关节控制在屈髋、外展位。既能对抗髋内收肌的高肌张力，又能将股骨头更多的放入髋臼中，促进髋臼的发育。这种髋铰链可以锁在髋关节屈曲 90°位。可以增加躯干的支撑面积，可以较好地控制躯干的姿势。另外，这种髋关节铰链锁还可以将髋关节锁在髋关节的伸拉位，因此对脑瘫儿的卧位和站立位都有用。

3. 上肢畸形

正常人手部的功能非常复杂而灵活，而上肢畸形的预防、矫正和功能恢复则都相当困难。脑瘫儿上肢矫形器的应用尚不及下肢矫形器广泛，目前主要用于将痉挛的肌肉固定在可能的伸长位，常使用低温热塑材料的腕手矫形器（WHO）或肘腕手矫形器（EWHO）。

4. 下肢畸形

站立前脑瘫儿大量时间处于坐、卧位，容易导致双侧髋关节、膝关节、踝关节软组织的挛缩，引起屈髋、屈膝、马蹄足畸形。由于髋、膝、踝关节周围有相当多的肌肉跨越了两个关节，因此为了预防、矫正下肢畸形，矫形器处方需要考虑控制相关的两个关节。

对于可以手法矫正的马蹄内翻足或马蹄外翻足畸形，可以在石膏矫正畸形后用矫形器保持功能位的姿势。对于固定的马蹄畸形，应适当垫高足跟，向前调整承重力线。对于严重、持续的痉挛性下肢畸形的脑瘫儿，可以注射肉毒素以缓解肌肉痉挛，然后再将短时间的石膏矫正与矫形器结合起来应用。如果脑瘫儿的足部畸形是严重的固定性畸形，则需要特制的矫形鞋垫、矫正鞋，以适应畸形状态，改善足底承受能力，防止站立位出现足底承重部位的疼痛、胼胝、溃疡。

二、 站立脑瘫儿

矫形器的应用目的主要是用于帮助脑瘫儿站立，可采用多种站立辅助器具。站立辅助类矫形器具多利用胸带、臂托、膝部托或带足托的两个三点力系统控制髋关节、膝关节于伸直位，当髋关节肌肉力量较好时可以不用胸带。脑瘫儿合并有踝足部固定性畸形时，应当采取适应性措施，例如使用固定式 AFO 时，应使足底能全面接触、均匀承重。通过矫形器的使用，改变异常的下肢对线，提供站立的稳定基础，当患儿具备稳定的独立站立能力后，可进一步给予步行训练。

三、 步行脑瘫儿

矫形器治疗的主要目的是改善步行功能，预防和矫正下肢畸形。影响脑瘫儿步行功能的因素很多，引起下肢畸形的因素也很多。因此，矫形器处方之前，需要全面地收集临床信息，特别要注意步态的检查和分析。脑瘫儿的步态分析相当复杂，但又非常重要。步态分析时首先应当注意检查脊柱与双下肢髋、膝、踝、足底所有关节的运动功能障碍、畸形，然后将其与患儿步行中矢状面、冠状面、水平面上出现的异常步态相联系，分析异常步态的原因，再根据分析结果，确定矫形器处方。

（申 兵）

第三节 脑瘫患者的常用矫形器

按照应用的躯体部位，脑瘫患者常用的矫形器包括上肢矫形器、下肢矫形器和脊柱矫形器三大类。

（一）上肢矫形器

1. 低温热塑腕手矫形器

可将腕和手固定在功能位，也可在此基础上根据治疗需求改变腕关节的伸展角度或不同的掌指关节角度。适用于脑瘫患儿中的爪状手畸形、腕关节挛缩、痉挛等问题。

2. 动态腕手矫形器

区别于低温热塑腕手矫形器，利用钢丝弹簧的弹力辅助腕关节、手指伸展，用于对抗患者不自主的屈曲运动。在此基础上，也可用于抓握等功能训练。

3. 肘关节矫形器

分为固定式和带肘关节铰链两种，固定式肘关节矫形器将肘关节固定在所需的特定角度。带关节的肘部矫形器在肘关节处配有铰链，利用肘关节铰链可以将肘关节限定在一定角度，也能够通过调节铰链，使肘关节在一定范围内运动。例如，加伸缩调节杆后，使用一定的牵引力逐渐改善肘关节的伸展挛缩或屈曲挛缩。又如，可辅助肘部肌力弱的患者完成相应的动作。适应证主要为各种原因导致的肘关节挛缩、屈肘肌群力弱、肘关节术后的保护以及限制肘关节异常活动等。

（二）下肢矫形器

1. 鞋垫

脑瘫患者的常见足部畸形是平足，主要表现为足弓下陷、前足外展、跟骨外翻等关节对线异常。轻者在外力作用下足弓可恢复，可使用鞋垫将足弓支撑，使其关节对线恢复正常。较重者足弓结构完全无法恢复，也可用鞋垫来减轻足部异常受力带来的局部疼痛等问题。

2. 硬塑踝足矫形器（固定式 AFO）

可以将踝关节较可靠的固定在所需位置。如对于内翻或外翻畸形，增加侧方矫正力量，外翻足的均压垫加在内侧，内翻足的均压垫加在外侧；此外，可在矫形器踝上部位加 EVA 压垫或者硅胶压垫，以便达到更好的效果。

主要功能为在步行摆动期控制足的下垂，在支撑期控制踝关节的跖屈、背屈活动，并控制距下关节的内翻、外翻活动。适用于脑瘫患儿出现的跟腱挛缩、马蹄足、马蹄内翻足及马蹄外翻足等。

硬塑 AFO 通过 4 个三点力系统发挥作用。第一个作用力系统在矢状面上，控制踝关节的跖屈；三点力分别位于：①足前部 1 ~5 跖骨头和足趾底部，向上；②足背，向下；③小腿肚，向前。

第二个作用力系统在冠状面上，控制距下关节的内翻，外翻；三点力分别位于：①足的内侧，向外的力；②外踝部，向内的力；③小腿近侧，向外的力。

第三个作用力系统在冠状面上，控制距下关节的外翻，内翻；三点力分别位于：①足的外侧，向内的力；②内踝部，向外的力；③小腿近侧，向外的力。

第四个作用力系统在矢状面上，控制踝关节的背屈；三点力分别位于：①步行中支撑中点到足趾离地，AFO 的足底前缘受到向上的地面反作用力；②步行中从支撑中点到足趾离地，塑料矫形器的踝部前缘受到压缩力；③胫骨的近侧前面受到向后的推力。

3. 抗地面反作用力 AFO

这种 AFO 可以帮助稳定膝、踝、足部关节，以提高步行能力。

抗地面反作用力 AFO 是一种改进的订制模塑型硬塑料 AFO，与一般塑料 AFO 共同点是踝部都很硬，不同点是这种 AFO 的胫骨前方上段有塑料壳体与胫骨前面皮肤的表面形状形成良好的适配，而且这部分壳体与塑料矫形器的后方壳体连成一体。

主要功能是在矢状面固定踝关节在一定的跖屈位，当支撑期足底平放时，地面反作用力可以产生一个向后推动胫骨、促使膝关节伸直的力，可以防止膝关节屈曲。

作用力系统与普通固定式 AFO 相同。不同之处在于有一组作用力系统在矢状面，三点力分别位于：胫骨的前侧（可以包括髌韧带部位），向后的力；步行中从支撑中点足趾离地，矫形器踝部的前缘受到压缩力；步行中支撑中点后，矫形器足托的前部受到向上的地面反作用力。

使用于脑瘫等疾病导致的马蹄足、马蹄内翻足、马蹄外翻足、膝关节过伸及膝关节屈曲挛缩。

4. 动态 AFO

是目前应用广泛的一种肌张力抑制性矫形器。用薄而比较软的塑料板，经模塑制成。矫形器的内外上缘超过踝部。这种矫形器与足部全面接触，有较强的矫正足的内翻、外翻与平足畸形作用，能保证足部的正常承重力线。这种矫形器踝部的前方、后方切除后，允许踝关节保持一定的跖屈、背屈运动；既可以一定程度地抑制痉挛，矫正畸形，保持正常对线，又能保留一定的踝关节活动范围，促进下肢肌肉运动的协调发展，从而改善步态。动态踝足矫形器适用于轻度痉挛、足部畸形比较容易矫正的脑瘫患儿。对于痉挛比较严重的患儿则应选用硬塑固定式 AFO。

5. 带踝关节的 AFO

与固定式 AFO 不同，这种 AFO 的结构特点是带踝关节铰链。选配不同的踝关节铰链，可以使带踝关节的 AFO 除具有普通 AFO 的各种功能外，还具备独特的动态功能。

基本功能包括以下几项，供临床选用。

（1）跖屈止动：可以控制足的内翻或外翻，控制踝关节的跖屈，但不限制踝关节的背屈运动。常用于预防和矫正马蹄畸形，改善垂足步态。

（2）跖屈、背屈自由运动：只控制足底的内翻、外翻，不限制踝关节的跖屈、背屈运动，常用于预防和矫正足的内、外翻畸形。

（3）背屈止动：可以控制足的内翻、外翻运动，控制踝关节的背屈运动，但是不控制踝关节的跖屈运动，常用于改进跟足步态。

（4）背屈助动、跖屈阻动：铰链附加一些弹力带可以提供助力或阻力。

作用力系统与 AFO 基本相同。

适用于弛缓性及轻度、中度痉挛的脑瘫患者。

6. 膝关节矫形器

膝关节矫形器只针对膝部畸形。选用不同形式的膝关节铰链，可对膝关节进行各种调整和控制其运动。

7. 膝踝足矫形器

膝踝足矫形器（KAFO）同时控制膝关节、踝关节和足部。

KAFO 通常是塑料金属条混合，一般是一种带有双侧金属直条、膝关节铰链。膝踝足矫形器是应用患者的下肢石膏模型，经模塑制成。膝、踝关节铰链的选择及生物力学控制要求应根据下肢畸形和功能障碍按需选用。

主要功能为控制膝关节的内翻畸形、外翻畸形、过伸畸形，控制膝关节屈曲，改善膝关节的支撑稳定性。可以根据踝足畸形控制的需要选用合适的踝部结构，得到不同的功能，例如，跖屈、背屈自由 + 止动距下关节活动；跖屈止动；背屈助动 + 跖屈阻动；也可以制成硬踝。

其作用力系统为，第一个作用力系统位于踝关节的冠状面，控制膝关节的内翻畸形与外翻畸形；第二个作用力系统位于膝关节的矢状面，控制膝关节的屈曲或过伸。控制膝关节过伸的三点力为：①位于大腿近端的前方，为向后的力；②位于膝关节的后方，为向前的力；③位于足跟的后方，为向前的力。

适用于下肢肌肉广泛无力，用于稳定膝、踝关节，改善站立、步行功能；也适用于预防和矫正由于各种原因引起的膝关节外翻畸形、内翻畸形、过伸畸形以及各种踝部、足部畸形。

8. 髋膝踝足矫形器

髋膝踝足矫形器以 KAFO 为基础，增加了髋关节铰链和骨盆带。

髋关节铰链有不同的种类与功能。

（1）单轴髋关节铰链：允许髋关节屈、伸、限制内收、外展与内旋、外旋活动。伸髋制动装置可以限制髋关节的过伸；环状锁可于髋关节铰链伸直位自动锁住。

（2）双轴髋关节铰链：双轴方向交叉呈 90°，允许髋关节屈、伸、内收、外展，只控制髋关节的旋转活动。

适用于控制髋，膝，踝关节的异常活动和预防髋关节脱位、半脱位。对某些特殊的痉挛型麻痹患者可用于预防、控制髋关节的内收、内旋畸形。

9. 髋外展矫形器

控制髋内收、外展的矫形器。可分为单侧和双侧。

其结构特点为由模型塑料骨盆座、双侧髋关节铰链、双侧大腿箍与环带结构组成。

主要功能为许可髋关节屈、伸自由活动，控制髋关节的内收和旋转活动，限制内收的程度是可调的。

适用于痉挛型脑瘫患儿，改善剪刀步态。

10. 蛙式外展矫形器

蛙式外展矫形器俗称蛙式支架。由臂部托板、大腿固定箍、固定带、肩吊带构成，可以将髋关节可靠地控制在屈髋、外展位，即蛙式位。

脑瘫患儿髋臼发育不良、髋脱位治疗，常用蛙式外展矫形器，它可以将髋关节可靠地控制在屈髋外展位。借助于内收肌的张力，形成股骨头对髋臼的压力，从而有效地刺激髋臼的发育，发挥治疗效果。

（申　兵）

第四节　矫形器的命名和分类

按照国际标准组织（ISO）的定义，矫形器（orthosis 或 orthotic device）是指用于改变神经、肌肉和骨骼系统的结构和功能的体外器具；使用矫形器治疗患者的科学和技艺则称为矫形器学（orthotics）。“orthosis”一词来源于希腊词汇“orthos”，含义为变直、变正。

“矫形器”是对“orthosis”或“orthotic device”的标准中文翻译，也是现行国家标准中采用的术语。既往中英文文献中曾使用的支具（brace）或夹板（splint），仅能体现“制动”的含义，更重要的是，不能准确反映矫形器的内涵；因此，不作为规范名称。

矫形器有多种命名体系。其中 ISO 的命名体系最为简洁明了，易于推广应用，也被国际假肢与矫形器协会（ISPO）、美国矫形器师和假肢师学会（AAOP）、美国矫形器和假肢协会（AOPA）、美国骨科医师学会（AAOS）等多个权威组织认可和采用。我国国家标准也采用了这一命名体系。现简介如下。

按照使用部位可将矫形器分为三大类：上肢矫形器——用于整体或部分上肢的矫形器；下肢矫形器——用于整体或部分下肢的矫形器；脊柱矫形器——用于整体或部分躯干、头、颈和其间关节的矫形器。

上肢矫形器如：

- 手指矫形器（finger orthosis，FO），指用于全部或部分手指的矫形器。
- 手矫形器（hand orthosis，HO），指用于全部或部分手的矫形器。
- 腕－手矫形器（wrist－hand orthosis，WHO），指用于腕关节及手的矫形器。
- 腕－手－手指矫形器（wrist－hand－finger orthosis，WHFO），指用于腕关节、手、一个或多个手指的矫形器。
- 肘矫形器（elbow orthosis，EO），指用于肘关节的矫形器。
- 肘－腕－手矫形器（elbow－wrist－hand orthosis，EWHO），指用于肘关节的矫形器。

● 肩矫形器（shoulder orthosis，SO），指用于肩关节的矫形器。

● 肩 – 肘矫形器（shoulder – elbow orthosis，SEO），指用于肩关节和肘关节的矫形器。

● 肩 – 肘 – 腕 – 手矫形器（shoulder – elbow – wrist – hand orthosis，SEWHO），指用于肩关节、肘关节、腕关节和手的矫形器。

下肢矫形器如：

● 足矫形器（foot orthosis，FO），指用于全部或部分足的矫形器。

● 踝 – 足矫形器（ankle – foot orthosis，AFO），指用于踝关节及全部或部分足的矫形器。

● 膝矫形器（knee orthosis，KO），指用于膝关节的矫形器。

● 膝 – 踝 – 足矫形器（knee – ankle – foot orthosis，KAFO），指用于膝关节、踝关节及足的矫形器。

● 髋矫形器（hip orthosis，HO），指用于髋关节的矫形器。

● 髋 – 膝矫形器（hip – knee orthosis，HKO），指用于髋关节及膝关节的矫形器。

● 髋 – 膝 – 踝 – 足矫形器（hip – knee – ankle – foot orthosis，HKAFO），指用于髋关节、膝关节、踝关节及足的矫形器。

脊柱矫形器如：

● 骶 – 髂矫形器（sacro – iliac orthosis，SIO），指用于全部或部分骶髂区域的矫形器。

● 腰 – 骶矫形器（lumbo – sacral orthosis，LSO），指用于全部或部分腰骶区域的矫形器。

● 胸 – 腰 – 骶矫形器（thoraco – lumbo – sacral orthosis，TLSO），指用于全部或部分胸、腰、骶区域的矫形器。

● 颈矫形器（cervical orthosis，CO），指用于全部或部分颈椎区域（包括环枕关节）的矫形器。

● 颈 – 胸矫形器（cervico – thoracic orthosis，CTO），指用于全部或部分颈椎（包括环枕关节）和胸椎区域的矫形器。

● 颈 – 胸 – 腰 – 骶矫形器（cervico – thoraco – lumbo – sacral orthosis，CTLSO），指用于全部或部分颈椎（包括环枕关节）、胸椎及腰、骶部区域的矫形器。

由上可见，用于（跨越）一个部位或关节的矫形器以这一部位命名，如肩矫形器。跨越多个关节的，对于上肢和下肢，按从近端到远端的次序排列关节名称，如肩肘腕手矫形器。对于脊柱，则按照从颈至骶的次序排列关节名称，如颈胸腰骶矫形器。

不同的矫形器提供不同的支持或力，以改善运动功能。按照所提供的支持或力的不同，矫形器可分类如下。

- 不带关节的（non - articular）矫形器，这种矫形器提供的支持作用不跨越关节，如不跨越肩和肘关节的、用于固定肱骨干骨折的矫形器。
- 静力性（static）矫形器，这种矫形器为一个或多个关节提供静力性支持，如用于腕管综合征急性期的掌侧腕夹板（volar wrist splint）。
- 系列静力性（serial static）矫形器，定期改变矫形器的关节角度，以提供持续的牵拉力以改善挛缩。
- 静力性阻动（static motion - blocking）矫形器，允许一个方向的运动，而阻止另一个方向的运动。
- 持续性静力牵拉（static progressive）矫形器，例如带拉杆和螺丝的可调式矫形器，能持续地提供牵拉力，以改变组织的长度。如图 6 - 1 所示。
- 动态（dynamic）矫形器，动态矫形器能够提供弹性力（elastic force）来改善运动功能，如使用弹簧来帮助指间关节伸展。
- 动态性阻动（dynamic motion - blocking）矫形器，允许某些运动，而阻止另一些运动方式。这种矫形器使用弹力装置帮助许可方向上的运动，但穿戴者也能在相反方向上进行主动运动。如在手指屈肌腱修复术后，矫形器的弹力带牵拉手指于屈曲位，这样手指仍能够主动伸展，但掌指关节和腕关节的完全伸展是受限的。

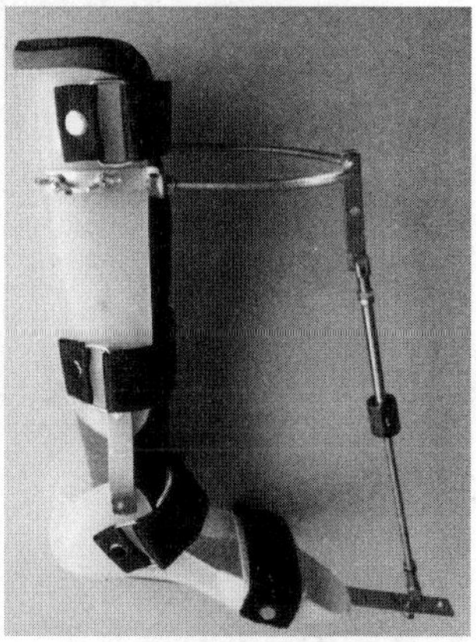

图 6 - 1　带拉杆和螺丝的可调式矫形器

- 动态性牵拉（dynamic traction splints）矫形器，对关节提供牵拉力以控制运动，如对关节内骨折，矫形器沿骨长轴给予持续牵拉力，而许可关节的轻度屈伸。
- 肌腱固定（tenodesis）矫形器，如对 C_6 脊髓损伤患者使用的此类矫形器将拇指固定，患者佩戴后可在主动伸腕时，通过肌腱固定效应，使其他手指屈曲，而实现其他手指与拇指的功能性对指。
- 持续被动运动性矫形器（continuous passive motion orthoses），电力驱动，在所需关节活动范围内持续进行关节运动，用于损伤后或术后保持关节活动度。
- 功能性使用（adaptive or functional usage）矫形器，如万能腕带，佩戴后

能够使用多种餐具、牙刷等工具，以提高日常生活能力。

（魏鹏绪）

第五节　矫形器的适配

矫形器使用之前，经历处方（prescription）、制作（fabrication）、适配（fitting）三个阶段；开始使用后，还需要进行随访（follow－up）。

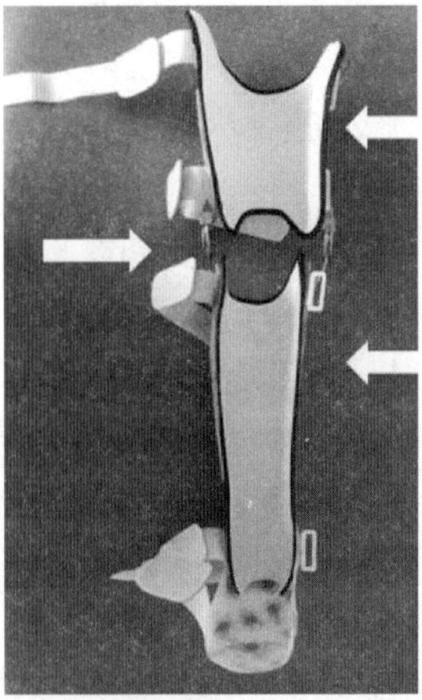

图6－2　右侧膝踝足矫形器（KAFO）抵抗膝内翻的三点力系统

矫形器师、作业治疗师、物理治疗师都可能是矫形器的制作者。开具矫形器处方的医师必须明确应用矫形器的预期目的，掌握相关的生物力学原理、解剖以及人体组织的生理、病理反应，并在制作后与矫形器师密切配合，共同完成适配过程。

多数矫形器使用三点力原理发挥作用，即通过三点力系统的作用使矫形器内的肢体（躯体）对线正确。以右侧膝踝足矫形器（KAFO）为例，如图6－2所示，在下肢内侧的两个白色箭头表示向外侧的力，膝关节外侧处的白色箭头表示向内侧的力，两个力共同作用，以抵抗膝内翻（O型腿）。

一个矫形器可能包含多个三点力系统。如图6－3所示，由左至右依次显示AFO的踝背屈控制、外翻控制（右侧AFO）、内翻控制（右侧AFO）的三点力系统。白色箭头或弯框指示三点力的方向；内踝或外踝凸起处用弯框指示，表示受力部位在凸起处的上方和下方。

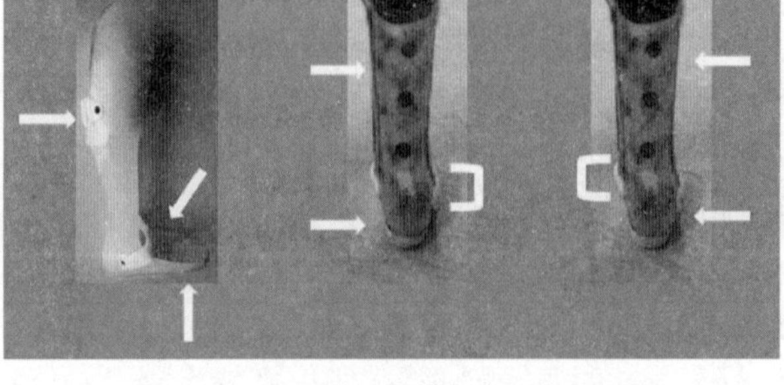

图6－3　踝足矫形器的多个三点力系统

以 AFO 为例，在设计和适配矫形器之前，应当考虑下列因素。

- 患者的诊断、关节活动度（ROM）、肌力、肌张力、认知功能、灵巧性、感觉功能、有无水肿、步态和疼痛情况。

- 下肢矫形器能够对皮肤产生相当的压力。矫形器产生的压力和剪切力与力臂的长度及受力的面积相对应。因此，为了减少皮肤所受的压力，应当使用尽可能长的力臂，受力的面积也要尽量增大。

- 步态的站立期，踝关节依次出现三个滚动机制（ankle rockers），用于 AFO 处方和适配时的运动学和动力学分析。从足跟触地到全足接触地面时的足跖屈，是第一个滚动机制；当小腿前移时的足背屈，是第二个滚动机制，此时全足底接触地面；从足跟抬起到足趾离地的足跖屈，是第三个滚动机制。第一个滚动机制又叫做足跟滚动（heel rocker），踝背屈肌群进行离心收缩，以控制前足的下落过程；第二个滚动机制又叫做踝滚动（ankle rocker），踝跖屈肌进行离心收缩，以控制小腿向前方的运动；第三个滚动机制又叫做前足滚动（forefoot rocker），踝跖屈肌进行向心收缩，以提供向前的动力。

- 痉挛严重、足部感觉受损、足部或小腿水肿时轻时重、严重足部畸形的患者，可考虑使用双金属条直立式 AFO（metal double upright AFO）。缺点是较重、不如塑料 AFO 美观、需要进行鞋的调整。这种 AFO 目前应用已不广泛。

- 如果用细不锈钢条和踝关节处弹簧替代双金属条（spring - wire AFO），则更为轻便，外观也得以改善，并有背屈助力功能，但丧失了对内外翻的控制能力，也不可能实现跖屈 - 背屈的阻动。

- 不带关节的塑料 AFO，根据塑料材质和厚度的不同以及踝关节处边线的高低，对踝关节运动的限制能力有所差别。

- 根据足趾屈曲肌群的痉挛（挛缩）程度，确定足板前沿应止于跖骨头处或止于足趾。

- 跖屈张力明显或踝控制无力、踝侧方不稳定、异常踝足姿势，均可选用硬塑 AFO（solid AFO），但血液循环差、水肿明显、不耐热、感觉减退或消失的患者不应使用或需要谨慎考虑。硬塑 AFO 的另一个缺点是限制了有益的踝部运动。

- 后叶弹力式 AFO（posterior leaf spring，PLS）具有轻便、美观度好的优点。PLS 的弹力可在足部完成第二个滚动机制（踝滚动）后辅助完成第三个滚动；在第三个滚动后，其弹力还能够辅助完成摆动前期的足背屈。PLS 踝背屈助动的作用以及踝侧方控制的能力，都受其塑料厚度和踝部边线高低的影响。

- 带关节的/铰链式 AFO（Articulating/Hinged AFO），能够保留矢状面踝的背屈-跖屈运动，同时在冠状面为踝提供侧方的稳定性。但更易损坏，价格更高。

- 地面作用力 AFO（ground force AFO）通过利用地面作用力来产生膝伸展或屈曲力矩。可在触地初期通过前推小腿来控制膝过伸，站立中期通过后推小腿来稳定膝关节，摆动前期通过后推小腿辅助完成膝屈曲。这种 AFO 可用于站立中期膝屈曲或过伸的患者，但不适用于髋、膝、踝挛缩的患者、小腿三头肌或腘绳肌痉挛的患者。

- 踝上型 AFO（supramalleolar AFO，又称 SMO），能在支持足中部的同时，许可踝跖屈背屈的全范围活动。踝后方边线的高低影响跖屈范围。能够纠正步行时后足部对线不良（踝内翻、外翻）、因跖屈张力轻度增高导致的着地初期时的全足着地、轻度的踝侧方不稳定、足中部韧带松弛和前足部的旋前（旋后）。不适用于跖屈张力明显升高者以及痉挛导致的踝内（外）翻、踝关节活动度减少（如背屈受限、站立期前足不能着地）者。

- 动态 AFO（dynamic AFO），能保持足前部和足中部的对线，并控制踝内翻/外翻。足底板延伸到足趾能够控制跖屈肌群痉挛，但不适用于跖屈肌群张力高者、痉挛所致严重内翻/外翻者以及站立期前足不能着地者。

使用矫形器必须实现功能的改善，使用舒适，外观可接受。矫形器适配是必不可少的环节。

矫形器的初次适配一般约需要 20～40 分钟。首先检查矫形器对线是否正确，试穿后舒适性如何，是否安全可靠。之后，患者穿上矫形器处于静止体位数分钟，以观察有无不适，并检查皮肤有无压红。然后，让患者进行一些功能活动，如穿 AFO 站立、步行数分钟，判断功能是否获得预期的改善，生物力学对线是否达到要求，肢体有无不适感，穿戴处皮肤、软组织有无疼痛不适、有无压红反应，如无问题，则逐步延长使用时间。

负重状态下 AFO 的使用时间延长过快，可能会导致疼痛或皮肤、软组织损伤。

如矫形器没有实现预期功能，则医师、治疗师应与矫形器师充分讨论，对矫形器进行调整。例如，一例患者因不能独自站立、步行，使用双侧背屈助力 AFO。使用后功能未见改善。我们检查后发现患者双侧小腿三头肌、腘绳肌无挛缩，双侧小腿三头肌力弱，考虑其不能站立、步行的原因是小腿三头肌力弱所致。因此，将背屈助力 AFO 的关节进行融合，修改为硬塑 AFO。调整后功能仍改善不明显，再次检查，发现修改后的 AFO 小腿部分与足底部分的夹角过大，再次调整后，患者站立和步行功能有明显改善。

临床中常见医师、治疗师认为矫形器没有发挥功能或功能不理想，但因为不了解矫形器的原理和使用流程，与矫形器师沟通不足，而导致矫形器应用失败的例子。

（魏鹏绪）

第七章　脑瘫儿童认知功能评估与训练

脑瘫儿童主要表现为中枢性运动障碍和异常姿势，并伴有认知障碍、语言障碍、癫痫、行为异常、交流障碍及其他异常。认知功能障碍有碍于患者受损功能的改善，严重影响日常生活能力、社会参与和生存质量。国内文献报道脑瘫合并认知障碍伴发率高达72.4% ~75.6%。因此，康复团队必须意识到脑瘫儿童的认知康复应与运动康复同步进行。如何有效提高脑瘫儿童的认知水平是康复治疗中重要的内容，应充分挖掘患儿潜在的发育能力。在对脑瘫儿童进行认知功能评估和训练前，首先要了解正常儿童的认知功能发育规律。现基于我们的临床实践，并参考相关（矛于燕，2002；李晓婕，2008；张茂林和杜晓新，2015；权爱珍，2014；郭苗，2017；于丽，2011；何飞平，2017）论述，介绍如下。

第一节　正常儿童认知功能发育规律

认知功能是大脑对客观事物的特征、状态及其相互联系做出反应，并揭示事物对人的意义与作用的判断能力，是一种高级心理功能。认知功能的发育是人的信息加工系统不断改进的过程，如个体成长中的感知觉、注意、记忆、想象、思维等各方面复杂行为的发展。脑瘫患儿由于脑的形态和功能发育出现障碍，影响了认知发育；严重的脑瘫患者还会合并视觉、听觉等多种感知觉功能障碍，更加阻碍认知功能的发育。认知能力的建立是影响脑瘫儿童未来入学和提高生存质量的关键因素，认知能力的提高也可促进运动功能的改善。因此，早期、规范对脑瘫儿童进行认知功能评定与训练是十分必要的。

一、认知功能发育的神经基础

1. 大脑皮质

出生时脑细胞已经分化，大多数沟回都已经出现，脑细胞数量已经接近成人，此后，皮质结构表现为神经细胞结构的复杂化，沟回加深，皮质传导通路髓鞘化。2 岁时，脑内各部位大小的比例已经基本类似于成人。神经髓鞘的形成与发育约在 4 岁左右完成。因此，脑瘫儿童认知训练要注重早期康复。

2. 大脑功能的发育特点

（1）脑电图：大脑功能自发地伴有不同频率的脑电波变化，将其记录下来就是脑电图。脑电变化是脑发育过程最重要的参考。5 个月的胎儿出现了脑电活动；8 个月以后的胎儿脑电图与新生儿的相同；出生后 5 个月是婴儿脑电活动发展的重要阶段；12 ~36 个月，婴儿脑电活动渐渐成熟。

（2）皮质中枢：婴儿大脑皮质中枢发育遵循着头尾原则与近远原则。动作发育总是从上到下，即从头到脚逐步发展。婴儿出生时，皮质兴奋处于弥漫状态，3 岁左右皮质才完全与小脑相连，才能实现对精细动作的控制。

（3）大脑单侧化：就是在其大脑某个半球建立特定功能的过程，如对于右利手的婴儿来说，在左半球建立特定言语功能的过程就是大脑单侧化的过程。随着大脑发育逐渐成熟，这种差异会逐渐明显化。因此，损伤哪一侧大脑可以推断后期所出现的功能障碍。

二、正常儿童认知功能发育规律

要对脑瘫儿童进行认知功能的评估和训练，首先要了解正常儿童的认知功能发育规律。认知过程建立在感知觉基础上，通过记忆、思维、概括、推理、想象而完成对外界事物本质的把握及其规律性的了解。

（一）感觉的发育

1. 概念

感觉：是一定的物质运动作用于感觉器官并经过外界或身体内部的神经通路传入脑的相应部位引起的意识现象，是整个认识过程的起点。感觉的种类可根据信息的来源分为外部感觉和内部感觉两大类。外部感觉包括视觉、听觉、味觉、嗅觉和皮肤感觉。皮肤感觉又可分为温觉、触觉和痛觉。内部感觉接受个体内部刺激，反映机体运动和内在器官的状态，如运动觉、平衡觉和内脏感觉。

2. 感觉发育规律

（1）视觉的发育：新生儿一出生就能觉察光，还能区分不同亮度的光。出生后 24 ~96 小时的新生儿能觉察移动的光出生后 15 天具有颜色辨别能力，并表现为水平视觉追踪。出生后 1 月不仅能用眼睛盯着进入视野的物品，还会主动寻找目标。2 月以前的新生儿最佳注视距离是 15 ~25cm。3 ~4 月的婴儿会用眼睛积极寻找人。2 岁左右的幼儿能认识一些颜色，3 岁左右能说出颜色的名称，4 岁的孩子开始区分各种色调的细微差别。

（2）听觉的发育：5～6 个月的胎儿已经建立了听觉系统，可以听到母亲身体 1000Hz 以下的听觉反应。刚出生几小时的新生儿就能对声音粗略定位，会朝向出声的方向张望，有了视听协调能力。新生儿听觉阈值限高于成人 10～20dB。3 个月的婴儿可倾听音乐；4 个月能对声音准确定位，能向发音的方向扭过头去；6 个月的婴儿已经能够辨别出音乐中的旋律、音色、音高等方面的不同；2 岁左右的幼儿可以表现出随音乐节拍的身体运动。

（3）味觉和嗅觉的发育：新生儿出生不到 12 小时嗅觉就有表现；1 周左右，能区分多种气味，并能形成嗅觉的习惯化和嗅觉适应。味觉是新生儿出生时最发达的感觉。

（4）触觉发育：新生儿的触觉已经很发达，尤其是手掌、脚掌、前额、嘴唇对刺激反应很敏感。触觉分化迅速发展，在 3 岁前儿童的认识活动中占主导地位。1 月的婴儿可凭口腔触觉辨别质地不同的奶头；4～5 月的婴儿视觉和手的触觉的协调能力开始发展，出现抓物。

（5）痛觉发育：新生儿出生就具有痛觉反应，但与其他能力相比，痛觉还是比较微弱和迟钝，敏感性要差一些。

（二）知觉的发育

1. 概念

知觉：是视觉、听觉、皮肤感觉、动觉等协同活动的结果，是人对客观物体的多种感觉的综合。知觉具有整体性、恒常性、选择性和理解性等基本特征。知觉是人体的各种感觉器官在外界刺激下协同活动的产物。其中，空间知觉、时间知觉和运动知觉是人们认识世界最重要的知觉。

（1）时间知觉：是个体对时间的延续性和顺序性的感知。听觉和触觉对时间间隔的估计最准确。

（2）空间知觉：是对物体距离、形状、大小、方位等空间特性的知觉，其中，对物体不同部位远近的感知称为立体视觉或深度知觉。

（3）运动知觉：即动觉，是个体对自己身体的运动和位置状态的感觉，眼肌动觉的参与，形成了对物体大小、远近的视知觉；声带、舌与唇的精细协调运动，是语言知觉的重要条件。

2. 知觉发育规律

（1）深度知觉：6 月的婴儿就已经具有深度知觉，“视觉悬崖”实验可说明这一点。

（2）形状知觉：3 岁的儿童已有分辨简单形状的能力，如圆形、方形、三角形；4～5 岁认识椭圆形、菱形、五角形等。

（3）方位知觉：儿童对方位的知觉顺序是上下—前后—左右。3 岁左右可辨别上下；4 岁左右辨别前后；5 岁左右可以辨别以自身为中心的左右；7～8 岁辨别以客体为中心的左右，方位知觉的个体差异极大，某些人一生方位知觉都不清楚。

（4）时间知觉的发育：4～5 岁的儿童开始使用标志时间的词语，如早上、晚上；6 岁儿童掌握了周、月、年的概念；5～6 岁以前的儿童时间知觉不稳定，不准确；7 岁以后时间知觉开始发育。

（三）注意的发育

1. 概念

注意是认知活动对一定对象有选择的集中。注意能使人的感受性提高，知觉清晰，思维敏锐从而使行动及时、准确，是获得知识和提高工作效率的前提。注意的方向和强度受客观刺激物特点的影响，也受个人知识经验以及个性特征的制约。

2. 注意的发育规律　1～3 月的婴儿对发亮或色彩鲜艳的东西更易注意，有选择性注意的特点；3～6 月此期辨别差异和转换注意的能力增强；6～12 月的注意从更多的感觉通道和活动中表现；1～3 岁言语活动支配注意选择，注意力集中在成人用词表达对象上；3 岁以后有意注意（有预定目的，也需要意志努力的注意）逐步形成和发展。

（四）记忆的发育

1. 概念

记忆是人脑对过去经验的反映，包括识记、保持、再认和再现 4 个基本过程。人们已有的知识、经验、动机、情绪和某些个性品质等主客观因素，都对记忆的效果有一定的影响。

（1）识记：是记忆的开始阶段，是信息的输入和编码，具有选择性。

（2）保持：是过去的信息在头脑中得以巩固的过程。人们通过保持来丰富个体经验。

（3）再现也称回忆：是对已存储的信息进行提取，使之恢复活动。

（4）再认：指有些已存储的信息由于某种原因不能被提取，即不能再现，但当被刺激重新出现时却仍能加以确认，这种确认的过程称为再认。再现和再认是识记和保持的结果。

(5) 遗忘：信息不能很好地保持，在应用时不能及时提取的现象称为遗忘。

2. 记忆的发育规律

3～4 月的婴儿开始出现对人物的认知；7～8 月出现认生，认生是再认的表现；1 岁左右出现明显的回忆，1 岁以前的记忆都是无意记忆，记忆时间短；1 岁半能记住自己的东西和一部分小朋友的名字；2 岁能记住简单的儿歌；1～3 岁陆续出现情景记忆，词语理解记忆和图形符号记忆。

(五) 想象的发育

1. 概念

想象是在头脑中对已有表象进行加工、改造、重新组合形成新形象的心理过程。想象分无意想象和有意想象，无意想象是一种没有预定目的、不自觉地产生的想象；有意想象是按一定目的自觉进行的想象。在人脑中形成相应的新形象的过程。

2. 想象的发育规律

新生儿没有想象；婴儿期萌芽阶段；1～2 岁由于言语发育较差，经验缺乏，最多只是一种生动的重现，有想象的萌芽，而不是想象；3 岁后随着经验与言语的发育，逐渐产生简单想象的游戏.

(六) 思维的发育

1. 概念

思维是借助语言、表象或动作实现的、对客观事物的概括和间接的认识，是认识的高级形式。思维分动作、形象、抽象思维。动作思维是以实际操作来解决直观的、具体问题的思维；形象思维是以具体形象进行的思维；抽象思维是运用概念进行判断、推理的思维活动。

2. 思维的发育规律

在出生后第一年，儿童对外部世界的反应不是概念的和认知的，没有真正的思维活动；1～3 岁语言的产生使思维成为可能，只处于萌芽状态；3～7 岁由于语言的掌握，儿童可以利用表象符号代替外界事物，进行表象思维；8～11 岁可以进行完整的逻辑思维活动，但仅限于比较具体的问题，不能对假设进行思维；12 岁至成人能做出假设，能对事物进行非常抽象、系统、稳定的的逻辑思维，思维具有全面性和深刻性。

三、脑瘫儿童的认知发育特点

（一）脑瘫儿童与正常儿童认知发育的共同点

1. 发展规律一样

和正常儿童一样，认知发育也经历了由表到里、由浅入深、由局部到全面、由低级到高级逐渐发展的过程；认知加工活动既包括低层次的基本认知活动，如感知，观察、记忆等，也包括高层次的认知活动，如推理、想象、概念形成、策略运用、问题解决等。

2. 发展条件一样

同样需要良好的环境条件来促进认知发育，特别是教育训练可以充分挖掘和利用脑瘫儿童身上蕴藏着的发展潜力，不断地把儿童发展的可能性转为现实性。

（二）脑瘫儿童在认知活动中存在的缺陷

1. 感知觉障碍

有些脑瘫儿童合并视觉和听觉障碍时会造成对各类刺激信息的加工及处理能力低下，感知觉出现障碍，影响后期的认知发育。

2. 注意力涣散

不能对学习或游戏保持注意力，经常无法集中注意听别人讲话，逃避需要持久脑力活动的任务，易受无关外部刺激的干扰。

3. 观察力低下

缺乏有效的观察策略，观察效果差。

4. 记忆力

缺乏明确目的、识记速度慢、记忆容量小、保持不牢固，再现不精确，缺乏有效的记忆策略。

5. 思维

长久停留在直观、具体层面上，形象思维较好、抽象逻辑思维发展困难。

6. 推理

推理能力差，难以同时从多个维度对信息进行加工。

7. 策略运用

缺乏良好的计划、自我监控与自我评价能力。

第二节　脑瘫儿童认知功能评估

在脑瘫儿童的认知康复训练中，认知功能的评估是非常重要的。通过评估，我们不仅可以全面地了解患儿的认知水平，还可以为训练计划的制订、调整和优化提供依据。

一、脑瘫儿童认知功能评估的目的与意义

1. 帮助康复团队了解脑瘫儿童的认知发展状况

通过评估脑瘫儿童的认知发展水平可以判断其哪些能力可以提高，预测脑瘫儿童的认知发展潜能，帮助其在听觉、语言、社会适应等方面都得到应有的发展。

2. 确定脑瘫儿童的个性化需要，制订个别化的认知训练计划

对脑瘫儿童的认知结构有所了解之后，我们可以知道缺陷所在，哪些方面需要开展针对性的训练，从而为确定认知训练的长期目标、短期目标以及选择合适的教育与训练方法。

3. 监控认知训练过程，检验认知训练的效果

在认知训练中，选择合适的评估工具来判断他们在发展过程中取得的进步，不断调整训练的目标，修改训练计划。

二、脑瘫儿童的认知功能发育评定

（一）新生儿认知功能评定

1. 新生儿的原始反射

新生儿用来保证其内部器官与外界条件最初的适应，主要是依靠皮质下中枢来实现无条件反射。原始反射有 70 多种，具有不精确、容易泛化等特点，包括巴宾斯基反射、吸吮反射、握持反射等。

2. 新生儿的条件反射

是后天形成的，是建立在无条件反射基础上对刺激的规律性反应活动。明确的条件反射的出现是心理发生的标志。

3. 新生儿行为评定量表

是美国著名儿科医生 T. B. Brazeton 制订，适用于出生 0～30 天的新生儿，目

的是诊断和预测新生儿的发育水平和状况。量表有6大类，有27个检查新生儿对环境刺激的行为的反应的项目。①习惯化：即新生儿对光、声等刺激物的反应因重复刺激而减量的速度。②定向反应：指新生儿对刺激物注视、倾听以及反馈的时间和程度。③运动的成熟性：指新生儿在整个检查过程中协调和控制活动的程度和组织性。④变异性：指新生儿在整个检查过程中的觉醒和睡眠状态、肤色的变化、活动及高度兴奋过程的变化速度和大小。⑤自我安静能力：即新生儿在烦躁、哭闹时自我安静下来的速度和程度。⑥社交往来行为：即新生儿对人微笑和发音的情况。27个项目均按9个等级评分，中间的等级为正常反应，两端的都偏离正常，如有偏离正常的新生儿就要到康复中心定期评估，早期干预，预防脑瘫的发生。

（二）婴幼儿、儿童认知功能发育评定

1. 我国常用婴幼儿、儿童认知发育筛查与测评量表

表7-1 我国常用婴幼儿、儿童认知发育筛查与测评量表

测验名称	适用年龄	国内应用情况
• 丹佛发育筛查量表（DDST）	2个月~6岁	我国修订，区域常模
• 格赛尔发育诊断量表（GDDS）	4周~6岁	我国修订，区域常模
• 贝利婴儿发育量表（BSID）	2个月~2.5岁	我国修订，全国常模
智力测验：		
• 韦氏学前儿童智力量表（WPPSI）	4~6.5岁	我国修订，全国常模
• 韦氏儿童智力量表（WISC）	6.5~16.5岁	我国修订，全国常模
适应行为量表：		
• 婴儿初中学生社会生活能力量表	6个月~14岁	我国修订，全国常模

在幼儿期、儿童期可以通过言语应答来评估认知水平，但婴儿的言语能力有限，运用言语应答的形式来研究和测量婴儿的认知发育并不可行，因而在婴儿期，儿童的认知发育水平更多的是通过其动作表现反映出来的，通过动作发育推断认知发育。而脑瘫儿童由于存在运动障碍，有的评估量表操作性课题比重大，肢体障碍严重的患儿认知评估偏低，有的存在言语障碍，不能很好地应答，认知评估也容易过低，评估的分值与实际认知水平不相符。因此，对脑瘫儿童来说，目前的评估方法对认知并不能对所有的患儿做出正确判断，只能作为诊断的参考，但对脑瘫患儿采用量表评估仍有必要。

2. 格赛尔发育诊断量表（GDDS）

由美国著名儿童心理学家格塞尔（A. Gesell）和他的同事经过数十年的系

统研究总结而来，主要是以正常行为模式为标准来鉴定观察到的行为模式，因此不是测量智商。测试内容包括适应性行为、大运动、精细动作、语言和个人－社会性行为五个方面，适用于4周～3岁婴幼儿。量表按8个关键年龄（4周、16周、28周、40周、52周、18月、24月、36月）分为8个分量表，测出儿童发展的成熟年龄，转换得出发育商（DQ），DQ＝测得年龄/实际年龄×100。此量表用来判断小儿神经系统的完善和功能的成熟，优点是专业性强，符合婴儿的发展规律。缺点是内容比较多，使用时不够方便，且采用比率智商，标准化程度不够严格。

3. 丹佛发育筛查量表（DDST）

是美国丹佛学者弗兰肯堡（W. K. Frankenburg）与多兹（J. B. Dodds）编制的，是目前美国托儿所、医疗保健机构对婴幼儿进行检查的常规测验。DDST的检查对象为出生到6岁的婴幼儿，如其不能完成选择好的项目，便认为该婴幼儿可能有问题，应进一步进行其他的诊断性检查。必须注意的是DDST是筛选性测验，并非测定智商，对婴幼儿目前和将来的适应能力和智力高低无预言作用，只是筛选出可能的智商落后者。它由104个项目组成，包括测试小儿的个人－社会适应、精细动作、语言和大运动四方面的能力。筛查的结果分为正常、可疑、异常及无法解释四种。对于后三种情况的儿童应在一定时间内复查。若复查结果仍为原样，应进一步检查。本筛查方法的优点在于能筛查出一些可能有问题，但在临床上无症状的患儿，也可以对感到有问题的经检查加以证实或否定；还可对高危婴幼儿（如围生期曾发生过问题的）进行发育监测以便及时发现问题，同时还可能辨别患儿属于哪一个能区发育迟缓而有可能对该能区进行早期帮助。

4. 贝利婴儿发育量表（Bayley）

由美国著名的儿童心理学家贝利1933年编制，1969年进行修订，国内根据此量表作了中国修订版，目前广泛用于临床发育检测。贝利婴儿发育量表适用于2～30个月的儿童，包括三个分量表。①智能量表（mental scale）：内容有知觉、记忆、学习、问题解决、发育、初步的语言交流、初步的抽象思维活动等——智能发育指数（MDI）；②运动量表（motor scale）：主要测量坐、站、走、爬楼等粗大动作能力以及双手和手指的操作技能——心理运动发育指数（PDI）；③婴儿行为记录表（infant behavior record）：是一种等级评定量表，用来评定儿童个性发育的各个方面，如情绪、社会行为、注意广度以及目标定向等。

4. 韦氏儿童智力量表（WISC）

韦氏儿童智力量表（WISC）最早发表于1949年，2008年由北京师范大学完成了 WISC_ Ⅳ中文版的修订。适用于6.5～16.5岁的儿童，包括语言性下位检查和动作性下位检查两项。

（1）语言性下位检查的项目：①常识，了解小儿所掌握的知识的范围；②类似性课题的检查，测定推理力、上位概念的发现力；③算术与单词，分别测定小儿的计算能力和对单词的定义和概念的理解能力；④理解能力，对各种状况的理解能力，解决问题的能力；⑤背数，测定小儿的记忆力、注意集中力；⑥填图，测定小儿的认知和空间方位的判定能力。

（2）动作性下位检查的项目：①测定完成绘画的能力，了解小儿的知觉概念；②绘画排列，测定小儿掌握整体状况的能力；③积木图案的排列，测定小儿掌握空间关系的情况；④组合能力，了解小儿从部分向整体的洞察能力；⑤判断符号，了解小儿的对照力、记忆力、注意力；⑥迷宫，了解小儿的观察、判断能力。

5. 韦氏学前儿童智力量表（WPPSI）

韦氏学前儿童智力量表（WPPSI）适合4～6岁半儿童，测试项目与形式与WISC基本相同。这两种两量表测定结果按量表规定评分，然后换算为离差智商值，包括总智商（FIQ）、语言智商（VIQ）、操作智商（PIQ）。总智商低于70，考虑智力低下。

第三节 脑瘫儿童的认知康复训练

治疗师在对脑瘫儿童进行认知训练时，既要考虑到正常儿童一般的认知发展规律，也要根据脑瘫儿童的认知特点，以动态及发展的思维来确定治疗目标，制订训练计划，进行有针对性的训练。

一、感知觉训练

感知觉是认知功能的基础。感知觉障碍是脑瘫儿童常见障碍之一。脑瘫儿童感知觉训练主要从感觉和知觉这两方面进行。感觉训练主要包括视觉训练、听觉训练、嗅觉和味觉训练及皮肤感觉训练。知觉训练主要包括形状认知训练、大小认知训练、方位认知训练及时间知觉训练。

（一）感觉训练

1. 视觉训练

视觉是个体最重要的感知觉之一，个体对外部环境的大多数感知信息都由视觉提供。脑瘫儿童常见的视觉相关障碍有视觉功能建立不完善、斜视、弱视、远视、视觉空间缺陷，眼球运动障碍及手眼协调障碍。应基于评估结果，针对患儿的障碍点进行训练。训练过程中患儿应在人工或器具辅助下尽量接近端坐位。

（1）定点注视训练：使用视觉激发卡，颜色鲜艳不同大小规格的玩具，颜色鲜艳不同大小的球、人脸等作为视觉刺激物引起患儿视觉注意，注意观察能够引起患儿视觉注意的刺激物的特征及距离，并注意观察患儿持续注意某物或者人脸的时长。可以通过减小玩具规格或增加视物距离来增加训练难度，也可以通过改变刺激物方位来训练患儿各方位注视能力。对于伴有眼球震颤的脑瘫患儿应特别重视定点注视训练，定点注视训练可以训练患儿视觉的稳定性。

（2）视觉追踪：视觉追踪训练常可以与头部控制训练联合进行。进行视觉追踪训练时应该注意物体或人物移动速度应从缓慢开始，同时注意患儿的姿势控制。视觉追踪训练应先进行水平追踪训练，再进行垂直追踪、地面追踪及环绕追踪训练，物体及人移动范围应根据患儿能力进行适当的控制。头－眼分离运动差的患儿可以语言提醒或人工辅助患儿固定住头部后进行视觉追踪训练，注意追踪范围设置应恰当。视觉追踪可以训练患儿视觉的连续性。

（3）注意转移训练：①物物视觉注意转移训练。先让患儿看见一个玩具，然后在视野范围内再出示另一个玩具，观察患儿能否马上注意到第二个玩具。②人物视觉注意转移训练。先用表情使患儿注意训练者的脸，然后在视野范围内出示一个玩具，观察患儿能否马上注意到玩具。两个视觉刺激物之间的距离和出现的时间间隔应根据患儿的能力进行设置。注意转移训练可以训练患儿视觉的注意力分配能力。

（4）视觉寻找：首先应该从视野范围内无障碍寻找开始，可选取各种各样的球作为训练物，可以根据患儿完成情况改变抛出球的轨迹，视野范围内能较好寻找后可以延伸至视野范围外寻找训练。视觉寻找训练可以扩大患者的视野范围。

（5）手眼协调训练：若此过程中患儿因受上肢运动及手功能影响不能完成操作，训练者可以给予辅助。①各方位取物放置训练：将患儿易于抓住的物体依次放置于各方位，提醒患儿先注视物体，然后伸手过去抓住，再将物体放置于对侧小桶内，训练器具可以根据患儿的能力进行选择，如插木棍、套圈，整个过程患儿眼睛应注视手。②串珠训练：根据患儿的能力选择珠子孔的大小和穿绳软硬、粗细及长短程度，注意提醒患儿注视手。③翻书、绘画训练等。

2. 听觉训练

听觉是人体另一重要的感知觉，也是重要的信息输入通路，是影响言语发育的重要因素。脑瘫儿童可能伴有听觉神经通路的损伤，易见于不随意运动型。应根据损伤程度，采取积极措施，如佩戴助听器、植入人工耳蜗，再进行听觉训练。无听觉神经通路损伤但听觉功能建立不完善的患儿也应进行听觉训练。

（1）听觉察知：听觉训练首先从听觉察觉开始，听觉察知能力要求患者能够利用残余听力、助听（重建）听力学会聆听声音。

①无意察知：通过新颖、节奏感强的声音激发患者对声音产生兴趣。刺激物可以为言语声、节奏感强且主频特征明显的乐曲、环境声（如滴水声、雷声等）。应注意低频、中频、高频各种频率的声音都应包含在内。

②有意察知：这一阶段训练目标是让患者能够对不同频率、不同强度的声音做出有意识的反应（转头、睁大眼睛、停止发音、屏住呼吸、寻找声源等）。应观察患儿对哪种频率的声音反应最灵敏或迟钝，并进行针对性训练。

（2）听觉分辨：让患儿有意识地形成对声音的关注，自发地对声音做出反应，使聆听达到自动化阶段。

①辨别经常听到的声音：治疗师可以用多种形式和方法来促进患儿对声音的反应，利用乐器声、环境声、动物的叫声和人类不同年龄、性别、情绪变化时的声音，对患儿进行听觉刺激，观察患儿是否出现转头、睁大眼睛、重复声音、停止发音、屏住呼吸、寻找声源等反应。

②辨别声音的来源和方向：训练时可从不同方向包括前后、左右、上下、里外、由远至近、由近至远对患儿进行听觉刺激，观察患儿的反应。

③分辨声音的变化：通过不断变化声音大小、强弱、高低、快慢来训练患儿分辨声音的能力。

④辨别熟悉的人的声音：鼓励亲人用不同语调和语气呼叫患儿的名字，多与患儿说一些与他日常生活中相关的事情，观察患儿的情感流露和情绪变化。

⑤分辨主体和背景声音：在户外或者嘈杂的环境中对患儿进行听觉刺激，观察患儿的反应。

（3）听觉理解

①建立倾听的态度：学会倾听是理解信息的第一步，治疗师可以设计一些有趣的活动来激发孩子倾听的兴趣。如：变化声音的高低、速度以引起注意；服从口令；指出所听声音的错误等。

②将所听信息与实物、图画、动作配合起来，使意义更清楚：如听之后做动

作，找图形，配对游戏；提供线索；听从指示完成任务等。

③扩大词汇量：患儿听觉的理解力水平与其词汇量的大小有着密切的关系，词汇的选择是非常重要的，治疗师多选择患儿喜欢的、每天能够看见的、日常生活中有的人、动物及物品；熟悉、有趣的生活事件；容易看清口形，从语音学角度看比较容易发音的词汇进行听知觉训练。

④培养思维的逻辑性和变通性：通过让患儿听句子做判断、将他人未说完的话补充完整、听故事回答问题等方法训练。

（4）听觉记忆力训练：可加强患儿听觉的记忆力和听觉的广度，减少患儿对较多的听觉信息无法记全等情况的发生，还可以促进患儿进行新旧知识的联系，产生联想，加强对知识的理解力。

①听指令完成任务：让患儿聆听由简单到比较复杂的指示，然后按指示的步骤去完成一项任务。

②依次序模仿或指出听到的声音：训练先由词再到句，由易到难、循序渐进。

③复述听到的简单句子：用手势或语言传达 1 ~ 2 个简单口令。

④了解事物间的联系：听到牙刷时能联想到刷牙，听到门铃响知道有人来。

⑤延时复述：让患儿回忆并准确复述以前听到的信息，可以训练听觉记忆的保持及记忆的准确。比如：告诉患儿一句简单的话，“老师奖你 2 根棒棒糖。”隔 1 分钟后问孩子“老师刚才告诉你什么来？”当患儿熟悉这项活动后。可以适当延长回忆的时间或增加句子的长度和内容的复杂性。

3. 嗅觉训练

可以给患儿闻各种气味的食物、花卉、汽油等，促进患儿嗅觉的发育。

4. 味觉训练

注意饮食平衡，食物不能太单一。可以通过品尝味道让患儿分辨食物，还可以进行口腔感觉刺激训练。

5. 皮肤感觉

包括触压觉、痛觉、温度觉，部分脑瘫儿童这些感觉存在障碍，应该基于评估结果进行针对性训练。

（1）触觉训练：让患儿手触摸不同材质的物体，如豆子、沙粒、积木、毛巾等，如患儿能力较好还可以让患儿通过触摸辨认物体。鼓励患儿用自己的手触摸自己的身体部位，与治疗师进行身体接触。让患儿通过触摸分辨物体的软硬、大小等。使用毛刷、按摩球、毛巾等刺激患儿手及手臂。

（2）温度觉训练：让患儿感受水的冷热。

(二) 知觉训练

1. 图形认知训练

(1) 平面图形认知的顺序为圆、正方形、三角形、长方形、半圆形、梯形、菱形、平行四边形；立体图形认知的先后顺序为球体、正方体、长方体、圆柱体。

(2) 图形训练方法

①图形匹配训练：进行图形与镶嵌板匹配训练，从简单图形开始，注意开始训练时选择个数要少，从两个开始，逐渐增加。还可进行图形与实物或图形与卡片匹配的训练。

②图形分类训练：将相同形状的积木放在一起，可以改变形状积木的大小及颜色以增加训练的难度；将日常生活中的物品按形状进行分类；将图片上的物体按形状分类。

③图形命名训练：有语言表达能力的患者可以说出形状的名称，从规则简单图形开始学习，逐渐过渡到能对日常生活中的物体进行图形命名。

④模仿画图形：可以画简单线条的孩子可以进行模仿画图形的训练，从简单的圆形开始，逐渐学习画各种形状，并可以让孩子将各种形状组合画成其他事物，比如红旗、气球、房子等。

2. 颜色认知训练

脑瘫的儿童掌握颜色困难很大，容易把颜色概念与附着颜色的东西看成是一回事，比如红色就是红色的苹果，红色的积木就不是红色；还容易把概念扩大比如认识红色的球后，把绿色、蓝色所有的球都当成红色了。因此要采用多种方法训练。

(1) 颜色匹配训练：通过颜色匹配训练让患儿建立颜色的概念。匹配应该从两种区别较大的纯色匹配开始，注意训练用具属性除了颜色属性不同外其他属性应该相同，例如让患儿将红色和白色颜色形状质地均相同的积木分别放进红色和白色的大杯子里。根据患儿的完成情况可以逐渐增加训练的难度，例如增加颜色匹配的数量，让患儿用各种颜色的水果去匹配相同颜色卡片，用印有各种颜色花的卡片去匹配印有相同颜色汽车的卡片等。

(2) 颜色辨认训练：颜色辨认应该从两种颜色开始，把两种不同的颜色附着在同样的物体（如球）作教具。最开始辨认的应该是红色与白色或者黑色与白色，学会以后再引进蓝色，以后才是黄色。能够辨认两种颜色后可以将三种颜色或者四种颜色的物体放在一起，让患儿辨认。

(3) 颜色命名训练：当患儿能够分辨三种颜色并有语言表达后就可以开始让患儿说出颜色的名称了。拿出患儿已能辨认的几种颜色的物体或卡片，逐一让患儿说出物体或卡片颜色的名称。

(4) 日常生活中颜色的认识与强化：患儿在课堂能够认识颜色还不够，还要将此能力延伸至生活中，不能仅仅只知道几样教具的颜色。例如最近患儿学习了黄色，应该告诉家长近段时间应该教患儿认识生活中其他黄色的东西，例如在水果店买水果时可以让患儿帮助找黄色的水果，在家里玩小汽车时让患儿帮助找黄色的小汽车或者让患儿拿一支黄色的水彩笔画一个黄色的球等。

3. 方位认知训练

(1) 方位训练的顺序是上下、前后、旁边中间、左右、远近。可先让患儿分清自身的前、后、上、下、左、右的方位，然后辨别物体的前、后、上、下、左、右。例如可以训练患儿将娃娃放在自己的前面，将杯子放在桌子的上面，将球踢到远处去等。生活场景中的方位了解后可以进行图片或书籍中的方位训练，例如指出图里面站在小白兔后面的是哪个小动物，离小鸭子最近的是哪只青蛙等。

4. 时间认知训练

时间的概念更为抽象，训练需要与数的概念相结合。要经过无数次的教学才能理解，

(1) 对于学龄前儿童教会几个主要概念：早上、中午、下午、晚上、白天、黑夜、一会儿、昨天、今天、以后等。

(2) 这些概念有两个参照物：①太阳、月亮；②进行什么活动。这几个因素可以帮助患儿理解。例如早上是天亮了，太阳出来的时候，做的事情是起床、洗漱、吃早餐。晚上是太阳下山了，天黑了，可以看见月亮和星星，发生的事情是爸爸、妈妈还有小朋友们都回家了，需要洗澡，可以听妈妈讲故事，准备睡觉等。

(三) 注意力训练

注意是心理活动对一定对象的指向和集中，是一切认知过程的开始。3 岁以前的注意基本都属于无意注意。很多脑瘫儿童都存在注意力容易分散的问题。

1. 视觉注意训练

在图画上训练患儿顺着弯曲的线找到每个小朋友的气球，在图画上顺着弯曲的路从家里走到海边等。让患儿在图画上将相同的物体用线连起来。给患儿看画得不完整的图画，问他缺了什么。让患儿观察两幅类似的图画，找到两幅图不同

的地方。

2. 听觉注意训练

连续给予患儿两个及以上指令，让患儿按次序完成。先让患儿听沙锤的声音和铃铛的声音，并告诉患儿听到沙锤声音就拍手，听到铃铛声音保持不动，训练者一手拿沙锤，一手拿铃铛坐在患儿身后，依次用沙锤和铃铛发出声音，观察患儿反应是否正确。听故事，听完后让患儿复述故事的大致过程。听句子，让患儿辨认句子中是否存在错误。

3. 视听结合的注意训练

在桌面上放八张名词图片，连续说三个以上的名词让患儿找出来。给患儿讲故事，听到关键词时指出桌面上相应的图片。

（四）记忆力训练

记忆是人脑对经验过事物的识记、保持、再现或再认，它是进行思维、想象等高级心理活动的基础。训练短时记忆能力要求患儿根据训练者的口头指令立即执行，训练长时记忆能力多采用反复再认和回忆的方式让患儿牢记。

1. 视觉记忆训练

在桌面上摆放三张以上事物图片，给患儿时间记忆，将图片翻过来问患儿分别是什么，可以根据患儿的能力设定图片的数目、记忆的时间、图片内容的相似性。在桌面上放三个以上的玩具，让患儿记住有哪些玩具，让患儿闭上眼睛，拿走一个或再放一个，让患儿睁开眼睛，看看少了或多了什么玩具，可以根据患儿能力设定本来就有的玩具数目和拿走或再放进去的玩具数目，也可以将玩具换成图片进行训练。

2. 听觉记忆训练

给患儿讲一个小故事，讲完后针对故事内容问患儿问题，或者让患儿讲述故事的大致内容。给患儿念一段不连贯的数字，让患儿复述。教患儿念童谣或唱儿歌。

3. 记忆广度训练

训练者给患儿念一些记忆材料，听完后让患儿复述出来。

4. 动作记忆训练

训练者给患儿展示一串动作，让患儿注意观察，然后模仿做动作。

（五）思维训练

1. 推理训练

推理是思维的基本形式之一。是由一个或几个已知的判断（前提）推出新判断（结论）的过程。

（1）利用生活场景作预测：给患儿看一个小朋友将球踢向窗户的图画，问患儿接下来可能会发生什么事情——玻璃会碎。给患儿看一个小朋友没有打伞在雨中玩耍的图画，问患儿可能的结果是什么——衣服会淋湿，小朋友会感冒，可能需要去看医生。给患儿看一个小朋友在哭的图画，问患儿可能的原因是什么——小朋友肚子饿了、小朋友摔跤了等。

（1）根据图画讲故事：给患儿看一副或者几幅图画，让患儿根据图画内容讲一个小故事。

（2）推测职业：给患儿看一个警察叔叔的图片，问患儿这个人可能在哪里上班，主要的职责是什么。

（3）推测季节、天气：给患儿看一个小朋友在游泳的图画，问患儿可能是什么季节。给患儿看一个阿姨带着雨伞准备出门的图画，问患儿外面可能是什么天气。

2. 排序能力训练

我们做事都是遵照一定的顺序的，懂得顺序是认知事物的一种重要方法。

（1）有顺序的动作指令训练：让患儿按顺序做动作。将一组有顺序性情节的卡片，向患儿讲解多次，他们理解情节后，将卡片凌乱地散开，让患儿将卡片按事情的进程排列好，应该从两张卡片开始训练，一般不超过 4 张。问患儿如果我们现在要洗澡，应该先做什么，再做什么，训练孩子懂得完成日常生活事件的顺序。

（2）图形、颜色排序训练：给孩子看一组红黄相间的图形，让孩子按此规律将后面的空白图形涂上颜色。

（3）数字排序训练：训练孩子按照某种规律排列数字，比如 1、3、5、7、9；1、4、7、11 等。

（4）儿歌童谣：选择有一定循序的儿歌童谣让孩子背童谣、唱儿歌。还可根据儿歌童谣提问题。比如先背诵儿歌“小老鼠，偷油吃；下不来，喵喵喵喵，猫来了，叽里咕噜滚下来。”再提问，“小老鼠滚下来之前在干什么。”

3. 数算能力训练

（1）数前概念的训练：在让患儿理解数概念之前，事先要让他们对于事物一些可比性的抽象特点有所了解。

①1 与许多：1 是数的最基本概念。可以用 1 粒扣子与 10 粒扣子训练患儿理解这个概念。

②多与少：多与少是数学里面最重要的概念。首先应该从两组数量区别很大的物体开始教，例如 9 个苹果比 2 个苹果多，2 个苹果比 9 个苹果少。教的时候应该先比谁多，巩固了再比谁少；慢慢地缩小小组物品数量的差距，增加难度。

③同样多：将积木排成两列，一列 5 个，一列 4 个，能明显看出 5 个的那列多了一个，然后告诉患儿："这两组积木一组多，一组少，现在拿走多的那个，两组是不是变一样长了？"然后带领患儿分别点数两列积木，数出来的数是一样的，再告诉患儿这两组积木是一样多的。可以改变教具，改变数目，教患儿进一步理解。比较的数目应该从少到多。

④大小、长短、高矮的比较：这几种属性的比较的训练都应该从实物的比较开始，再训练图画上事物的比较；先训练两个物体的比较，再慢慢增加比较物体的数目，并训练患儿将物体按从小到大、从短到长、从矮到高进行排列。

（2）数概念的训练

①口数和数的实际意义：教孩子口数时最开始只教 1、2，慢慢再往后教 3、4、5……20；然后开始教患儿理解数的实际意义，给患儿一个苹果，告诉他这是一个苹果；给患儿一辆玩具汽车，告诉他这是一辆玩具汽车，训练患儿理解 1 的概念。让患儿拿一个球给你，拿一个橘子给你，观察患儿能否正确完成，能理解 1 的实际意义之后再以同样的方法教患儿理解 2 个、3 个等。

②数序：就是训练患儿理解第几个。将 5 个不同动物玩具从左到右摆在桌子上，问患儿狗狗在哪里，患儿指到之后对患儿说："来我们来数一数狗狗排在第几个？1、2、3，狗狗排在第 3 个。"将 5 个红色的球和 1 个绿色的球在桌上从左到右排成一排，让患儿数出绿色的球排在第几个。

③数的认读：选用数字卡片教患儿逐一认读。

④数字的书写：患儿会画简单线条和圆形后可以开始教患儿写数字，脑瘫儿童学会数字的书写需要很长时间，也有的严重脑瘫孩子可能终生不会书写。

3. 计算

必须在患儿有了相当多认知学习经验和数前概念以及数概念后，再进行计算训练。训练时先理解增加和减少的含义，才能理解加法和减法的含义；10 以内的加减法可利用实物或手指进行训练；背诵加法表、减法表的方法，让患儿从记忆知道答数并结合实际应用。10 以上的计算可训练他们数的分解和合成。

（六）计算机辅助评估训练系统

利用计算机辅助训练系统训练可以帮助治疗师评估患儿的认知能力，根据评估结果选择合适的模板来进行训练。各种计算机辅助系统训练可以部分缓解认知障碍康复专业人员缺乏的压力，并且形式更加生动活泼，可提高患儿的积极性和注意力；计算机化操作还可提高工作效率，提高施测与被测过程中的舒适度，让评定和治疗过程更为标准化，软件携带方便。因此，将计算机、多媒体、远程通信等高新技术的新成果用于脑瘫儿童认知功能障碍的评定和治疗是国际上的一大趋势；其中远程网络、虚拟现实技术等广泛运用于康复医学领域为脑瘫儿童认知功能障碍的评定和治疗提供了全新的思路和方法。

结　语

由于脑瘫儿童的认知提高尚无特效的药物治疗，因此，早期规范、长期坚持的教育和训练是促进患儿认知发展的重要方法。按照疾病严重程度的不同，确定不同的训练目标。对于轻度认知障碍患儿，儿童阶段重点在于学会一定的读、写、计算，并学会生活自理、日常家务、乘车、购物、社会规则等；青少年期则重点在于职业培训，以使患儿学会一定的非技术性或半技术性职业技能，以达到成年后独立生活、自食其力的目的。对于中度患儿，重点应在于生活自理能力的培养，以使患儿学会生活自理或部分自理，并能在他人指导照顾下进行简单劳动。对于重度、极重度患儿，虽然患儿难以接受教育训练，但仍应进行长期训练，以使患儿学会自行进食和简单卫生习惯。另外，治疗师在训练时时应从实际出发与家长共同制订有针对性的训练计划，灵活应用各种形式多样的教具和资源，使教学趣味化，指导家长根据训练目标，利用实际事例以及日常生活中的有关资料为教材，利用户外活动和游戏方式灵活变通地完成训练计划。

（陈建树）

第八章　绘人测试和绘画测试

目前临床中尚缺乏类似 MoCA、MMSE 的针对儿童认知功能进行筛查或快速评价的量表。绘人测试具有快速、简便的优点，可用于 3 岁以上儿童的快速认知评定。包括绘人在内的多种绘画测试方法还能够了解儿童的心理、情感状态。

此外，绘画也是一种有趣且有效的治疗手段。绘画疗法（painting therapy）不限制年龄，儿童和成人都可以通过绘画调整情绪、稳定心态。

第一节　绘人测试的发展源流

绘画是适合于儿童的一种情感表达方式，绘画过程是儿童对自我心理状态的感知，绘画的内容则是评估儿童心理状态和心理功能的依据。图画传递出的信息常比语言更为丰富。首先要从整体上去分析图画，包括画面的大小、笔画的力度、构图、颜色等；其次要从画的过程去分析，如最先画的可能是最关注的内容，花费时间较长的可能表示不愿去表达真实的自我；最后是从画的内容上去分析。

绘画测验具有简单易于操作、时间简短的特点，在临床心理学研究中多被用于评估儿童的心理状态和人际关系功能。

绘人测试是心理学投射技术的应用之一。投射技术起初依据的是弗洛伊德的精神分析理论，认为绘画作品能投射出个人的智力、行为、情感、人格、社会化等一系列心理特征。

绘人测试又被称为画人测试、画人试验、绘人智能测试等，由美国明尼苏达大学发展心理学家古德纳夫（F. Goodenough）于 1926 年研发，通过 2300 例 4 ~ 10 岁儿童的绘人建立评分系统和常模，目的是了解儿童的认识水平和适应能力。其一系列研究都反映出画人与智力程度密切相关。1949 年，Mschover 将之进行了修订。1952 年 Ansbacher 的研究表明，画人测验与推理、空间能力和知觉精确性相关性最高。1963 年 Harris 指出绘人测试是测定儿童观察的精确性及儿童思维发展的成熟程度，而不是测定个性、品质及天才，首次提出绘人测试与智商测验有明确相关性。1968 年 Koppits 的研究表明，画人智商与韦氏及斯坦福 - 比纳量表所得智商有较高相关。在当时的测试体系中，为绘人测验确定了 38 个情绪指标（后将之减少为 29 个），是目前仍然使用较多的指标体系之一。之后情绪指标被分为 5 个情绪与行为类别，包括冲动指标、无安全指标、焦虑指标、胆怯指标和愤怒指标。

绘人测试由心理学家萧孝嵘修订并引入国内。张家健等参考日本小林重雄的 50 分评分标准，提出了“绘人智能测验”。之后，多个研究团队在全国多家幼儿园及小学开展测试，进行了小儿绘人测试的常模研究。

第二节　改良绘人测试

绘人测试具有良好的重测信度和评分者间信度，可用于 3 岁及以上儿童，用时简短，且可进行群体测试，具有良好的可行性和测试效率（钱倩，1986）。

但是，我们在临床实践中发现，脑瘫患儿、特别是重度认知障碍的脑瘫患儿，常不能理解并完成原始的绘人测试。认知障碍较重的患儿在标准绘人测试中得分偏低，从而难以区分不同个体之间认知水平的差别和同一个体认知水平的变化，表现出明显的“地板效应”。

因此，我们开发了改良绘人测试方法。除具有原方法便于操作、用时简短的优点外，改良绘人测试还能够更好地评估重度认知障碍患儿的智力水平及其变化。改良绘人测试除包括原始绘人测试的内容外，还使用标准模板让患儿描绘。

一、改良绘人测试的测试模板

改良绘人测试包括一个标准化的人形测试图案。我们按照绘人测试满分的标准来制定出标准人形，作为测试模板。既往研究证实，与更为复杂、细致的评分法相比，绘人测试采用 Kaye 介绍的 28 分评分法应用方便，且不容易产生歧义。因此，我们采用这一评分法（Kaye R，1988）的满分标准来确定模板。

为保持测试的简便性，模板人形为一男性儿童外貌，而不是男性女性各一（图 8 - 1）。其身体各部分的长度、宽度比例按照《中国未成年人人体尺寸》（GBT 26158 - 2010）中 7 ~ 10 岁男性儿童身体比例标准确定。最后由专业美术人员完成图形绘制（张迪、郜蕊）。

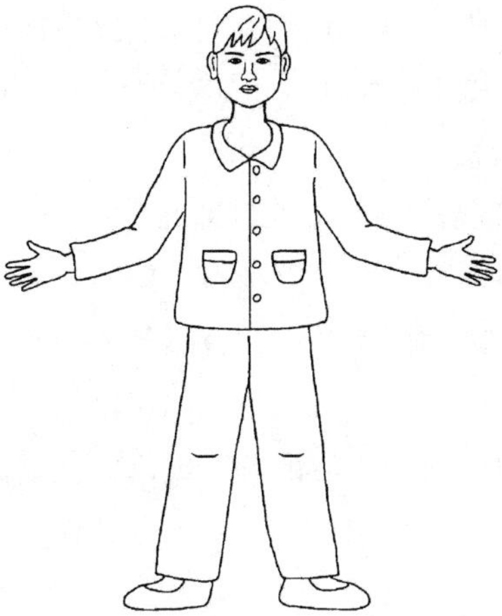

图 8-1 绘人测试模板

考虑到 28 分评分标准在细致程度上可能存在的欠缺，我们在绘制模板时也参考了邱绍春《中华画人测验》介绍的 50 分评分满分标准。因此，模板中也包含了 50 分标准满分的所有内容。

二、测试方法和流程

1. 测试方法简介

改良绘人测试包括三个测试步骤，依次为：

（1）给受试者一张纸、一支铅笔，要求其画一个普通的人，而不是画机器人或唱戏的人（绘人测试的原始方法）。

（2）然后，向患儿出示模板，取走模板后让患儿完成绘人（模板法①）。

（3）将模板一直展示给患儿，让患儿按照模板图形完成绘人（模板法②）。

最后，根据 Kaye 的 28 分评分法对画出的作品评分，并计算智龄和智商。

2. 测试指南

总体要求：安静环境，无他人干扰。给被测患儿一张 A4 纸，一支铅笔。鼓励其尝试，但不得有任何语言或手势动作的暗示。

指导语："画一个普通的人，从头画到脚，不要画机器人或唱戏的人，不要画漫画里的人，也不要用画漫画的方法来画。"

患儿完成后（或表示不能完成，或没有表示、但实际不能完成），取走 A4 纸，在纸上标记序号（1）。此为绘人测试的原始方法结果。

向患儿出示模板（打印在 A4 纸上），指导语："把这个图案画下来，要尽量画得一模一样。（指着纸张空白处）画在这片空白的地方”。然后取走模板，让患儿完成绘人。取走A4纸，在纸上标记序号（2）。此为绘人测试模板法①的结果。

再次出示模板，并将模板一直展示给患儿，让患儿按照模板图形完成绘人，指导语：“把这个图案画下来，要尽量画得一模一样。（指着纸张空白处）画在这片空白的地方”。完成绘人后在A4纸上标记序号（3）。此为绘人测试模板法②的结果。

完成绘人测试没有时间限制。但记录完成每一项测试的时间长度，能更全面地评估患儿的功能。

三、评分标准

头面部8分：①有头；②有眼；③有鼻；④显示有鼻孔；⑤有嘴；⑥嘴和鼻都是二维的，显示出双唇（二维：不能是一条线，而要既有长度也有宽度）；⑦显示出头发；⑧头发超出头部的轮廓（不透明或草草画出均可。若只画出前额部分的垂发，也计为得分）。

颈及躯干4分：①有颈部；②颈部的轮廓与头或躯干的轮廓相连或与二者均相连；③有躯干；④躯干的长度大于宽度。

四肢11分：①显示出手臂的关节——肘关节或肩关节，或者两者都有；②显示有肩；③有手臂；④有腿；⑤手臂和腿均连接于躯干；⑥腿和手臂都连接在躯干的正确部位；⑦显示出手指；⑧显示出正确的手指数；⑨手指是二维的（不能是一条线，而要既有长度也有宽度），手指长度大于宽度，各手指的扩展范围之和不能超过180°；⑩双手大拇指方向相对；⑪手与手指或手臂能明确区分开。

衣物装饰5分：①有衣服；②有两个衣服组件，且不透明；③衣服完全画出，显示出袖子和裤子，且不透明（即不应在袖子裤子内再画出手臂和腿）；④明确地显示出四个或更多的衣服组件；⑤服装完整，且风格一致（服装是指西装、军装等成套的服装，需要包括所画服装的帽子、裤子、袖子和鞋）。

上述内容以Kaye的28分评分法为基础，并参考了萧孝嵘和钱倩的中文翻译。为方便评分，调整了原评分项目的顺序。

四、估算智龄和智商

根据所得分数估算。

智龄（MA）=3+得分/4

智商（IQ）=（测得的智龄/实际年龄）×100%

五、改良绘人测试实例

与原始绘人测试相比，改良绘人测试中的模板法能够提高认知障碍患儿的测试分值。图8-2为一例脑瘫儿童的测试结果，a是按照指导语自发绘出的图形，b是使用模板法①完成的图形，图8-2c是使用模板法②完成的图形。三图得分依次为3分、20分、23分。

这一结果提示，原始绘人测试存在“地板效应”，即对认知障碍较重的患儿评分过低。这种地板效应导致原始绘人测试难以很好地区分重度认知障碍患儿的认知功能改善，也不容易区别这一类儿童之间认知功能的差别。改良绘人测试通过增加的模板法测试，改善了这一地板效应的缺陷，提高了对重度认知障碍儿童评估的敏感程度。

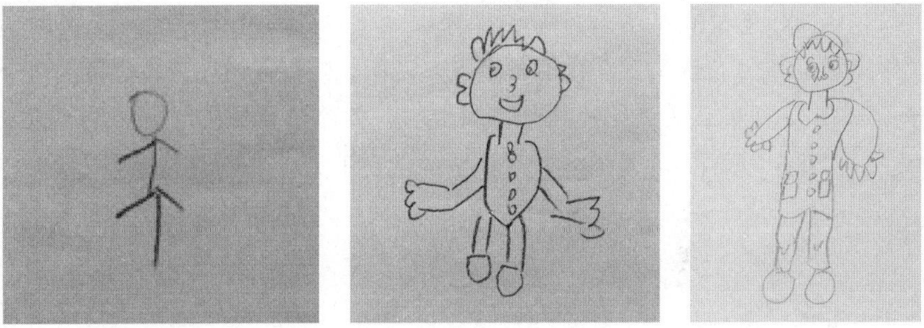

a　　　b　　　c

图8-2　患儿作品

第三节　应用范围及领域

绘人测试是美国儿科医生的临床必查项目（Kaye R，1988）。除能了解到儿童的智力年龄（mental age），这一测试方法还能考察视觉-运动和知觉功能以及情绪状态和人格特点。

绘人测试反映了儿童观察的精确性及儿童思维发展的成熟程度，Goodenough评价系统信度系数均高于0.90，与韦氏量表评分之间的相关系数在0.38～0.77之间，效度系数达到统计学上的显著水平（Harris，1963）。绘人测试所得智商与韦氏及斯坦福－比纳量表所得智商有较高相关性（Koppits，1968）。

绘人测试能够反映儿童的躯体功能及对躯体的认知（陈春琴，2015）。绘画作品中若存在躯体组合不良、头身比例失调、肢体缺如等，反映了儿童相应的躯体部位功能较差或者儿童对该部位的认知较差。

绘人测试与罗夏墨迹测验（Rorschach inkblot test）一样，都是经典的投射法测试。绘人测试在国外也多用于评估被测者的人格和儿童的情绪特征。1968 年 Koppitz 研发的绘人测试情绪指数，将 38 个情绪指标修订后分为 5 类，是目前仍然使用较多的指标体系之一（Koppitz，1968）。国内有学者在此基础上总结出了儿童绘人测试 30 项情绪指标。研究表明，行为异常儿童较正常儿童在绘人测试上反映出更多的情绪指标（黄鹭东等，1993）。

其他研究也证实，绘人测试的一些指标可以反映儿童情感行为问题，如自我认识不良、情绪不稳定、社交退缩、冲动及攻击等特征，可据此对绘人测试结果进行整体解释及分析（朱锦凤，2010）。

近年来，国外学者基于心理学原理提出一个包含有 5 个评分项目的评分体系，根据最后得分评价是否存在情绪障碍，这在一些相关研究中得以证实（张同延等，2007）。目前认为，绘人测验可以作为一种评估儿童情绪状态的辅助工具（郭起浩，2008），同时亦是治疗效果评估的重要工具。

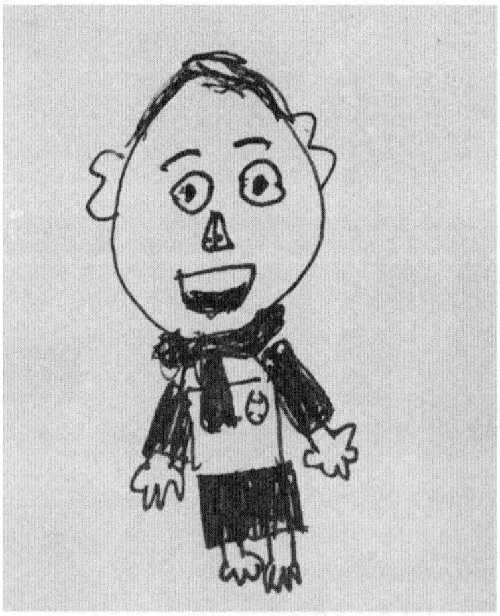

图 8－3　患儿作品

例如，图 8－3 作品对衣物和配饰具有一定的细致描绘，提示患儿的认知程度相对较好。眼睛较大，提示较敏感或较强的好奇心和警戒心。眉毛的描画提示性格开朗，适应性好。对嘴的强调提示具有情绪言语的攻击性，下嘴唇的涂黑提示可能存在对攻击冲动感到不安，具有内在的矛盾冲突，具有道德性焦虑。

图 8－4 作品中，将鼻子描绘成一个点，提示没有主见，对躯干的描述提示该患儿自我认知不良，面部表情提示该患儿性格较为温和。

图 8－5 是要求画一个人时，患儿自行创作出的作品。他之前可能接受过绘画方面的培训或指导。作品可能反映了家庭的矛盾和冲突；烟囱提示追求人际关系、家庭成员关系的温暖性。有很多窗户，提示渴望与他人沟通。曲折的路提示警惕性高，缺乏社交性、间接性交往。太阳提示需要温暖，云朵提示焦虑不安，小鸟象征自

由、活力和生命。对躯体的描述，提示其一定程度的智力低下，如将鼻子描述为三角形，肩膀的缺如，躯干和四肢的形状不完备等。

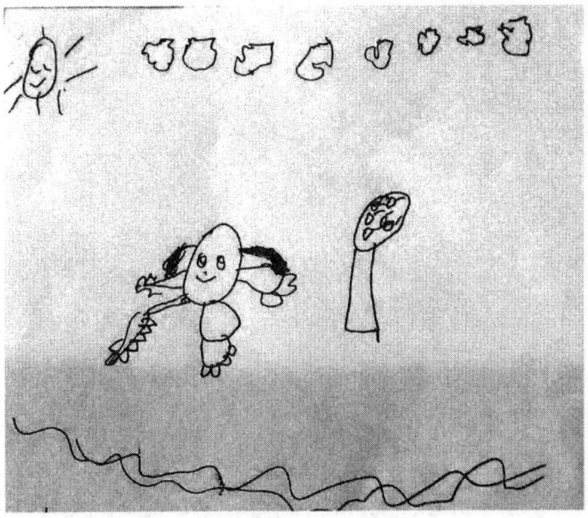

图 8－4　患儿作品

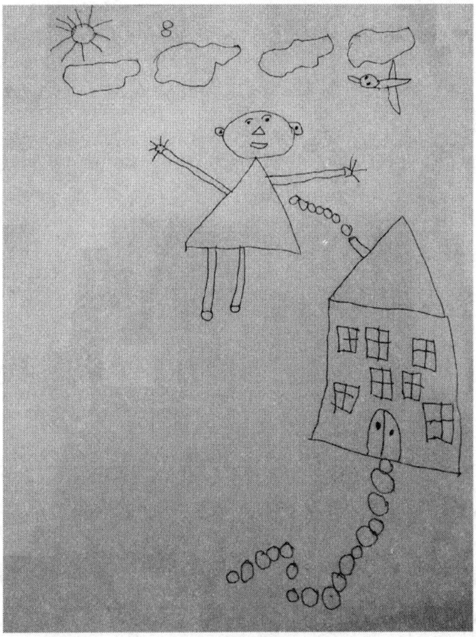

图 8－5　患儿作品

第四节　其他绘画测试

绘人测试以外，适合儿童发展特点的绘画投射测验，还包括房－树－人测验、画树测验、钟面画测验、班达完形测验以及动态家庭画测验等，从智力、人格、人际关系角度反映儿童的心理状态。这些测验有着各自不同的分析重点，画树测验可看作是另一种形式的绘人测验。

一、房－树－人测验

房－树－人测验（house－tree－person，H－T－P）开始于 Buck. J. N 的“画树测验”，后发展为统合型房－树－人人格测验。房－树－人测验包括四个任务，在实际操作时，前三个任务是请受试者用铅笔先后在三张白纸上画房子、树木和人，第四个任务是请受试者用铅笔在白纸上任意画一幅包括房子、树木、人物在内的画。

临床实践中发现，分三次绘出三张图形对受试者压力较大。尤其不适用于精力不足、情感淡漠、注意力不够集中的患者。于是将房、树、人三项合画于一张测试纸上，这样就形成统合型房－树－人测验，用包括红绿蓝黄等 8 种颜色在同一张纸上画出房、树、人（高宇翔，2012）。

所有的测试均没有规格及时间限制，由受试者独立完成，然后通过对绘画的形式和内容进行分析。分析内容包括但不限于有无心理创伤、情绪化倾向、逃避人际关系、防御、心理失衡等心理问题。绘画的过程和分析同时也是一种治疗，可以更好地了解其情绪冲突缘由，能够提高心理咨询的效果（潘润德，2008）。

在房－树－人测验中，房子引起的是关于家庭生活关系的联想，对于不同年龄及经历的人所代表的具体意义不尽相同，如对于儿童来讲，房子反映了他们家庭状况和他们与兄弟姐妹的关系，而对于结了婚的成年人，房子绘画则可能反映出他们与配偶的关系，其中，也会残存关于他们自己的童年和与父母关系的投射内容。屋顶是幻想世界的象征，涉及的是精神领域的内容，屋顶的大小反映了个体在幻想世界中投入的经历以及在幻想世界中得到满足的程度；屋子中间部分的墙面和房间的表达，象征着家庭的环境、家的容纳性、家庭与周围环境的关系以及个体在家庭中的心理能量，也表现着一个人对世界的心理防御性，房屋的地基部分则与家庭的稳固性和安全性相关（张同延，2007）。

树和人则反映了关于人格的核心部分。绘出的树反映了被试者相对较深的和较为不被意识到的自我感受，触及更为深层的人格内容。而绘出的人则更多的反映了受试者意识中的自我及其与环境的关系，包括心理上的和躯体上的自我，还表现着个体的理想，印证着自我的人格内容。

彩色绘画要求提供有八种颜色的画笔，包括：黑色、棕色、红色、橙色、黄色、蓝色、绿色、紫色。彩色绘画的任务提供了情感的投射渠道，更能反映个体的潜在人格、暴露受试者的心理状态；同时，个体的心理投射能够引起相对较少的防御反应。色彩的选择同样暗示出许多心理与行为特征，相对保守的颜色如黑色、棕色、蓝色，提示人格的压抑谨慎和人际关系的不确定感，而心理较为健康的个体更容易使用较为温暖的颜色，提示个体对自身情感的肯定。儿童绘画中，黄色是儿童在接触绘画的早期最喜欢选择的颜色，被用于更为自由的表达（陈侃，2008）。

二、画树测验

画树测验（draw－a－tree）也是投射法的具体操作方法之一。画树测验可以了解到被试者的心理健康状况、心理状态和个性心理特征，间接地了解被试者认知的完整性，情感的倾向性和个性特征。画树更容易表现一个人自我负面的感受，可以表现出比较原始和基本的层面。其中树枝的部分，代表人在现实环境中的表现，可以看出其生活行动模式（日常表现力）；树干象征生命的活力、有关冲动的表达、个体与环境之间的协调性以及人格的完整性，比如本能、爱欲及情感等。带着伤痕的树则提示个体的心理创伤的体验和不安。树根在人格方面的意义是与个体早期的生活经历有关，往往象征着平时隐而不见的潜意识，也可以由此看出其自制力，同时还表示个体与现实关系，对自己支配现实能力的一种认识。附属物代表着社会关系、象征性行为与状态，这一方法可与笔迹测验联合进行，使分析更具有客观性。

三、班达视觉 - 运动完形测验

班达视觉 - 运动完形测验（Bender visual - motor gestalt test，BVMGT）是目前最常用心理学测验之一，也是通过绘画来完成测试。该测验由班达依据格式塔心理学编制，用于3岁以上儿童及成人。由9张绘有不同图案的卡片组成。测试时，主试逐一出示卡片并要求受试者照原样画于空白纸上。评估人员对比受试者所画图形与样本图案，根据准确程度和所画图案的结构进行评分。测试一般在7～10分钟可完成。该测试不需要复杂的培训即可应用，使用简便，耗时简短，并且能提供大量有价值的临床信息。该测验很少导致受试者焦虑，能够有效地筛查出神经心理问题，也能用于评估人格、情绪。

四、画钟测验

画钟测验（clock drawing test，CDT）广泛应用于认知功能减退的筛查。此外，CDT也是各种成套认知检查的一部分，如七分钟神经认知筛查量表和蒙特利尔认知评估量表均包含画钟部分。画钟测验要求受试者在白纸上独立画一个钟表的表盘，把其放在正确的位置上，并用表针标出指定的位置。该检查方法看似简单，却需要很多认知过程的参与，如对测验的理解、计划性、视觉记忆和图形重建能力、视觉空间能力、运动和操作能力、数字记忆和排列能力、抽象思维能力、注意力、对挫折的耐受能力等。

该检查的评分方法有很多种，如四分法、六分法、七分法、十分法和二十分法等（Lezak MD，2004）。

四分法最为常用，也最简便，内容包括：画出闭锁的圆，1分；将数字放在正确的位置，1分；表盘上包括全部12个正确的数字，1分；将指针放在正确的位置，1 分。评分分级：0 ~1 分为重度认知障碍，2 分为中度，3 分为轻度。

上述各评分方法均局限于对结果的分析，但忽视了绘画过程的认知加工。有研究者编订了新的评分方法（30 分评分法），增加了绘画过程中的锚定策略（评分标准第 6 项：先锚定“12 -3 -6 -9”4 个关键点，每个点 1 分，共 4 分）；研究发现，锚定策略的丧失源于记忆缺损而非执行功能损害。反映钟面表现的是其余的 13 项共 26 分，研究发现，钟面表现的丧失主要反映视空间结构能力和执行功能的损害。钟面结果和锚定策略的分离现象，证实了画钟过程和结果两者在发生机制上的差异（郭起浩，2008）。

（张祖婷　魏鹏绪）

第九章　语言障碍的评估与治疗

脑性瘫痪的运动障碍常伴有感觉、知觉、认知、交流和行为障碍等。语言障碍是脑瘫儿童常见的并发障碍，国内报道其发生率约70%～75%，最高报道达95%，国外报道约50%。语言障碍在不同程度上阻碍患儿日常生活的语言交流，导致患儿生活自理能力下降，直接影响患儿的认知发育和学习、社会交往的能力，是脑瘫患儿致残的重要原因。现基于我们的临床实践，并参考倪晨曦(2006)、卢红云（2010)、陈建树（2011)、万萍（2012)、李胜利（2013)、王晓震（2013）等的论述，介绍如下。

第一节　语言障碍的原因和特点

一、脑瘫儿童语言障碍的原因

与语言有关的主要脑区为额、颞叶是言语表达和听觉理解区，基底节、岛叶及颞叶背侧皮质与构音计划的形成、听觉反馈及构音调节关系密切。脑瘫患儿由于围生期广泛性脑损伤，一方面直接损害语言脑区，另一方面常合并视觉、听觉等感觉系统异常、智能异常、口运动异常及行为异常等。这些出生时已存在的神经心理学问题使语言的输入、输出和中枢处理过程受损，限制了正常模式的语言发育，而家庭和社会对患儿的失望及不适当的补偿更促成语言障碍的发生。

（一）运动障碍

（1）脑瘫患儿活动领域狭小，加之语言表达不畅，使得语言环境受到制约，导致语言发育迟缓。

（2）脑损伤所致呼吸器官及发音器官的运动障碍和功能异常，导致构音障碍，影响言语清晰度及流畅度，引起语言障碍。

（3）脑瘫患儿口腔中残存的原始反射，如觅食反射、吸吮反射、咬合反射等，阻碍了摄食功能的正常发育，进而影响语言能力的发育。

（二）感觉异常

1. 听觉及听力障碍

脑瘫儿童的听觉障碍率很高，并以手足徐动型为多见，大部分伴有高音区感音性听力障碍。因听觉异常导致语言输入过程受阻，从而影响语言输出。临床上可表现为听力低下、吐字不清等。

2. 视觉及视力障碍

脑瘫患儿可伴有视力及视觉障碍。如多重性障碍的脑瘫患儿由于视觉中枢的损害，而存在不同程度的皮质盲、偏盲和视觉通路损伤，痉挛型脑瘫伴有斜视，失调型脑瘫常见眼震，脑瘫伴有非屈光不正视力受损等。这些视力及视觉障碍妨碍了感知觉的发育，影响了平衡能力、运动、手眼协调性。

（三）智能异常

脑瘫患儿可伴有不同程度的智力障碍，导致对语言的理解及表达能力低下。这部分患儿还常伴有注意力不集中、多动、语言交流意欲差，阻碍语言发育。

（四）行为异常

脑瘫患儿常伴有注意力不集中、多动、兴趣低下等行为异常,引起语言学习障碍。

二、脑瘫儿童语言障碍的特点

脑瘫儿童语言障碍的主要临床表现为运动性构音障碍、语言发育迟缓。

（一）构音障碍

是指由于构音器官的运动异常或协调运动障碍而导致在发出有意义言语的过程中出现的构音不清和声韵调异常等现象，从而影响言语的可懂度。运动性构音障碍可分为以下几种。

1. 痉挛型构音障碍

主要见于痉挛型脑瘫。语言特征为说话缓慢费力，字音不清，鼻音较重，缺乏音量控制，语音语调异常，舌交替运动减退，说话时舌、唇运动差，软腭抬高能力减退。

2. 运动失调型构音障碍

主要见于失调型脑瘫。语音特征为发音不清、含糊、不规则，重音过度或均等，语音语调差，字音常突然发出，声调高低不一，间隔停顿不当。言语特征为语言速度减慢，说话时舌运动差。

3. 运动障碍型构音障碍

主要见于手足徐动型脑瘫。特征为发音低平、单调，有颤音及第一字音的重复性口吃，语音语调差，语速快，音量控制差，音量小，发声时间缩短，舌抬高差，说话时舌运动不恰当、流涎，类似运动失调型构音障碍的部分表现。

4. 混合型构音障碍

主要见于混合型脑瘫，其表现因病变部位不同而不同。

（二）语言发育迟缓

是指语言发育期的儿童因各种原因所致在预期的时期内，不能够像正常儿童一样用语言符号进行语言理解与表达，与他人的日常语言交流也不能像正常儿童一样进行，这主要是由于中枢神经系统受损、发育不全或功能失调而造成在语言理解或表达方面的障碍。其理解和表达能力均低下，理解能力比表达要好，但对词语的内涵理解很困难。脑瘫儿童语言发育迟缓主要表现在发展的起点迟，发展的速度慢，达到的水平低。脑瘫患儿语言发育取决于他们的智能发育水平。语言障碍程度与运动丧失能力有直接关系，语言发育迟滞与智能高低成正比。

第二节　评　估

一、语言发育迟缓的评估

国内外较通用的评价方法有皮博迪图片词汇检测法，简称 PPVT。操作比较简单可行，在进行筛选检查时会有较大用处，此法引进的时间较长，在国内应用得比较普遍，适用于2.5～18岁。但一般情况下 PPVT 只考虑到词汇的理解，对儿童语言发育的水平很难做出系统完整的评估。WISC－R（韦氏学龄儿童智力检查修订版）美国1963年制定，中国1982年引进，由总量表可以查出该儿童的离差智商，全面掌握儿童的智力发展情况，适应年龄为6～16岁。WPPSI（韦氏学龄前儿童智力量表）美国1963年制定，中国1980年开始引进，该测验也是分成语言与操作测试两部分。每部分分成若干个分测验。结果也用离差智商表示，同时评价儿童整体智力发育情况，适用年龄为4～6.5岁。

目前国内应用较广的是 CRRC 版语言发育迟缓检查法。主要从正常儿童语言发育的特征出发，将正常儿童的语言发育分成若干阶段，每个阶段都对应着儿童的实际年龄水平。选择有代表性的内容，以理解和表达为主，结合交流能力和操作能力制成标准检查表。语言发育检查法在日本最初是 1981 年开始使用的，是依据符号形式与指示内容关系，由日本国立康复中心小寺富子等制作而成，由中国康复研究中心李胜利等从 1990 年开始引进并使用至 1993 年重新修订试用。他们依据日本的测量法，按照中国儿童语言发育的规律及中国汉语的语言体系，制作成 CRRC 版 S－S 检查法（以下简称 S－S 法）。

S－S 法原则上适用于 1.5～6.5 岁的儿童。有些儿童的年龄已超出此年龄段，但其语言发展的现状如不超出此年龄段水平也可应用。语言发育迟缓儿童评估时，应采集相关病史（现病史、既往史、康复治疗史等），并进行常规听力检查，以排除听力障碍。然后重点进行语言水平的评定，以发现和确定儿童是否存在语言发育迟缓，如果有，判断属于哪种类型，儿童的语言处于哪一阶段，对儿童进行系统的语言水平的评定能为制订康复治疗计划提供依据，定期进行语言评定还能进行疗效评估、调整，为进一步制订康复治疗计划提供依据。

（一）S－S 语言发育迟缓评价法

检查内容包括符号形式与指示内容关系、基础性过程、交流态度三个方面，并以符号形式与指示内容的关系评价为核心，将比较标准分为 5 个阶段。评定时将评价结果与正常儿童年龄水平相比较，即可发现儿童是否存在语言发育迟缓（表 9－1）。

表 9－1　符号形式与指示内容关系阶段及正常通过的年龄

阶段	内容	可通过的年龄段
第 1 阶段	对事物、事态理解困难	
第 2 阶段	事物的基础概念	
2－1	事物功能性操作	
2－2	匹配	
2－3	选择	
第 3 阶段	事物的符号	
3－1	手势符号（相关符号）	
3－2	言语符号	1.5～
	幼儿语（相关符号）	
	成人语（任意性符号）	
第 4 阶段	词句，主要句子成分	
4－1	两词句	2.0～
4－2	三词句	2.5～
第 5 阶段	词句语法规则	
5－1	语序	3.5～
5－2	被动语态	5～6.5 岁

1. 阶段1　事物、事物状态理解困难阶段

此阶段对事物、事物状态的概念尚未形成，对外界的认知处于未分化阶段。此阶段儿童对物品的抓握、舔咬、摇动、敲打一般无目的性，例如，拿起铅笔不能书写而放到嘴里舔咬。该阶段儿童常出现身体左右摇晃、摇摆、旋转等，正在干什么突然停住，拍手或将唾液抹到地上、手上等反复自我刺激行为。

2. 阶段2　事物的基本概念阶段

此阶段儿童能够根据常用物品的用途大致进行操作，能够理解事物的状态并概念化。它包括从初级水平到高级水平的三个阶段，即阶段2－1：事物功能性操作；阶段2－2：匹配；阶段2－3：选择。

（1）阶段2－1 事物功能性操作：此阶段儿童能够对事物进行功能性操作，例如：拿起电话，将话筒放到耳朵上或拨电话号码等基本操作；在生活中，穿鞋、戴帽等基本自理。检查分三项进行，即事物、配对事物及镶嵌板。

（2）阶段2－2 匹配：在日常生活中不难判断是否有“匹配行为”，如果能将2个以上物品放到合适的位置，可以说“匹配行为”成立。例如将书放到书架上（书箱里），将积木放到玩具箱里。

（3）阶段2－3 选择：当他人出示某种物品或示范项时，儿童能在几个选择项中将出示物或与示范项有关的物品选择出来。

3. 阶段3　事物的符号阶段

符号形式与指示内容关系在此阶段开始分化。语言符号大致分为两个阶段，即手势语阶段以及幼儿语、成人语阶段。手势语与幼儿语并不是同一层次的符号体系。手势符号为视觉运动回路，而幼儿语用的是听力语言回路，因为听力言语回路比视觉运动回路更难，所以将此分为阶段3－1（手势符号）及阶段3－2（言语符号）

（1）阶段3－1 手势符号：开始学习用手势符号来理解与表现事物，可以通过他人的手势开始理解意思，还可以用手势向他人表示要求等。

（2）阶段3－2 言语符号：是将言语符号和事物相联系的阶段。包括三种情况：①能用三种符号表达，如“剪刀”，用手指伸开做剪刀剪物状（手势语）；手势语同时伴“咔嚓、咔嚓”声（幼儿语）；“剪刀”一词（成人语）。②无幼儿语，只能用手势语和成人语表达。③只能用幼儿语及成人语表达。④仅能用成人语表达。阶段3－2的检查共选食物、动物、交通工具和生活用品方面名词16个种类、身体部位6个种类、动词5个种类、表示属性的2个种类。

4. 阶段 4　词句、主要句子成分

本阶段能将某事物、事态用 2～3 个词组成句子，此阶段又按两词句和三词句分成两个阶段。

（1）阶段 4－1 两词句：开始学习用 2 个词组合起来表达事物、事态的阶段。儿童在此阶段能够理解或表达的两词句各种各样，在本检查法中仅举了四种形式，即属性（大、小）＋事物、属性（颜色）＋事物、主语＋宾语、谓语＋宾语。

（2）阶段 4－2 三词句：此阶段与阶段 4－1 相同，在此限定两种形式，即属性（大小）＋属性（颜色）＋事物，例如“大红帽子、小黄鞋”等；主语＋谓语＋宾语，例如“妈妈吃苹果”。阶段 4 的句型是非可逆句，主语与宾语不能颠倒，例如“妈妈吃苹果”，不能为“苹果吃妈妈”。

5. 阶段 5　词句、语法规则

能够理解三词句表达的事态，但是与阶段 4－2 三词句不同的是所表现的情况为可逆。5－1 阶段为主语动态，如“乌龟追小鸡”，5－2 阶段为被动语态，此阶段中要求能理解事情与语法规则的关系，如“小鸡被乌龟追”等。

（二）评定结果分析

检查结束后，要对检查结果与各种信息如磁共振、CT 结果进行综合评定、诊断。

1. 评定总结

将 S－S 法检查结果显示的阶段与实际年龄语言水平阶段进行比较，如低于相应阶段，可诊断为语言发育迟缓（表 9－2～表 9－4）。

表 9－2　符号形式与指示内容及发育年龄的关系

<table>
<tr><th>发育年龄</th><th colspan="4">符号形式与指示内容的阶段</th></tr>
<tr><td>5.0～6.5</td><td rowspan="2">语法规则</td><td>5－2</td><td colspan="2">被动语态</td></tr>
<tr><td>3.6～4.11</td><td>5－1</td><td colspan="2">词序</td></tr>
<tr><td>2.6～3.5</td><td rowspan="2">词句</td><td>4－2</td><td colspan="2">三词句</td></tr>
<tr><td>2.0～2.5</td><td>4－1</td><td colspan="2">两词句</td></tr>
<tr><td>2.9～3.0</td><td rowspan="6">事物的符号</td><td rowspan="4">3－2</td><td rowspan="4">词汇</td><td>颜色</td></tr>
<tr><td rowspan="2">2.0～2.5</td><td>大小</td></tr>
<tr><td>动词 3/5（＋）</td></tr>
<tr><td>1.6～1.8</td><td>身体部位 4/6（＋）</td></tr>
<tr><td>1.9～1.11</td><td rowspan="2">3－2</td><td rowspan="2">事物名称</td><td>8/16↑（＋）</td></tr>
<tr><td>1.6～1.8</td><td>3/16↑（＋）</td></tr>
</table>

表 9－3　实际年龄表达参考表

实际年龄	检查内容及通过标准
3.0～3.6	日常生活方面的问答题；（渴了怎么办？饿了怎么办？冷了怎么办？）2/3↑（＋）
2.6～2.11	名词表达（图片）　13/16↑（＋）
2.0～2.5	名词表达（图片）8/16↑（＋）
1.9～1.11	名词表达（图片）3/16↑（＋）
1.6～1.9	看图能说出 3 个有意义的单词
1.4～1.6	看图能说出 1 个有意义的单词
1.0～1.4	日常生活中能说出 2～3 个单词

表 9－4　实际年龄操作性课题发育检查参考标准

实际年龄	图形辨别	积木	描线
6.0～6.5			◇
4.6～4.11			△
3.6～4.0			□
2.6～2.11	10 种图形　10/10（＋）	隧道	＋ ○
2.0～2.5	10 种图形　7/10（＋）		－
1.9～1.11	6 种镶嵌板　4/6（＋）	排列	
1.6～1.8	3 种镶嵌板　3/3（＋）		
1.0～1.5	3 种镶嵌板　1/3（＋）	叠起	

2. 分类诊断

分类诊断的适应年龄为 3～7 岁，能够评价语言发育迟缓有无及程度、符号形式与指示内容关系阶段、交流态度等。

（1）按交流态度分类分为两群，即Ⅰ群，交流态度良好，Ⅱ群，交流态度不良。

（2）按言语符号与指示内容的关系分群：分为 A、B、C 三个主群。

①A 群：言语符号尚未掌握，包括阶段 1、阶段 2、阶段 3－1，即阶段 3－2 言语符号尚未达到，不能理解口语中的名称。

亚群如下。A 群 a：操作性课题与符号形式与指示内容的相关检查均落后于实际年龄，即操作性课题 = 言语符号（全面迟缓）；A 群 b：操作性课题 > 言语符号。

②B 群：言语表达困难，无亚群。条件：①发育年龄 4 岁以上；②词句理解在 4 - 1 阶段以上；③表达方面极差，可以差到没有嗓音；④言语模仿不可，或有波动性；⑤上述② ~ ④的状态，持续 1 年以上且固定；⑥无明显的运动功能障碍。

③C 群：语言发育落后于实际年龄，言语符号与指示内容相关检查在 3 - 2 阶段以上。亚群如下。C 群 a：操作性课题和言语符号与指示内容相关的理解和表达全面落后，操作性课题 = 言语符号的理解 = 表达。C 群 b：操作性课题好于言语符号与指示内容的相关情况。操作性课题 > 言语符号的理解 = 表达。C 群 c：言语符号的理解好于表达，操作性课题检查基本与言语符号理解相当。操作性课题 = 言语符号的理解 > 表达。C 群 d：言语符号表达尚可，但理解不好。

二、构音障碍的评估

目前国内用于构音障碍的构音检查有《河北省人民医院构音障碍评定法》《中国康复研究中心构音障碍评价法》等。以下介绍的是《华东师范大学构音障碍评定法》，包括口部运动功能评定和构音语音能力评定两部分，前者对下颌、唇、舌的运动功能进行主观分级评定，后者主要对汉语音位的习得进行主观听感知评估，为构音障碍的诊断和治疗提供科学依据。

（一）口部运动功能评定

1. 主观评估

口部运动功能的主观评估主要评价下颌、唇、舌在自然状态下、模仿口部运动状态下的感知觉、肌力及运动功能（运动速度、运动幅度和运动控制能力）是否正确，并判断异常的类型及成因。根据障碍程度的不同，每个评估项目部分都分为由重到轻的 5 级。

（1）下颌：在自然状态下，观察患者下颌的结构、位置，观察其口腔开合度，以此来判断颞颌关节的紧张程度、咬肌的肌张力、下颌控制能力等；在模仿口部运动状态下，需评定 8 个项目，包括咬肌肌力以及下颌向下、向上、向左、向右、前伸、上下连续和左右连续运动（表 9 - 5）。

表 9-5 下颌口部运动功能评估分级标准

评估项目	指导语	0级	1级	2级	3级	4级
下颌在自然放松状态下的形态及位置	静观1分钟	全开位或上下牙紧密接触，不会动	处于全开位或上下牙紧密接触，偶能瞬间向上或向下运动	下颌处于半开位，但下颌在水平位上左右歪斜，或前突，或后缩	下颌处于水平正中，上下牙无接触，有楔形缝隙，但不能保存3秒	下颌处于姿势位，水平正中，上下牙无接触，有楔形缝隙，能保存3秒
咬肌肌力	治疗师示范："咬紧牙关，让咬肌凸起来，坚持到我数3下"	无反应	有意识地做，但无法做到，用眼睛、头或肩代替	仅能咬住单侧，或咬时无力	能紧紧咬住，但不能保持3秒	能紧紧咬住，并保持3秒
下颌向下运动	治疗师示范："嘴巴尽可能张大，坚持到我数3下"	无反应	有意识做，但无法做到，用眼睛、头或肩代替	下颌不能完全打开，伴有向左或向右歪斜	下颌能充分打开，但不能保持3秒	下颌轻松充分打开，并能保持3秒
下颌向上运动	治疗师示范："闭紧下颌，坚持到我数3下"	无反应	有意识做，但无法做到，用眼睛、头或肩代替	下颌不能完全闭合，有急动，或伴有向左或向右歪斜	下颌能充分紧闭，但不能保持3秒	下颌轻松充分紧闭，并能保持3秒
下颌向左运动	治疗师示范："下颌向左运动，坚持到我数3下"	无反应	有意识做，但无法做到，用眼睛、头或肩代替	下颌能向左侧运动，但运动幅度小或无力	下颌能充分向左运动，但不能保持3秒	下颌轻松充分向左运动，并能保持3秒
下颌向右运动	治疗师示范："下颌向右运动，坚持到我数3下"	无反应	有意识做，但无法做到，用眼睛、头或肩代替	下颌能向右侧运动，但运动幅度小或无力	下颌能充分向右运动，但不能保持3秒	下颌轻松充分向右运动，并能保持3秒
下颌前伸运动	治疗师示范："下颌向前运动，坚持到我数3下"	无反应	有意识做，但无法做到，用眼睛、头或肩代替	下颌能向前侧运动，但运动幅度小或无力	下颌能充分向前运动，但不能保持3秒	下颌轻松充分向前运动，并能保持3秒
下颌上下连续运动	治疗师示范："连续打开和闭合下颌，重复3次"	无反应	有意识做，但无法做到，用眼睛、头或肩代替	只能做向上或向下运动，不能连续做3次	能连续上下运动3次，但运动不充分，缺乏力度	下颌轻松充分连续打开，并能保持3次

续表

评估项目	指导语	0级	1级	2级	3级	4级
下颌左右连续运动	治疗师示范："下颌连续向左向右运动，重复3次"	无反应	有意识地做，但无法做到，用眼睛、头或肩代替	只能连续向一侧运动，或不能连续做3次，或用唇运动代替	能连续左右运动3次，但运动不充分，缺乏力度	下颌轻松充分连续左右运动3秒

（2）唇：在自然状态下，观察患者唇的结构、位置和形状，并判断唇和面部的肌张力情况以及唇的运动控制能力；在模仿口部运动状态下，需评定6个项目，包括唇面部肌力、展唇、圆唇、唇闭合、唇展交替及唇齿接触运动（表9－6）。

表9－6　唇口部运动功能评估分级标准

评估项目	指导语	0级	1级	2级	3级	4级
唇在自然状态时的形态	放松状态下静观1分钟	双唇严重不对称，位置几乎不变化	上唇回缩严重或下唇回缩严重，上唇或下唇在放松状态时有抖动，但患者不知复位	上唇或下唇在放松状态时有轻微的抖动，但患者偶尔试图复位；或双唇不对称	上唇轻微回缩或下唇轻微回缩，或轻微不对称，不易观察	唇自然地处于水平正中位，左右对称，微微闭合
流涎		无法控制	身体前倾或分散注意力时流涎，有控制意识，但不能	嘴唇流涎，略微能控制	嘴角偶有潮湿，喝水或咀嚼时轻微流涎	没有流涎
唇面部肌力	"让我摸摸你的脸，你给我做个鬼脸好吗？"	拒绝收	脸颊摸上去又紧又硬，或长期保持笑的样子，或肌肉摸上去紧，做鬼脸时困难，或很松软，无弹性	脸颊肌肉较放松或较硬，做鬼脸时较容易。	脸颊摸上去有弹性，上唇或下唇有轻微回缩	脸颊摸上去有弹性，肌力是正常的

续表

评估项目	指导语	0级	1级	2级	3级	4级
展唇运动	“跟我做笑的动作，把牙齿都露出来，坚持到我数3下。”	无反应	努力向外展但不能，用眼睛、头或肩代替或辅助	双唇外展时需努力，嘴角不能上提；或外展幅度小；或外展时僵硬或无力	双唇能充分咧开笑，但不能持续3秒	双唇轻松充分地外展并上提，咧嘴笑，并保持3秒
圆唇运动	“跟我做圆唇的动作，坚持到我数3下。”	无反应	努力圆唇却不能，用眼睛、头或肩代替或辅助	双唇圆唇时需努力，圆唇幅度小，或圆唇时僵硬或无力	双唇能充分紧紧地圆起来，不能持续3秒	双唇轻松紧紧地圆起来，并保持3秒
唇闭合运动	“用双唇把压舌板夹住，坚持到我数3秒。”	无反应	能做闭唇动作，努力夹但夹不住压舌板，用牙齿咬	双唇紧闭时需努力，能夹住1秒就掉下来	双唇紧紧夹住压舌板，不能保持3秒	双唇紧紧夹住压舌板，并保持3秒
圆展交替运动	“跟我做笑的动作，在做圆唇动作，连续3次。”	无反应	努力做圆唇或展唇动作，但无法完成，用眼睛、头或肩代替或辅助	只能做一项；双唇连续做圆展交替运动，但运动幅度小，速度慢或无力，或不能按序做3次	双唇可以连续做圆展交替运动，但不能连续做3次	双唇轻松充分地做圆展交替运动，连续做3次
接触运动	“跟我做笑的动作，再做圆唇的动作，连续3次。”	无反应	努力做唇齿接触动作，但无法完成，用眼睛、头或肩代替或辅助	上齿不能咬住下唇内侧，但能咬住下唇	上齿可以接触下唇内侧，但不能保持3秒	上齿能轻松自如地接触到下唇内侧，并保持3秒

（3）舌：在自然状态下，观察患者舌的结构、位置和形状，并判断舌的肌张力及舌的控制能力情况；在模仿口部运动状态下需评定多个项目，包括舌肌肌力、舌尖前伸、下舔颌、上舔唇、上舔齿龈，左、右舔嘴角，上舔硬腭，舌尖前后、左右、上下交替运动，马蹄形上抬，舌两侧缘、舌前部、舌后部上抬运动等（表9－7）。

表9－7　舌口部运动功能评估分级

评估项目	指导语	0级	1级	2级	3级	4级
舌的形态和位置	微张嘴，静观1分钟，如张嘴困难，可用压舌板辅助	舌瘫软无力伸出舌外或瘫痪无力充满整个口腔；或舌体挛缩成球状后缩下陷到咽部	舌体偏离明显或舌一直在抖动，舌沿中线隆起，舌两侧松软	舌伴有不随意运动或舌尖回缩，舌叶隆起，但舌中后部还未挛缩	舌成碗状，偶尔伴有不随意运动或微小的偏离	舌能保持静止不动，呈碗状
舌尖前伸	治疗师示范："将舌尖前伸，坚持到我数3下。"	无反应	舌尖努力伸未成，用、头、眼、下巴或肩膀运动来代替或辅助	舌能独立伸出，但舌尖回缩，能将舌体变成束状，但看起来有点松软或呈球状	舌尖能充分向前伸，但不能保持3秒，出现轻微抖动或偏离	舌尖能独立充分向前伸，并保持3秒
舌尖下舔下颌	治疗师示范："舌尖向下舔下颌，坚持到我数3下。"	无反应	舌尖试图伸出口外，但未成功，用头、眼、下巴或肩膀运动来代替	舌尖能向下舔到唇下缘，但舌尖回缩呈"W"型，能将舌体变成束状，但有点松软或呈球状	舌尖和两侧能下舔到下颌中部，但不能保持3秒，出现抖动或偏离	舌尖和两侧能独立充分下舔到下颌中部，呈尖状，并保持3秒

续表

评估项目	指导语	0级	1级	2级	3级	4级
舌尖上舔上唇	治疗师示范："舌尖向上舔上唇，坚持到我数3下。"	无反应	舌尖试图伸出口外，但未成功，用头、眼、下巴或肩膀运动来代替	舌尖能向上舔到唇边缘，但舌尖回缩，能将舌体变成束状，但看起来有点松软或呈球状	舌尖能充分向上舔到唇中部，呈尖状，但不能保持3秒	舌尖能独立充分向上舔到唇中部，呈尖状，并保持3秒
舌尖上舔齿龈	治疗师示范："舌尖向上舔齿龈，坚持到我数3下。"	无反应	舌尖试图向上舔，但未成功，用头、眼、下巴或肩膀运动来代替	用舌叶代替舌尖向上舔到齿龈，或舌尖卷在牙齿下，舌尖无力或抖动	舌尖能上舔齿龈，但不能保持3秒	舌尖能轻松上舔齿龈，并保持3秒
舌尖左舔嘴角	治疗师示范："舌尖用力向左舔嘴角，并保持3秒。"	无反应	舌尖试图去舔，但未成功，用头、眼、下巴或肩膀运动来代替	舌尖回缩无力，用舌叶代替舌尖向左舔嘴角，能将舌体变成束状，有点抖动，松软	舌尖能充分向左舔到嘴角，但不能保持3秒	舌尖能够充分向左舔到嘴角，并保持3秒
舌尖右舔嘴角	治疗师示范："舌尖用力向右舔嘴角，并保持3秒。"	无反应	舌尖试图去舔，但未成功，用头、眼、下巴或肩膀运动来代替	舌尖回缩无力，用舌叶代替舌尖向右舔嘴角，能将舌体变成束状，有点抖动，松软	舌尖能向右舔到嘴角，但不能保持3秒	舌尖能充分向右舔到右嘴角，并保持3秒

续表

评估项目	指导语	0级	1级	2级	3级	4级
舌尖上舔硬腭	治疗师示范：“舌尖从上齿龈正中位向后沿硬腭中线扫到软硬腭交界处。”	无反应	舌尖试图去舔，但未成功，用头、眼、下巴或肩膀运动来代替	舌尖能抵到齿龈，但不会从前向后运动；舌尖回缩无力，用舌叶代替舌尖去做，或舌尖从后向前做上述运动	舌尖可以做该动作，但运动慢，力量稍差，有轻微抖动	舌尖能轻松自如地从上齿龈扫到软硬腭交界处
舌尖前后交替运动	治疗师示范：“舌尖前后交替运动，来回3次。”	无反应	舌太僵硬不能伸出口外，或舌瘫在口外不能将其缩进口内，或由头、肩膀来代替其交替运动	舌尖回缩或无力，用舌叶代替舌尖做前后交替运动，运动不规则，无节律，速度缓慢	舌尖能完成这种交替模式，但不能持续3次，运动慢，力量稍差，有轻微抖动	舌尖能轻松自如地伸出口外又缩进口内，来回交替3次
舌尖左右交替运动	治疗师示范：“舌尖左右交替运动，来回3次。”	无反应	舌尖试图去做，但根本不会做侧向运动，用头、眼、下巴或肩膀运动来代替	舌尖回缩或无力，用舌叶代替舌尖做左右交替运动，运动不规则，无节律	舌尖能完成这种交替模式，但不能持续3次，运动慢，力量稍差，有轻微抖动	舌尖能轻松自如地左右交替运动3次
舌尖上下交替运动	治疗师示范：“舌尖上下交替运动，来回3次。”	无反应	舌尖试图去做，但根本不会做侧向运动，用头、眼、下巴或肩膀运动来代替	舌尖回缩或无力，用舌叶代替舌尖做上下交替运动，运动不规则，无节律，速度缓慢	舌尖能完成这种交替模式，但不能持续3次，运动慢，力量稍差，有轻微抖动	舌尖能轻松自如地舔到上下齿龈中位，并交替运动3次

续表

评估项目	指导语	0级	1级	2级	3级	4级
马蹄形上抬模式	治疗师示范：治疗师用压舌板沿中线刺激患者舌前1/3，观察患者的反应	无反应	舌主动意识有，舌瘫软，压下没反应	舌尖与舌叶未分离，多次刺激后舌两侧缘上抬，仅舌尖上抬或仅舌两侧缘上抬，马蹄形模式未形成	多次给予刺激才出现舌碗反射，马蹄形模式才形成	只要给予刺激就立即出现舌碗反射，马蹄形模式形成
舌两侧缘上抬模式	治疗师示范：“嘴张开，舌两侧缘上抬，紧贴在上牙齿上。”	无反应	舌努力做了，但舌两侧缘不能做到与上牙接触	努力做了，但舌尖只能与上齿接触，两侧缘不能与上齿接触，或借助外力能短暂接触	舌两侧缘可以与上齿接触，但保持时间短暂，只有1秒	嘴张开，舌两侧缘能轻松与上齿紧密接触，并保持3秒
舌前部上抬模式	治疗师示范：“舌前部向上抬起，与硬腭接触。”	无反应	舌前部努力上抬，但不能，用头、眼、下巴或肩膀运动代替	舌前部不能完全自主上抬，必须借助外力辅助	舌前部可以上抬，但持续时间只有1秒	舌前部轻松上抬，并能持续3秒
舌后部上抬模式	治疗师示范：“舌后部向上抬起，与软腭接触。”	无反应	舌后部努力上抬，但不能，用头、眼、下巴或肩膀运动代替	舌后部不能完全自主上抬，必须借助外力辅助	舌后部可以上抬，但持续时间只有1秒	舌后部轻松上抬，并能持续3秒
舌肌肌力检查	治疗师示范：“将舌尖伸出来，我用力向里顶，你用力向外顶。”	无反应	舌瘫软无力或挛缩，需要伸进口内进行检测，有意识做抵抗运动，但不能，用头、眼、下巴或肩膀运动代替	舌能伸出口外，舌尖与舌叶未分离，用舌叶向外顶压舌板，但肌力弱，很容易将舌顶进口内，持续时间短暂，不到1秒	舌能伸出口外，能努力向外用力抵抗，并能随着外力大小的变化而变化，但相持不到3秒	舌能根据外力随意调整肌力抵抗，相持时间保持3秒

（二）构音语音能力评定

构音语音能力评定主要考虑患者音位的构音情况，采用黄昭鸣等研发的《构音语音能力评估表》进行。该词表包括50个单音节词，考查了汉语的18项音位对比、36个最小音位对的习得情况（表9－8）。

表9－8　构音语音能力评估词表

序号	靶音	序号	靶音	序号	靶音	序号	靶音	序号	靶音	序号	靶音
S1	Zh 桌	8	l 鹿	17	sh 书	26	k 哭	35	ing 星	44	ü 雨
S2	iang 象	9	g 高	18	r 肉	27	k 壳	36	uan 船	45	i 椅
1	b 包	10	k 铐	19	z 紫	28	zh 纸	37	uang 床	46	i 鼻
2	p 抛	11	h 河	20	c 粗	29	sh 室	38	a 拔	47	wā 蛙
3	m 猫	12	j 鸡	21	s 四	30	z 自	39	e 鹅	48	wá 娃
4	f 飞	13	q 七	22	b 杯	31	c 刺	40	i 一	49	wǎ 瓦
5	d 刀	14	x 吸	23	p 泡	32	an 蓝	41	ia 家	50	wà 袜
6	t 套	15	zh 猪	24	d 稻	33	ang 狼	42	iao 浇		
7	n 闹	16	ch 出	25	g 菇	34	in 心	43	u 乌		

测试时，诱导患者发出目标语音，然后通过听觉感知来判断患者构音的正误，包括：正确“√”、歪曲“×”、遗漏“—”、替代四种情况。由此获得患者声母、韵母音位的习得情况，声母、韵母音位对比和构音清晰度得分。

（三）仪器检测

（1）发声空气力学检测：常用于检测嗓音障碍和运动性构音障碍的发声功能，指标主要有最长发声时间、音调、音量、平均气流率。

（2）鼻流量检测。

（3）多维嗓音发声系统。

第三节　康复治疗

语言训练是脑瘫康复的重要组成部分。根据评价结果制订训练计划，对患儿进行综合性系统训练，使脑瘫儿童语言障碍的各个层面都能得到改善与提高。

脑瘫儿童的语言治疗主要包括语言发育迟缓的治疗和构音障碍的治疗。

脑瘫儿童在语言训练的同时，还要加强认知训练和社会适应性训练，语言训练是长期而艰苦的，治疗师和家长要有极大的耐心和毅力，通过评价—训练—评价的科学方式，将一对一训练、小组训练、集体训练、家庭训练灵活地运用起来，寓教于乐，充分调动患儿的学习积极性，提高其主动参与性，这样才能尽早地使患儿获得和提高语言交流能力，为将来步入社会并被社会所接纳打下良好的基础。

一、语言发育迟缓的治疗

（一）语言训练的条件和基本要求

1. 场所

最好在有隔音和吸音的语言训练室进行，训练室的房间尽量大些，这样可以给较小年龄和多动的儿童较大的活动空间，地上可以铺上地毯，因有时训练要在地毯上进行，训练室内要尽量避免视觉上的干扰，不要摆放与训练无关的器具以免影响患儿的注意力。一般情况下，亲属不要在室内陪伴。

2. 训练的形式和时间

有一对一和集体训练两种，以一对一的形式为主。训练的时间最好选在儿童注意力比较集中的上午。每次训练的时间为半小时至1小时为宜。每次训练宜进行2~3个课题。每周3~5次。集体训练每1~2周一次。

3. 家庭指导

训练室中的训练是有限的，为了增加训练效果，还要对患儿家长进行指导，使患儿在家中也得到训练。但必须尽量让家长了解课题的做法，什么是正确和错误反应，如何鼓励和引导孩子配合训练等，这样才能取得良好效果。

（二）语言训练的原理

1. 基本过程

（1）提示给患儿事先准备好的刺激。

（2）若患儿反应正确（正反应），告诉他回答正确，（正强化）。

（3）若患儿反应不正确（错误反应）则告之错误（负强化）。

（4）患儿和治疗师的努力，患儿的正反应增多，并固定下来。

（5）正反应固定下来以后，则移向上一阶段的课题。

（6）反复进行，当达到目标阶段时结束。

2. 设定训练课题

按特定的目标而选择教具和规定顺序所实施的具体过程称为训练课题。设定训练课题之前，首先要对患儿的语言障碍进行正确的评价和分型，了解语言障碍的各个侧面和程度，在此基础上，针对语言症状的各个方面，设定能使之改善的训练课题。

3. 制订训练程序

明确了训练课题后，还要制订训练程序，也就是把训练课题分解成数个小步骤，这在一些儿童中特别是脑瘫幼儿尤为重要，训练程序制订正确与否会明显影响训练效果，因此要必须加以注意。

4. 刺激与反应

在训练进行过程中，由于患儿的障碍程度不同反应也会多种多样。比如做事物基础概念的选择训练，我们在患儿的面前摆上牙刷、手套和眼镜，训练者手中拿着一个小娃娃。治疗师说："请你给小朋友刷刷牙"（刺激），患儿拿起牙刷放在小朋友的嘴前做出刷牙的动作（反应）。患儿执行正确（正确反应），执行不正确（错误反应）。这便是训练过程中的一种刺激－反应。

5. 强化与反馈

在训练过程中患儿反应正确时，要使之知道正确并一起表示庆贺或欢乐（正强化），反之也要让其知道错答并一起表示遗憾（负强化）。向患儿传递反应正误过程称为反馈。正确使用反馈在训练过程中非常重要，特别是对刚刚开始训练的患儿，往往可以使患儿配合训练，巩固训练成果。在强化和反馈的应用过程中有时要给予奖励，但要考虑患儿的年龄和兴趣合理应用，才能取得良好效果。

6. 升级与降级

在刺激－反应进行过程中，正反应会逐渐增加，当正反应能固定下来时，就可以考虑将训练上升一个阶段。当顺利达到训练目标时，训练即结束。但有时错误反应会增加，此时大多由于训练难度超出患儿的水平，反而要降级。在下一阶段训练一段时间后，当有所改善时，还可以重新升级。但如果是由于初期的评价不准确使训练课题设定不正确则可能即使降级以后错误反应可能会继续存在，这时候就要进行再评价和修订训练程序。当正答达到100%时，要把训练上升一个阶段，但有时判定也有一定困难，一般情况是在正答率达到70%～80%时，就可以考虑升级。

（三）训练原则

（1）要根据每个患儿语言发育迟缓检查的结果语言特征来制订训练计划和内容。患儿语言发育所处的阶段既是训练开始的出发点。训练时要注意朝两个方面扩展，一是在同一阶段横向发展，如患儿可以理解部分名词的意思，要进一步扩大名词的理解，二是向上一水平扩展，如果横向扩展达到一定水平，便以下一阶段的能力为目标，即可训练动词的理解。而且还要使之把已训练的内容尽量在生活中应用并加以巩固。

（2）要去除一切可能会影响患儿语言训练效果的因素，如智力障碍、听觉障碍、交流障碍等等。如患儿有听力障碍要及时配上合适的助听器，智力低下要提高患儿的智力，患儿不合群，要鼓励他多与其他正常的儿童一起玩。家长也要给孩子创造一个良好的语言环境。

（四）训练策略

根据儿童语言发育迟缓检查评价结果、语言特征来制订康复治疗目标及方法。从检查结果确定儿童处于哪个阶段水平，把此阶段定为开始训练的出发点，设定训练内容。

1. 言语符号尚未掌握阶段（A群）

包括阶段1、阶段2及阶段3-1。根据符号形式与指示内容的关系，训练以获得言语符号（理解）与建立初步的交流关系为目标。其方法是导入手势语、幼儿语等象征性较高的符号。

（1）事物、事态概念未分化阶段训练：此阶段的训练旨在充分调动儿童的听觉、视觉能力以及皮肤的痛、温、触、压等感觉，帮助儿童充分注意外界的人与事物的存在。

注视及追视训练：采用听觉、触觉及视觉刺激，促进儿童对事物的注意及随着活动的事物持续进行追视的能力。

运动游戏训练：使用能使患儿通过身体触觉感觉到变化而感到快乐的游戏，如哄抱、背背、举高、转圈等与大人身体接触的游戏；也可使用大型游戏用具，如荡秋千、海洋球和羊角球等，通过游戏，增加儿童对人的注视。

对事物持续记忆训练：建立事物恒存的概念，让儿童注视到眼前存在的物品，然后将其用布遮住或藏在箱中，让其寻找。

事物的动手性操作：通过对外界事物进行某种操作而体验其发生变化的过程。可从触摸、抓握等简单操作，发展到敲打、拿出等复杂操作。训练时可利用各种玩具从引导帮助儿童完成希望出现的反应，逐渐过渡到儿童能独立做出适合事物用途的操作。

（2）事物功能性操作到匹配、选择训练：目的是不断扩大能进行功能性操作事物的范围，使儿童能做到对多种事物的辨别性操作。

事物功能性操作的扩大训练：通过模仿引起儿童对身边日常用品（水杯、电话等）的注意，并能够执行治疗师的指令，掌握其用途。训练应与家庭指导同时进行，让儿童能够做到反应的泛化，即在训练室、家庭和幼儿园等均能正确反应。

多种事物的辨别训练：①以形式特点为基础的操作课题，通过分类游戏，认识事物的属性，如可以通过匹配、选择，对不同颜色、大小的球进行分组。②以功能特性为基础的操作课题，即认识事物的特征和用途，如匹配（呈现2个以上示范项，让儿童将手上的物品与示范项中的某个相关物品进行匹配）和选择（呈现1个示范项，给儿童2个以上物品，让其选出与示范相关的物品）操作。

（3）手势符号的训练：对儿童来说，手势符号比言语符号更容易理解，掌握和操作，故以此为媒介，逐渐向获得言语符号过渡。在训练手势符号的同时也要给予言语符号作为刺激。此项训练适用于中重度语言发育迟缓、言语理解和表达尚未掌握的儿童或言语符号理解尚可但不能表达的儿童。

场景依存手势符号训练：目的在于培养儿童对手势符号的注意程度，训练应在日常生活空间及游戏场面中进行。如儿童想要“妈妈抱”时，必须让其看着妈妈“张开双臂”的手势令其模仿。最初可辅助儿童，逐渐过渡到只用语言提示。

表示事物的手势符号训练：目的是训练儿童对手势符号的模仿，理解手势符号与事物的对应关系。训练时手势符号要与指示内容相结合，且必须让儿童充分注意手势符号的存在，如给玩具娃娃戴帽，治疗师拍打娃娃的头部，再拍打自身的头部，然后说“帽帽”，促使儿童选择帽子，并进行动作模仿。

利用手势符号进行动词及短句训练：在日常生活中，根据儿童的行为及要求，在给予言语刺激的同时给予一定的手势符号，并让儿童模仿，渐渐将此动作固定下来，将手势符号运用在日常生活当中，如儿童睡眠训练。也可用手势符号为媒介将句子的语序固化，比如：“吃苹果”先做“吃”的动作，再做“苹果”的手势符号，并让儿童模仿，这样儿童能够很自然地学会造句。

2. 阶段3－2过渡群、言语表达困难（B群，阶段4－1以上）

该类型语言发育迟缓儿童侧重于模仿、掌握与理解水平相适应的言语表达行为，并扩大理解与表达的范围。以发声诱导为训练起点，具体训练步骤如下。

（1）发声诱导训练首先从腹式呼吸训练着手，由下自上依次训练发声、共鸣构音。

（2）从儿童熟悉的事物着手，练习发音。早期引导的发音词汇包括：易于构音的词（如/ma/ /mama/ /baba/）；多音节词，但词头或词尾等词的一部分音能够发出，如西瓜（/gua/）。

（3）结合儿童的认知水平，由手势符号阶段逐渐过渡到言语符号阶段。先从事物名称开始引入，然后引入动词、形容词。由手势语向言语表达过渡阶段儿童接受训练时，手势符号可引入的词、手势符号与言语符号共同引入的词以及言语符号引入的词应交替呈现，以逐渐增加口语表达的词汇量。

3. 语言发育水平低于实际年龄（C群）

C群语言发育迟缓儿童主要表现为语言水平落后于实际年龄，其语言理解与表达具备了一定的基础，因此针对这类儿童进行训练时，应考虑扩大词汇量，增加理解与表达的语句长度及复杂度等。

（1）词汇量扩大的训练：词汇的导入可以从最常接触的事物图片开始，进行词汇的理解训练。手势符号→幼儿语（言语符号）→成人语（言语符号）。词汇的范围包括名词、动词、形容词、代词、量词、数词、副词、助词、介词、连词和叹词。正常2岁儿童词汇中各类词汇都已出现，其中以名词和动词占绝大多数。

名词的分类训练：目的是对常用名词的同一范畴进行分类训练。如把狗、象、猫混在一起，进行动物类别的训练，可用各种不同的狗、猫、象的玩具和图片进行分类训练，以形成动物概念的分化。

动词训练：适用于名词词汇量已扩大，可以理解分类的儿童。可用单词进行训练，从有手势语的幼儿词（“咔嚓咔嚓”“哗啦哗啦”）和动词句的形式，导入动词的训练，可以结合游戏进行。以学习“吃”的训练程序为例。①治疗师做吃食物的动作，并说“吃”，让儿童模仿吃食物的动作；②儿童模仿治疗师完成用手拿并且放入口中的手势符号；③言语理解：治疗师发出“吃”，让儿童做出相应的动作，训练儿童通过手势符号增加对动词的理解；④表达：治疗师边操作边询问“我在干什么呀？”，儿童能运用手势符号和言语符号回答治疗师的问题；⑤反复训练，鼓励儿童在生活中用言语（成人语）表达。

形容词：以图片和游戏为主，获得过程：体态符号→幼儿语（言语符号）→成人语（言语符号）。以学习颜色为例。①匹配：在儿童面前呈现一张带有颜色的图片，治疗师出示同一颜色的图片，让儿童“把相同的颜色放在一起”，并说出“红色”，令儿童模仿表达。②选择与言语理解：在儿童面前出示两张颜色（红色和绿色）图片，让他用手指“红色”。从完全辅助到部分辅助，帮助儿童完成，并在出现正确反应时给予强化（奖励），直到能够独立完成。③表达训练：治疗师出示图片，询问“什么颜色的图片？”，要求儿童用“红”“绿”的言语符号回答。④自发表达：反复训练，鼓励儿童在生活中用言语表达。

（2）词句训练：从实物、镶嵌板、图片中选择儿童感兴趣的语言素材，从两词句向三词句过渡，逐步进行句法训练。

名词句（大小＋事物/颜色＋事物）训练：适用于可以理解人名、大小、颜色、事物等构成句子的要素，但对词句中的一个指示内容和对应关系掌握困难的语言发育迟缓儿童，如儿童理解大、小、鞋、帽等，但不能理解大的鞋、小的帽子等对应关系。应根据儿童的理解程度选择训练的句型，如对于名词理解差的儿童，可选择属性对比明显的事物、模型、图片等，如大的红鞋、小的黄帽子等来进行训练。

动词句（主语＋谓语）训练：适用于可以理解人名和动词的语言发育迟缓儿童。如洗苹果、切西瓜，且“什么”“谁”“做什么”等询问与应答关系的训练要同时进行。训练程序为：①确认可以理解构成句子的单位项（动作/对象）。把香蕉和苹果的图片并排放在儿童面前，问“哪个是苹果？”“哪个是香蕉？”，让其选择。②匹配。能够理解、读懂两词句的图，确认两张图是否相同。③理解。言语（动作＋对象）＋图片，有四张选择图片，在不能正确选择图片和不能取出动作和对象时，出示示范图片。④表达。图片＋言语，呈现图片并问“做什么（什么东西）？”，如还不能完成，治疗师教其说两词句，促使其复述说出。⑤自发表达（交换位置）。儿童用言语自发表达，治疗师选择图片，治疗师和儿童在完成后交换相互位置，儿童看图说话，治疗师选择图片，确认图片是否吻合。

三词句（主语＋谓语＋宾语）：适用于可以理解两词句“主语＋谓语”以及“谓语＋宾语”的儿童。训练程序：确定构成三词句中的两词句是否理解→能理解三词句的图片→三次的理解→表达。三词句的理解，可从1/4→1/8图片选择过渡，并注意图片的摆放顺序。

2. 句法训练

主要包括可逆句训练，被动句训练。

可逆句训练：明确显示句子的内容→排列句子成分的位置→表达。如学习句子“猫洗熊猫”：治疗师出示大图“猫洗熊猫”，让儿童注意观察拿刷子的动物；治疗师将小图按“猫”＋“刷子”＋“熊猫”的顺序从左到右排列，并让儿童注意主语的位置，然后让儿童联系排列顺序；儿童说出句子。

被动句训练程序：明确显示句子的内容→排列句子成分的位置→表达。如学习“猫被熊猫追”，治疗师出示大图“猫被熊猫追”，让儿童注意观察大图中被追的动物；治疗师将小图按“猫”＋“熊猫追”的顺序从左到右排列，让儿童注意主语的位置；儿童说出句子。治疗师可与儿童做相应的模仿动作或游戏来促进儿童对被动句的理解，反复训练，直至儿童自己能排列、理解、说出被动句。

3. 交流态度不良（Ⅱ群）

根据言语符号的发育阶段进行以上的训练，以改善其交流为目的进行的训练。具体步骤如下。

（1）语言与物体相结合：目的是帮助儿童理解语言，其后才有可能模仿和运用，对于听力、视力有缺陷的患儿还应采用口语与体态语并行及口语与触觉相结合的训练方法。

（2）语言训练与操作训练相结合：现代医学已经证实，手指的精细动作有利于增进智力和语言的发育，其方法是练习扣衣扣、彩色绘画等，应注意循序渐进。

（3）语言训练和娱乐相结合：如唱、跳、敲打击乐、看卡通故事、玩智力拼图等这些方法把语言和智力培养渗透在娱乐活动中，是一种轻松愉快的学习方式。

（4）语言训练和运动相结合：设计集体游戏训练，如丢手绢、蒙眼猜对象等。

（5）语言训练与文字教学相结合：在语言训练的同时，进行简单的文字教学。如写数字、拼音、字母等；还可训练辨认钱币，进步快的患儿还可教阅读短小句子和文章，会数学和文字书写。

4. 言语代偿训练

在进行了上述训练之后，许多语言发育迟缓儿童仍不具备言语的表达能力，但却具有言语的接受能力；还有的语言发育迟缓儿童言语清晰度极差，不能作为交流的手段，治疗师可以采用AAC、文字阅读书写的方式，建立代偿性非语言交流方式。

（1）增益及替代性语音沟通辅助具（AAC）：AAC包括沟通图片、沟通簿、沟通板、笔记本电脑、特殊点选设备、计算机辅助科技等。

（2）文字训练：即文字形的辨别训练，为掌握文字符号，必须能够辨别字形。训练程序：几何图形辨别→单字字形辨别→单词水平辨别。

文字符号与意义的结合训练：以文字符号与图片意义相结合为目的。训练程序：字字匹配→字字选择→字图匹配→图图匹配。儿童能辨别1～2个音节后可进行此阶段的训练。

文字符号与意义、声音的结合训练：可进行图片与相应的文字单词连接的作业，然后读出文字。

二、构音障碍的治疗

（一）基础训练

1. 抑制异常姿势反射训练

在进行构音器官运动训练及构音训练之前，必须重视患儿的全身状态，只有全身状态趋于正常，下颌、口唇、舌才能正常运动，患儿才能正常发音。为了有效地抑制异常姿势反射，一般从头、颈、肩等大运动开始训练，逐渐向下颌、口、唇、舌精细运动过渡。

2. 呼吸训练

呼吸是发音的动力，必须有一定的声门压力才能有理想的发音，呼吸训练前首先应调整坐姿，即三个90°：踝关节90°，膝关节90°，髋关节90°。躯干要直，双肩要平，头保持正中位。如果患者呼气时间短而且弱，可采取辅助呼吸训练方法，可采取卧位，帮助进行双臂外展和扩胸运动训练，也可在呼吸末向前下方轻轻按压腹部，来延长呼气的时间和增加呼气的力量，也可用吹口琴、吹肥皂泡等来进行训练。口－鼻呼吸分离训练，平稳地鼻吸气，然后从口缓慢呼出。

3. 放松训练

痉挛型构音障碍的患者往往有咽喉肌群紧张，同时肢体肌肉张力也增高，通过放松肢体的肌紧张，咽喉部的肌群也相应地放松，要进行放松训练的部位包括足、腿、臀、胸、腹、背、肩、颈、头，训练时取放松体位，闭目，精力集中于放松的部位，设计一些运动使患者先紧张肌肉，然后再放松。并且体会紧张后的松弛感，如可以做双肩上耸保持3秒，然后放松，重复3次以放松肩关节。这些运动不必严格遵循顺序，可根据患者的情况，把更多的时间花在某一部位的训练上。

4. 引导气流训练

为了引导气流通过口腔，减少鼻漏气。如吹羽毛、吹纸张、吹蜡烛、吹吸管、吹风车等，所吹之物由轻渐重。

5. 进食训练

进食训练是发音训练的基础，摄食功能与说话的关系十分密切，为进食而获得的下颌、口唇、舌、软腭的协调运动是发音说话所必需的更复杂的协调运动的基础。进食训练时，为了抑制原始反射运动的随意性，食物的内容必须适应口腔器官的发育，顺序为糊状—软食—固体食物—正常食物，让患儿夸张快速地咀嚼，然后减慢速度，再加快咀嚼，这种改变咀嚼运动速率的方式有利于改善发音时的最大运动范围。训练时髋屈曲90°，骨盆脊柱位置正常，缓慢活动头部，降低紧张性，头稳定在正中。

6. 口腔知觉训练

脑瘫患儿多数都有颜面及口腔内触觉异常敏感，因而特别反感接触这些部位，但是对口内物体形状的辨别能力与构音能力关系密切，所以在训练时，要尽量使用各种形状、较硬物体对其口腔及舌进行刺激，以改善口腔内的知觉。

（二）口部运动治疗

口部运动治疗包括下颌、唇、舌的治疗，遵循增强感知知觉→改善肌张力和肌力→针对性治疗的治疗思路。

1. 下颌运动治疗

首先，可让患者进行主动或被动的下颌开闭运动，同时让患者用手感知这种运动及其颞颌关节的运动。然后可让患者咬紧牙关，治疗师用手指指腹深压、敲打或拉伸咬肌，也可用振动器振动按摩咬肌。对肌张力过高的患者，可先降低肌张力再提高肌力；对肌张力过低的患者，可先提高肌张力再提高肌力。最后，需要对患者不同的下颌运动障碍进行针对性治疗。常见的下颌异常运动模式主要有下颌运动受限、下颌运动过度和下颌运动转换障碍等，治疗方法主要为抵抗法，即治疗师控制患者的下颌做某种运动，让患者用力抵抗。治疗时要根据运动障碍的类型进行不同位置和方向的抵抗，如下颌张开受限采用高位抵抗和高低位交替抵抗，下颌运动过度采用低位抵抗，下颌运动转换障碍需先稳定患者下颌的高位、低位运动能力，然后进行高低位转换抵抗运动。

2. 唇运动治疗

首先可用手指深压患者唇部，或用振动器对唇部进行按摩，还可让患者吸吮酸奶、冰块等，增强患者唇部的感知觉。然后针对唇肌张力过高的患者，可按摩唇部以增强唇肌肌力；针对唇肌张力过低的患者，可对捏唇部，拉伸唇、面部以及让患者做唇部抵抗运动等来增强唇肌肌力。最后，需要对患者不同的唇运动障碍进行针对性治疗。常见的唇异常运动模式包括：①圆唇运动障碍。让患者吹哨管、吹泡泡、用吸管喝水等，还可将系有细线的大纽扣放在患者的牙齿和双唇之间，用适当的力度拉钮扣，要求患者尽量含住钮扣，另外也可使用一些特制的口腔运动训练器进行训练，如唇运动训练器等。②展唇障碍。治疗时可让患者模仿大笑、咧开嘴角、用杯子喝水、发/i/音等。③唇闭合运动障碍。可进行一些唇部按摩，另外可让患者发咂舌音、出声吻、夹住压舌板、用勺子进食等。④唇齿接触运动障碍。让患者用唇齿夹饼干、舔果酱、发唇齿音/f/等；⑤圆展交替运动障碍：让患者交替做亲吻和微笑，噘嘴和微笑的动作或交替发/i/和/u/音等。

3. 舌运动治疗

首先，可采用按摩牙刷从各个方向刷患者的舌尖、舌面及舌侧缘来增强舌的感知觉。然后，可采用压舌板或专用的口腔训练器从各个方向进行舌体、舌尖的抵抗运动，如侧推舌尖、下压舌尖、上推舌体、下压舌体、左右两半上抬等以提高舌肌肌力。最后，需要对患者不同的舌运动障碍进行针对性治疗。常见的舌异常运动模式包括：①舌向前运动障碍。让患者做舌向前、向下、向上及左右方向的运动，还可用舌尖洗牙、顶脸颊等。②舌向后运动障碍。用压舌板深压舌后部或向后推舌体，也可以让患者发/u/和/ou/等后位音。③舌尖上抬运动障碍。先用压舌板、按摩牙刷等刺激患者舌尖，然后辅助患者做舌尖上抬运动，如用小汤匙底压舌中部、用按摩牙刷敲击舌中部等，最后可让患者发舌尖音/d/和/t/音等。④舌根上抬运动障碍。用压舌板、按摩牙刷等刺激舌根部，也可采用舌后位运动训练器帮助患者上抬舌根，最后可让患者发舌根音/g/和/k/等。⑤舌前后转换运动障碍。让患者进行舌前伸、后缩的交替运动或尝试交替发/i/和/u/音等。

（三）构音语音训练

1. 韵母音位构音异常的治疗

韵母音位构音异常的治疗遵循单元音/a/→/u/→/i/→/ü/→/e/→/o/→复元音后响韵母→前响韵母→中响韵母→前鼻韵母→后鼻韵母的原则。

2. 声母音位构音异常的治疗

训练时先进行声母音位的构音错误分析（包括发音方式和发音部位的错误），然后按音位诱导→音位习得→音位对比→音位强化的流程进行训练。

（1）声母构音错误分析：若患者将/g/→/d/，说明其发音部位错误（/g/舌根音，/d/舌尖中音）；若患者将/b/→/m/，则发音方式错误（发/b/音时双唇突然释放，气流从口腔释放；发/m/音时双唇闭合，气流从鼻腔逸出）；若患者将/p/→/b/，则其发音部位正确，但未掌握送气特征。

（2）声母诱导训练：其目的为帮助患者诱导出本被遗漏、替代或歪曲的目标声母音位，是声母构音训练中最重要的一个阶段。首先应强化对目标音位的感知和分辨，让患者感知该音位的发音部位和发音方式，然后建立正确的发音。如果患者将/g/→/d/，则首先让其认识到正确的发音部位；若患者将/b/→/m/，则需让其认识并建立/b/的正确发音方式；若患者将/p/→/b/，则需让其掌握送气特征。

（3）声母习得训练：通过大量的练习材料来巩固发音，使患者能够发出正确的声韵组合音。这些声韵组合包括：/目标音位+单韵母/（如爸/ba/）、/目标音位+复韵母/（如白/bai/）和/目标音位+前鼻韵母/（如冰/bing/）。训练时还应变换目标音位在声韵组合中的位置，如双音节（前）、双音节（后）、三音节（前）、三音节（中）和三音节（后），以/p/为例：瓢虫（piao chong）、照片（zhao pian）平底鞋（ping di xie）、吹水泡（chui shui pao）、耍大牌（shua da pai）

（4）声母音位对比训练：针对容易混淆的声母对进行强化训练，以进一步巩固新习得的声母音位。汉语声母共有25对音位对，每组音位对的两个声母只存在发音方式或发音部位中一个维度上的差异，如音位对/g/和/k/，发音部位为舌根，发音方式虽均为塞音，但/g/是不送气塞音，/k/是送气塞音。音位对比的训练材料是成对的单音节词，分别以音位对中的两个声母开头，韵母和声调相同，如“菇”和“哭”。

（5）音位强化训练：最后，患者还需对刚习得的构音能力进行迁移，以加强其对该音位的灵活运用。训练时可根据患者日常生活情况，设计一些主题进行句子、对话等的训练，如食品、常用物品等。

3. 克服鼻音化训练

鼻音化由软腭运动减弱、腭咽不能适当闭合所致。通过训练引导气流通过口腔，其方法有：①吹蜡烛、喇叭、哨子。②大龄儿童可采用“推撑”疗法，两手放桌面上向下推，或两手放桌面下向上推，同时发“啊”音，促进腭肌收缩和上抬。③发舌根音“卡”可加强软腭肌力促进腭咽闭合。

4. 克服费力音的训练

这种音是由于声带过分内收所致，声音好像是挤出来的似的，因此主要的治疗目的是让患者获得容易的发音方式。可以用打哈欠的方式诱导发音，方法是让患者处在一种很轻松的打哈欠状态时发声，理论是打哈欠时可以完全打开声带，而停止声带的过分内收。起初让患者打哈欠，并伴随呼气，当成功时，在打哈欠的呼气相教患者发出词和短句，除此之外，头颈部为中心的放松训练也可以应用，头部从前到后慢慢旋转同时发声，这种头颈部放松可以产生较容易的发声方式，另外，咀嚼训练可以使声带放松和产生适当的肌肉张力，训练患者咀嚼时从不发声到逐渐发声，利用这些运动使患者说出单词、短句和进行会话。

5. 克服气息音的训练

气息音的产生是因为声门闭合不充分引起，因此，主要训练途径是在发声时

关闭声门，“推撑”方法可以促进声门闭合，

6. 韵律训练

由于运动障碍，很多患儿的语言表达缺乏抑扬顿挫及重音变化，而表现出音调单一、音量单一以及节律的异常。可利用节拍器控制言语速度，由慢开始逐渐加快，患儿随节拍器的节拍发音可明显增加清晰度。节拍的速度根据患儿的具体情况决定，如果没有节拍器，也可以由训练师轻拍桌子，患儿随着节律进行训练。利用电子声图检测患儿发音时语音的变化，训练时要及时指出患儿的音调问题，训练师训练时发音由低到高，乐器的音阶变化也可以来克服单一音调。还可用音调训练器进行训练，患儿可通过仪器屏幕上的曲线升降调节音调。

（四）交流辅助系统的应用

部分脑瘫患儿中，通过各种手段治疗仍不能讲话或虽能讲话但清晰度极低，这种情况就是交流辅助系统的适应证。交流系统的种类很多，最简单的有用图片或文字构成的交流板，通过板上的内容表达各种意愿。随着电子科学技术的高速发展，许多发达国家已研制出了多种体积小便于携带和操作的交流仪器，具有专门软件系统的计算机也逐步用于构音障碍患者的交流。这些特制的装置有的还可以合成言语声音。这些在我国还有待于开发。但是就我国目前的状况为患儿设计交流图板和词板是可行的，这种形式也可以发挥促进交流的作用，而且简单易行。设计交流板要注意以下几点。

1. 内容

要使交流板上的内容适合患儿的水平。

2. 操作

如何使用，也就是利用身体的哪一部分操作，常常首先需要与其他专业人员一起对患儿的运动功能，智力，语言进行全面评价，充分利用残余功能。例如：患儿是四肢瘫合并重度构音障碍，只是头和眼睛可以活动，便可以用“眼指示”或“头棒”来选择交流板上的内容。

3. 训练和调整

要对患儿如何使用交流系统进行训练，而且随着患儿交流水平的提高，调整和增加交流板上的内容，比如当患儿可以阅读文字时，便可以由图片过渡到单词板并增加适当的语言结构。

（黄凤舞）

第十章　吞咽障碍

除饮水呛咳、咽下困难之外，吞咽障碍还有其他多种临床表现；因此，对脑瘫儿童，推荐常规进行吞咽功能筛查。FEES 和 VFSS 均为吞咽障碍评估的金标准；FEES 具有无电离辐射且能直观显示解剖结构的优点，但也有咽期不可见等缺点；VFSS 的最大缺点是有电离辐射，但能够可靠地识别环咽肌失弛缓，也能直接观察到渗入和误咽。饮食调整是吞咽治疗的基础。吞咽训练时不但要注意吞咽肌群力量的增强，也要同时注意吞咽肌群的协调性。现基于我们的临床实践，并参考美国言语－语言－听力协会指南、美国国家困难障碍饮食方案、Logemann JA（1993）等国内外文献，介绍如下。

第一节　概　　述

脑性瘫痪患者可能会伴有吞咽困难（dysphagia）。吞咽障碍能够引发气道阻塞（窒息）、吸入性肺炎、营养不良等一系列问题，应当给予及时有效的评估和治疗。其中，窒息是最严重的风险，可能导致死亡或严重的脑功能障碍。

除脑性瘫痪外，也有多种其他疾病（如临近的血管压迫食管、食管入口斑）会导致儿童发生吞咽障碍。因此，在干预吞咽障碍前，应当首先明确导致吞咽障碍的病因。

误咽指食物或液体进入气道，且到达声带水平以下；渗入指食物或液体进入气道，但尚在声带水平以上。并非所有的误咽都会引发呛咳；误咽也可能是静默性的（silent aspiration），即出现误咽但没有咳嗽症状。我们在临床中进行 FEES 和 VFSS 时都发现，吞咽障碍的患者也常出现静默性渗入（silent penetration），即发生渗入但无咳嗽反应。因此，没有出现饮水或进食呛咳，并不能排除吞咽障碍。

误咽是脑瘫患者的常见问题，可因痉挛、力弱或不随意运动的口咽部运动控制不良所致。痉挛型四肢瘫患者更有可能出现口部运动障碍、智力障碍和视力障碍。应评估患儿进食时的吞咽困难，包括任何窒息、咳嗽、恶心或呕吐。由于存在静默性渗入和静默性误咽，即使没有饮水或进食呛咳，可疑存在吞咽障碍的患者也应当接受正规的吞咽评估，还需要随访观察有无肺炎、哮喘或慢性下呼吸道感染等问题。

吞咽困难的康复包括评估和干预两个方面。评估包括床旁筛查、纤维内镜吞咽评估（FEES）和X线透视吞咽功能研究（VFSS）等方法。吞咽障碍的干预包括饮食调整、吞咽相关肌群的训练（易化）技术、吞咽时的姿势调整、吞咽时可采取的主动措施（如声门上吞咽）、生物反馈及外科治疗等多方面的内容。

第二节　正常的吞咽过程

吞咽（swallowing或deglutition），是指将食物经口腔、咽部送入食管的过程。通过吞咽过程，完成进食和饮水。

一、吞咽的分期

从实用性考虑，吞咽过程可以分为口腔期、咽期和食管期。

1. 口腔期

食物进入口腔后，下颌上抬且唇闭合，使食物（固体或液体）存留在口腔内。唾液可将固体食物湿润。通过颞下颌关节的运动，牙齿将食物切碎，并通过颊肌和舌肌的运动，形成食团（bolus）。然后，舌的固有肌群、颏舌肌、茎突舌肌的收缩，在舌体后部形成一个食槽（trough，沿着舌体长轴，两边卷起而中部凹陷）。下颌舌骨肌、颏舌肌、茎突舌肌、舌骨舌肌等肌肉收缩，使舌体上抬，并形成前上—后下方向的坡度。

食团在食槽和硬腭之间，受到肌肉收缩的推力而逐步向咽部移动。首先，口轮匝肌收缩且唇闭合，使口腔前部封闭。然后，舌的上纵肌收缩使舌体抬高而接触硬腭，食团被推向口腔后部。当食团达到腭舌弓时，会触发吞咽反射，启动吞咽的咽期。咽期吞咽是一个不自主过程。启动吞咽反射的本体感受器分布于舌基底部、腭舌弓、腭咽弓、扁桃体窝、悬雍垂和咽后壁，经舌咽神经传入感觉信息，传出通路则为舌咽神经和迷走神经。咽期吞咽可由施加于喉上神经分支的外周刺激触发。

2. 咽期

咽期启动时，咀嚼、呼吸、咳嗽均被抑制。舌－喉复合体向前上方移动。在这一阶段，腭帆张肌和腭帆提肌收缩而软腭上抬，同时咽上缩肌上部和腭咽肌收缩而使咽壁接近软腭后部，封闭鼻咽部；舌骨上肌群、茎突咽肌、咽鼓管咽肌、腭咽肌收缩，咽部缩短，并被拉向前上方；腭舌肌、舌固有肌、茎突舌肌收缩，封闭口咽部；声带、假声带、杓会厌襞闭合，会厌软骨翻转，闭合气道入口。

环咽肌松弛，且因舌－喉复合体的前上方移动而开放。咽上缩肌、咽中缩肌、咽下缩肌依次收缩，为食团向下运动提供动力，使食团进入食管。即使在直立位时，重力对食团向下运动起到的作用也很微弱。

食团通过咽部的速度受到食物黏度、体积等多种因素的影响。对健康成人，约为30～40cm/s。

3. 食管期

吞咽的食管期不受意识支配。食团的传送速度约为3～5cm/s。

二、婴幼儿的吞咽解剖和生理特点

对于婴儿和年幼儿童，口腔和咽部解剖结构的相对关系与成人不同（图10－1）。婴儿的舌体充满口腔，舌骨和喉的位置也比成人高很多，从而成为自然的气道保护因素。婴儿的软腭更低，悬雍垂常位于会厌处，从而在会厌谷中形成一个袋状腔隙。当婴儿用舌反复吮吸时，食团常积聚在这一腔隙中。随着面部的发育，下颌向下方和前方生长，舌体随之下降，使舌和上颚之间的空间增大。喉和舌骨下降，使咽腔增大。最大程度的咽腔变长和喉下降发生于青春期。

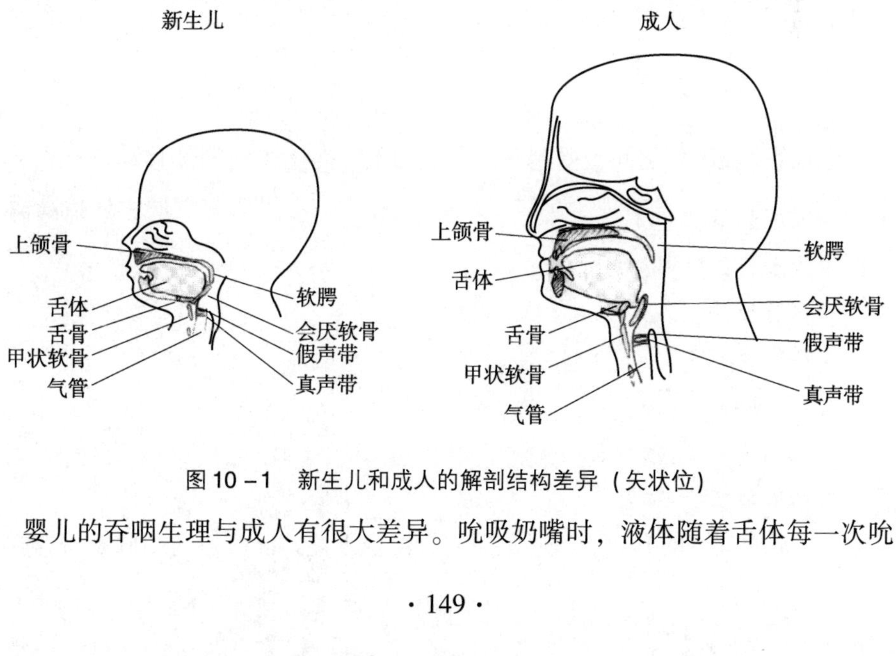

图10－1 新生儿和成人的解剖结构差异（矢状位）

婴儿的吞咽生理与成人有很大差异。吮吸奶嘴时，液体随着舌体每一次吮吸动作吸入口腔，积聚在腭弓（软腭前方）或会厌谷。每一位婴儿倾向于以一个特定的次数连续进行吮吸动作（国外资料显示，正常婴儿约在2~7次之间）。多于这一范围可能是异常的。通常，这一连续吮吸的次数与单次吮吸动作吸入的液体量相关；单次动作吸入量少则连续吮吸的次数多，单次动作吸入量多则连续吮吸的次数少。当形成的食团体积足够大时，就启动咽期吞咽。婴儿的咽期吞咽类似成人，但有两点不同。首先，由于婴儿喉部的解剖位置偏高，其喉上抬的幅度远低于成人；其次，与成人相比，正常婴儿的咽后壁向前运动的幅度大很多。

第三节　吞咽功能的筛查

一、吞咽障碍的临床表现

吞咽障碍的常见表现是饮水时出现呛咳以及咽下固体或半固体食物困难。多次出现的肺部感染也强烈提示可能存在吞咽障碍。

但是，必须认识到，吞咽障碍还有多种其他表现。当出现下述症状时，即使没有进食呛咳，也应考虑是否存在吞咽障碍。

- 不愿吃特别黏稠的食物。
- 与同龄儿童相比，吞咽、用餐时间延长。
- 进食期间或进食后即刻气短。
- 面肌功能障碍。
- 流涎。
- 口腔漏气。
- 颊囊形成。
- 频繁地清嗓。
- 不明原因的体重下降或体重增长不及同龄儿童。
- 反复发作的肺部感染。
- 有食管反流表现。
- 主动咳嗽异常。
- 吞咽后咳嗽。
- 吞咽后声音改变。
- 经鼻腔反流。

年幼儿童通常不能有效表达吞咽障碍，出现下述情况时也应明确是否存在吞咽问题。

- 进食中或进食后的噎住、咳嗽、哭闹、憋气、呕吐。
- 后背拱起。
- 吞咽启动困难。
- 进食中或进食后发声异常，如湿音、阻塞感。
- 吸吮乳头或奶嘴时，难以启动或维持“吸吮—咽下—呼吸”这一协调而连贯的动作。
- 进食时，氧饱和度下降。
- 与进食有关的心率过快或过慢。
- 进食时，反应下降。

二、简要的筛查方案

O’Neill（2000）介绍的筛查方案简明扼要、便于操作。即，有下列表现者应高度怀疑是否存在吞咽障碍。

- 任何水平的意识紊乱。
- 湿音。
- 主动咳嗽无力。
- 吞咽少量水引发咳嗽。
- 限制时间的饮水试验。

三、饮水试验

如果怀疑吞咽障碍，可采用 Saito 改良饮水试验和 Kubota 饮水试验进行临床筛查（Satoshi，2011），以判断是否存在吞咽障碍。

应当注意，下述方法都是针对成人设计的。对于儿童，筛查的原则是相同的，但应考虑儿童的年龄和状态，确定实际所用的饮水量和检查的方法。例如，对于重度吞咽障碍的婴儿，饮水量可以考虑从 1ml 开始。

1. Saito 改良饮水试验（Modified water swallow test）

检查步骤：给患者 3ml 冷水含在口中，然后要求将水咽下。如能够完成，上述过程再重复 2 次。根据 3 次中最差的表现评分。

评分标准：

（1）不能咽下，伴呛咳和（或）呼吸改变。

（2）能够咽下，无呛咳，但有呼吸改变或湿音。

(3) 能够咽下，伴呛咳和（或）湿音。

(4) 能够咽下，无呛咳或湿音。

(5) 能够咽下，无呛咳或湿音，并且能够30秒内完成2次。

2. Kubota 饮水试验 （Kubota Water Swallowing Test， 洼田饮水试验）

检查步骤：患者坐在椅子上，手拿杯子，杯子中有30ml水，温度为室温。对患者说“请像平常喝水那样，把这些水喝下去”。记录从开始到喝完所有水所用的时间。监测并评估饮水的状态（profile）和事件（episodes）。

饮水状态：

(1) 能一口喝下所有的水，没有呛咳。

(2) 能2口或更多口喝下所有的水，没有呛咳。

(3) 能一口喝下所有的水，有呛咳。

(4) 能2口或更多口喝下所有的水，有呛咳。

(5) 多次呛咳，并且难于喝下所有的水。

3. 3 盎司饮水试验

对于看上去吞咽功能较为正常的儿童，可以使用3盎司饮水试验（Arch Neurol. 1992）进行筛查：从杯子中饮90ml水，中间不要间断；在其饮水过程中和饮水完成后1min内，观察有无咳嗽和清嗓反应。任何咳嗽和清嗓反应都是不正常的。

第四节　吞咽功能的X线造影检查

电视X线透视吞咽功能研究（video fluoroscopic swallowing study，VFSS），也称作改良吞钡造影（modified barium swallow，MBS），是国际公认的吞咽障碍检查金标准，可以检测、分析吞咽相关的结构与功能的异常。

VFSS能够发现渗入、误咽、早发溢出（premature loss）、吞咽反射延迟、喉上升不充分或上升延迟、会厌谷残留、咽后壁残留、梨状窝残留、声带闭合异常等多种异常表现。

通过观察患者吞咽不同体积、不同质地（黏度）的食团或液体时的表现，能够确定患者可耐受的半固体/固体/液体的种类、每口摄入量以及吞咽时适宜的姿势调整方法，以确定安全、有效的吞咽困难治疗方案。

VFSS通常在侧位开始检查，这一位置能够提供很好的口、咽的解剖和生理细节，并清晰地区别出气道和食管。如需要检查声带的闭合运动或吞咽时左右两侧的对称性时（如会厌谷两侧或两侧梨状窝的残留），需要在后前位检查。

需要按照孩子的个头和状况确定检查体位。小于6个月的婴儿需要头、颈、和躯干的支持，一般采用坐在婴儿车中的常用体位，在侧位检查。新生儿检查一般仅用钡液放入奶瓶中，在侧位观察其连续吮吸和吞咽的情况。如果可能，在孩子通常进食时的体位进行VFSS。可考虑检查一些调整措施，如奶瓶饮水和汤匙进食时体位改变、液体增稠或者固体、液体交替咽下以清除残留物。

一、VFSS所用的液体和食物

不同中心进行VFSS时选用的食物和液体的种类、质地（黏稠度）、体积以及前后次序都有或多或少的差别。作为VFSS的开发者，美国学者Logemann推荐的成人VFSS检查步骤是首先进行液体吞咽检查，体积以1ml—3ml—5ml—10ml—1杯液体的次序递增（每一体积重复2～3次），之后为1ml糊状物吞咽（重复2～3次），最后是少量饼干吞咽，还可以根据需要增加其他种类的食物。

简化的成人VFSS基本序列包括：液体2ml、液体5ml、浓流质（液体放置于匙内被缓慢倒出时，呈现连续的液线，而无法分离成液滴状——与凝固型酸奶、蜂蜜的黏度类似）、布丁、固体，可视需要各重复2次。

儿童VFSS所用的液体和食物应与其发育状态和能力对应。对于婴儿，应考虑评估在吸吮乳头或奶嘴时，连续性的“吸吮—咽下—呼吸”动作，包括开始吸吮阶段和中间阶段，以评估疲劳。对于能够进食半固体和固体的儿童，对使用汤匙进食和摄入固体应进行多次观察。

二、舌后部和舌基底部的区别

VFSS中应明确区分舌后部（the back of the tongue）和舌基底部（the base of the tongue，图10－2）。

舌基底部是从会厌谷到轮廓乳头之间的部分（从侧位造影看，基本相当于悬雍垂的尖端，图10－2中长线的下端）。舌后部则是指从轮廓乳头到软腭前端之间的部分。

舌后部的作用：发英文音标/k/和/g/的音。

舌基底部的作用：当食团尾部到达舌基底部顶端时，口咽部的那部分咽缩肌开始收缩，使咽后壁向前运动、咽侧壁向内运动，而舌基底部则向后运动，接触到咽后壁和侧壁，以形成合力，推动食团通过咽腔。在前后径总距离中，舌基底部向后运动2/3，提供推动食团的主要动力；咽后壁则向前移动1/3的距离。

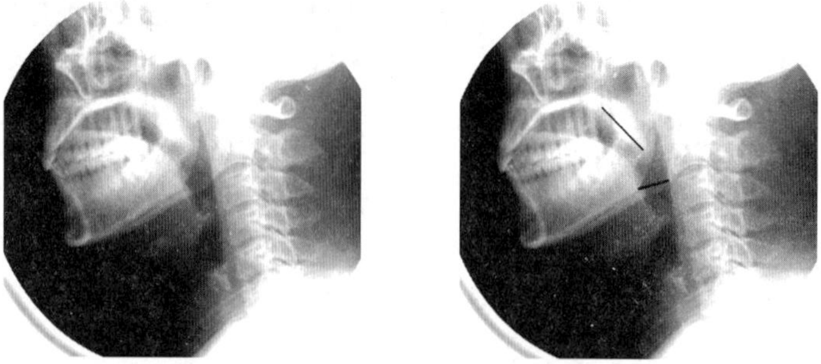

图 10-2　舌后部和舌基底部

左侧是原图；右侧以黑色线条指示解剖结构

长线：软腭；短线：从舌基底部到咽后壁的前后距离

三、早发溢出和吞咽反射延迟

应区别早发溢出（premature loss）和吞咽反射延迟（delayed pharyngeal swallow）。

吞咽反射的正常出现时机，确定为食团主体的头部越过舌基底部与下颌骨下缘线的交点（图 10-3）。即当食团主体的头部经过这一点时，就应当随之出现喉上抬；如果此时喉上抬没有立即出现，就是吞咽反射延迟。

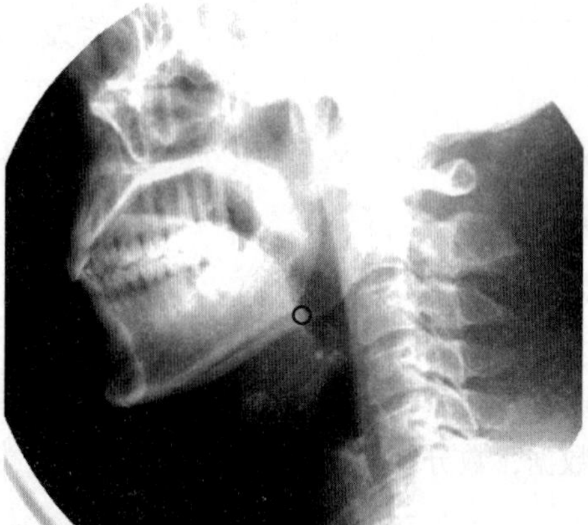

图 10-3　舌基底部与下颌骨下缘的交点（黑色圆圈处）

请注意是食团主体的头部（the main portion of the bolus），而不是食团的头部。

Logemann 认为正常人正常的咽期延迟（pharyngeal delay）是 0～0.2s，即当食团主体头部通过这一点时，在 0.2s 内应当出现舌喉复合体前上移。而 60 岁以上正常人可以到 0.5s。超过 1s 是不正常的；或者虽然时间没有超过 1s 但出现误咽，也是不正常的。

早发溢出则是在口腔准备期或口腔期时，部分食团脱离主体，下落越过舌基底部进入咽腔。

当布丁或液体食物进入口腔时，软腭应当被拉向前下方接触到舌后部，从而在口腔后部封闭住食团。如果这一过程出现问题，就会发生早发溢出。然而，要注意，对于需要咀嚼的大量固体食物，咀嚼运动会使这一封闭机制失效，从而导致食团滑落到会厌谷。

所以，对于量较大的（超过10ml）需要咀嚼的食物，出现早发溢出可以认为是正常的；而对于无须咀嚼的布丁状食物和液体，出现早发溢出则是异常的。

早发溢出提示口腔准备期或口腔期时的舌、软腭控制障碍。因此，在治疗上应对此进行针对性干预，以改善食团的控制能力。而吞咽反射延迟，即延迟触发咽期吞咽（the delay of triggering pharyngeal swallow），则建议采用咽部的感觉刺激及感觉 - 运动整合训练进行治疗。

四、降低 VFSS 的电离辐射暴露

对儿童进行 VFSS 必须尽量减少 X 线辐射的暴露时间。

详尽的 VFSS 方案包括不同质地的食物（液体）摄入、递增的每口摄入量和重复性检测以及某些操作性手法（如下颌内收）的干预效应，从而延长了检测时间，增加了检查者和被试所受的辐射剂量。复查 VFSS 也会增加辐射暴露。

X 射线属于电离辐射的一种。辐射暴露与被试的健康密切相关，可使多种疾病发生风险升高。癌症等电离辐射的迟发效应可在接受低剂量电离辐射多年后发生。美国民众每年所受天然本底辐射剂量平均约为 3 mSv（毫希伏），一次胸部 X 线检查的电离辐射暴露约为 0.1 mSv，一次全身 CT 检查的辐射暴露约为 10 mSv。据 Chau KH 等提供的数据，数分钟的 VFSS 导致的辐射剂量为 0.31 ±0.26 mSv。

实施 VFSS 应注意尽可能降低辐射暴露剂量。VFSS 应遵循最低剂量原则，在保证采集到诊断/治疗所需信息的前提下，尽量减少检测食物的种类，减少重复透视的次数，提高每口摄入量的递增程度，以缩短检测时间，减少辐射暴露。检查时，鼓励检查者和患者采用有效的辐射防护措施，包括尽量缩小照射野，使用遮线器，避免过度放大，降低脉冲速率，使用各种屏蔽防护设施（如铅衣、透明铅板等），采用影像冻结技术等，以降低辐射剂量。检测者还应注意尽量远离射线源和选择在摄像室内的位置，实时辐射剂量监测可能是必要的。应当关注患者的累积辐射剂量，在进行 VFSS 前应考虑被试已经接受的 X 线平片、CT、DSA 等

检查所致的累积辐射剂量，以做出是否进行 VFSS 检查及检查方案选择的合理临床决策。对于部分患者，可以通过采用包括饮水测试在内的细致的临床检查以及纤维内镜吞咽功能评估（fiberoptic endoscopic evaluation of swallowing，FEES）等无辐射的检查方式，减少 VFSS 的应用，降低患者的辐射暴露。

目前多数设备支持采用数字脉冲透视方式采集 VFSS 数据，此时的辐射剂量小于连续透视方式。脉冲速率是影响 VFSS 辐射剂量的因素之一。以数字脉冲透视方式采集的 VFSS，X 线曝光剂量随选择的脉冲速率降低而减少，检查者和患者所受的辐射剂量也随之减少。但是，低帧脉冲透视 VFSS 可能遗漏瞬间发生的渗入和误咽，从而影响 VFSS 的诊断效能。

国外学者在儿童吞咽钡液的 VFSS 研究中发现，采用 30 帧/秒脉冲速率时，全程渗入（full - depth penetration，到达声带水平的渗入）几乎仅能在单帧图像中显示，故认为低于 30 帧/秒的脉冲速率有遗漏渗入的风险。但也有学者认为 30 帧/秒的脉冲速率对于准确诊断并非必要，而且会增加辐射剂量。

我们曾采用 8 ~ 12.5 帧/秒的低帧脉冲透视 VFSS 检测了 10 例患者。所有患者中都能够发现渗入和（或）误咽。多数观察到的渗入连续出现在 2 帧和 2 帧以上图像；所有误咽均在至少 5 帧连续图像中出现。由于各种因素造成的液体或食团通过咽部的时间延长，可能是低帧脉冲透视 VFSS 能够发现此类患者的渗入和误咽在连续多帧图像出现的重要原因。

第五节　吞咽功能的纤维内镜检查

在发达国家，纤维内镜吞咽评估（fiberoptic endoscopic evaluation of swallowing，FEES）已广泛应用于成人和儿童的吞咽功能检查。FEES 也是吞咽功能评估的金标准。此种检查所需的基本设备包括纤维鼻咽喉镜、光源和视频纪录系统。通过镜身前端装备的微型图像传感器捕捉影像，传入监视器，能够在屏幕上呈现出清晰的动态图像。通过视频纪录系统，能够记录、回放整个检查过程。

FEES 能够检查鼻、咽、喉部的解剖结构和运动功能，检查人体自身分泌物的积聚情况，评估吞咽功能以及判断体位改变或其他技术改善吞咽功能的效果。如果内镜有释放气体脉冲的功能，还能够评估咽喉部黏膜的感觉。

FEES 的优势是能够直视观察到鼻腔、舌后部、会厌、杓状软骨、声带等咽部、喉部的结构与功能以及进食各种食物时残留物所在的位置。FEES 没有电离辐射风险，能够进行床旁检查。如果患者耐受，可以进行较长时间的检查（如超过10分钟）。

FEES检查所用的食物种类和容量与VFSS相同。检查时，食物通常采用医用亚甲蓝染成蓝色或使用蓝色或绿色食用色素进行染色，以使食物能与咽喉部粉红色人体组织的分别更为清晰。也有国外研究发现，与使用染色食物相比，FEES时使用不染色的食物并不会影响检查结果。

需要注意，对于每一例被检查者，使用的染色剂应当是无菌的。除非患者误咽的风险很小，否则，所用的液体和固体食物也应当是足够清洁的。否则，FEES检查时出现的误咽有导致肺炎的可能。

为防止内镜插入鼻腔后镜头起雾，可以检查前用约20℃温水浸泡镜头。

鼻腔黏膜收缩剂可采用0.5%麻黄素滴鼻剂局部收敛3次。婴幼儿、儿童如能很好耐受，可以考虑无麻醉下进行FEES。否则需要局部麻醉。通过患者咽反射以及对鼻饲管和吸痰的反应程度，确定是否需要鼻腔、咽腔麻醉。麻醉可视需要选用1%利多卡因、0.5%或1%丁卡因。鼻腔麻醉可采用棉签法或喷雾法；咽腔麻醉可使用喷雾器对咽后壁、舌根、会厌进行表面麻醉3次。

纤维内镜可能从下鼻道或中鼻道与鼻中隔的两个缝隙之一插入。因此，棉签法鼻腔麻醉时，一条棉签贴鼻中隔沿鼻腔底部轻轻向前推进，插入鼻咽，以麻醉鼻底和鼻咽部，另一条棉签斜向上缓慢插入中鼻道，麻醉中鼻道及对应鼻中隔区域。如需要局部达到充分麻醉的效果，喷雾法麻醉可以采用更大些的范围，喷枪在鼻窥器辅助下可按照从上到下、从前到后（鼻前庭、鼻腔、鼻咽）、从外到内（鼻腔外侧壁到鼻中隔黏膜）的顺序喷布药液，但需注意避免药物过量。

如果麻醉效果欠佳，可能会造成患者明显疼痛不适，而难以完成FEES检查。检查前进行充分的局部麻醉，合理的心理干预，配合熟练的操作技术，大多数患儿耐受性良好。

FEES操作时，一般使患者处于坐位、闭眼、头稍后仰的体位。家长握住患儿双手以防其突然抓握镜体。护士双手固定患儿头部避免摆动。纤维内镜远端涂硅油等医用润滑剂。可从下鼻道或中鼻道与鼻中隔的夹缝两个缝隙之一插入。如采用经口操作方式，则应使用开口器。

如能配合，镜头插入鼻腔时，患儿由鼻式呼吸改口式呼吸以防镜面起雾；镜头由鼻咽部即将进入口咽部时，嘱患儿改回鼻式呼吸，以免软腭上抬阻塞镜头通过。镜头插入口咽部后，嘱患儿将舌充分外伸，以充分暴露会厌谷。

镜头达到会厌上方，并能够清晰观察到杓会厌壁、喉前庭、声带和声带下方气道时，即到达理想位置。

稳定镜头位置。嘱患者发"Yi"音观察声带运动及声门闭合。不配合的婴幼儿和儿童，可在其哭闹时观察声带的运动。

一般按照从水—浓流质—糊状食物—固体食物的次序进行检查。注意渗入、误咽、会厌谷残留、梨状窝残留、咽后壁残留等异常表现。

可以尝试头颈部侧屈、旋转、下颌内收等干预方法并判断其效果。

操作时，尽量避免镜头接触会厌、杓会厌壁、咽后壁，以防引起患儿不适。

如因鼻腔、口腔分泌物或检查所用食物阻挡镜头，可嘱患者做吞咽动作以清洁镜头，恢复视野。

在未给食物之前，如果观察到气道入口处有大量唾液，应注意观察这些唾液是否进入气道以及其进入的深度。

FEES 操作时可能因损伤鼻黏膜导致少量鼻腔出血。按常规操作 FEES，因为镜头不触及会厌、也不需要伸入喉部，不应出现喉水肿、喉痉挛。

图 10－4 显示一例不随意运动型脑瘫患者在未吞咽任何液体和固体之前，FEES 显示的咽部解剖结构。包括图像上部的咽后壁、中部的杓会厌襞、声带以及声门裂下方的气道、下部的会厌软骨和会厌谷以及两侧的梨状窝。

图 10－5 显示声带的闭合状态，已经接近完全闭合。

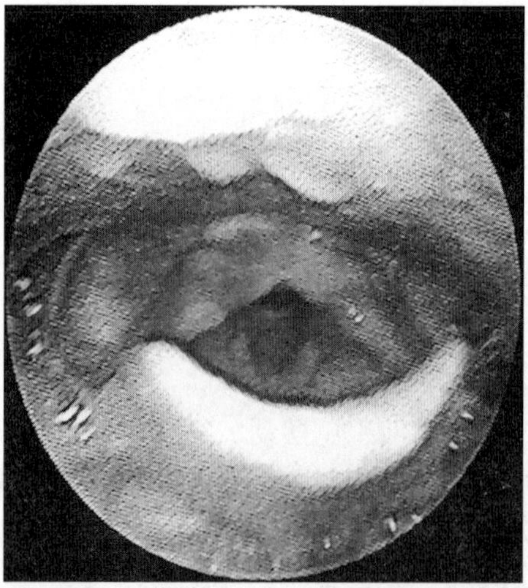

图 10－4　FEES 显示的咽部解剖结构

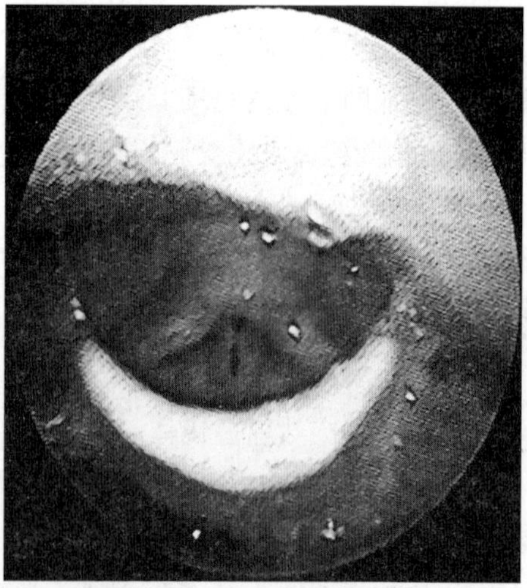

图 10－5　声带接近完全闭合

图 10－6 显示吞咽浓流质后咽部的大量残留物，包括喉前庭内声带水平以上的残留物（渗入）。

图 10－7 显示吞咽少量米饭后，米粒残留在杓会厌襞与咽后壁之间。

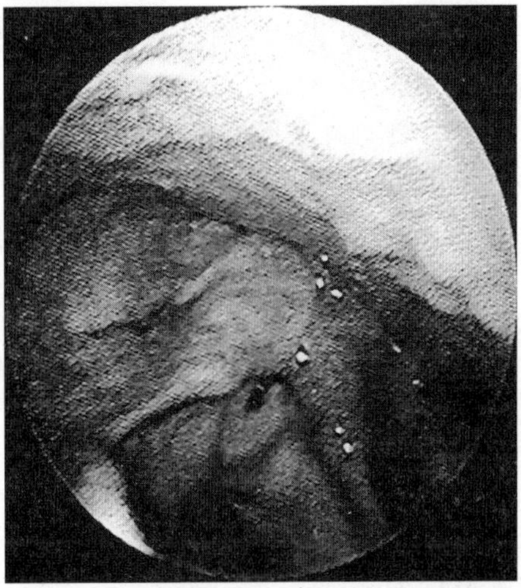

图 10－6　吞咽浓流质后咽部的大量残留

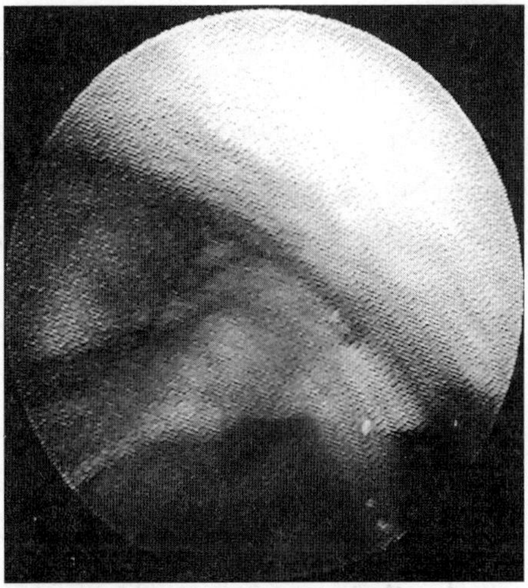

图 10－7　固体食物残留

第六节　饮食调整

饮食调整（diet modification）是吞咽障碍的基本治疗。单独采用饮食调整就能够降低吞咽困难引起的吸入性肺炎的发生率。美国胃肠病学会指南指出，如果存在口咽期吞咽困难导致吸入性肺炎的危险，应当常规进行饮食调整。

美国营养学会于 2002 年发布了美国国家困难障碍饮食方案（NDD）。此方案由营养专家，言语病理专家和食品研究专家共同讨论后制定。其目的是为吞咽困难的饮食调整确立标准的规范用语和实践指导。

饮食调整包括固体食物和液体两个方面。

一、固体食物质地和液体黏度的 4 个水平

NDD 根据不同食物的特性，将固体食物的质地（diet consistency）和液体的黏度（liquid viscosity）都分为 4 个水平。

1. 半固体（固体）食物

NDD1：糊状食物（均质的，内聚力强，类似布丁，仅需要极少量的咀嚼能力）。

NDD2：力学特性改变的食物，如湿润的半固体食物，需要一定程度的咀嚼，容易形成食团。如湿润而嫩、被绞碎或切成小块的肉类，软而嫩的烹调过的蔬菜，质软成熟的或罐装的水果。不包括面包、干蛋糕、米饭、奶酪块、玉米或豌

豆。肉类大小不超过1/4立方英寸（1英寸=2.54厘米），用酱汁或肉汤润湿。烹调的蔬菜要小于1/2英寸，应能被餐叉捣碎。

NDD3：进阶食物（软的食物，需要更好的咀嚼能力。不包括很硬、很黏和松脆的食物。允许面包、米饭、湿润的蛋糕、切碎的莴苣、嫩而湿润的整块肉食。避免坚硬的蔬菜和水果、坚果和种子）。

正常：允许所有食物。

2. 液体

（1）稀薄（Thin） 黏度为1~50厘泊

（2）果露样（Nectar-like） 黏度为51~350厘泊

（3）蜂蜜样（Honey-like） 黏度为351~1750厘泊

（4）匙稠度（Spoon-thick） 黏度大于1750厘泊

简单的判断方法为：匙稠度的液体放置于匙内被缓慢倒出时，黏着在一起，呈团块状落下，类似布丁。蜂蜜样液体放置于匙内被缓慢倒出时，呈现连续的液线，而无法分离成液滴状（VFSS和FEES所用的浓流质食物即为这一黏度）。果露样液体放置于匙内被缓慢倒出时，可以一滴一滴地分开落下。稀薄液体包括水、牛奶、果汁、咖啡，茶、碳酸饮料等，但应了解，牛奶、果汁、咖啡，茶、碳酸饮料等的黏度均高于水。

实际应用时，可以参照NDD的分类原则，根据各个国家和地区各自的饮食习惯制备不同水平的食物和液体，以适应不同类型的吞咽困难患者。

VFSS和FEES所用液体和固体食物的种类和量的选择，一方面是为了尽可能多地掌握患者的吞咽功能，另一方面也有助于确定患者安全吞咽的食物和液体的种类、一口量和吞咽方法。

NDD的四种水平的液体可以采用增稠剂（thickener）制备。在发达国家，有多种商品化的增稠剂可供使用，国内现在也有多种吞咽障碍增稠剂产品。

韩国国立首尔大学医院采用一种简易的液体稠化方案：3g淀粉与100ml水搅拌均匀，加热后稠度属于匙稠度液体范畴；3g淀粉与200ml水搅拌均匀，加热后属于蜂蜜样液体范畴；3g淀粉与300ml水搅拌均匀，加热后属于果露样液体范畴。如果没有增稠剂产品，也可以使用这种液体稠化方法。

二、基于FEES/VFSS确定治疗方案

如果行VFSS/FEES时，患者吞咽时始终未能出现喉部上升，则不适于经口营养摄入。可以考虑间歇经口/鼻胃管进食或鼻饲饮食，如患者吞咽功能无恢复

可能，可选择经皮胃造瘘术（PEG）。

如果行 VFSS/FEES 时，患者吞咽时可以出现喉部上升，但喉上升不充分，吞咽多种食物发生误吸，体位调整及吞咽时主动措施（如声门上吞咽）均无法纠正误吸，可以采用间歇经口/鼻胃管进食或鼻饲饮食，同时配合小冰块（ice cube/chip）吞咽训练。所用小冰块大小根据患者体格确定，对于成人，冰块直径不超过3mm，对于儿童，应远小于声门裂。训练时，由单个冰块吞咽开始，视患者反应逐步增加冰块个数。如患者出现面红、憋气、窒息感、剧烈咳嗽则应暂停训练。

如果行 VFSS/FEES 时，患者吞咽 5ml 钡液时出现无法纠正的渗入（penetration）或误吸（aspiration），而吞咽 2ml 钡液无渗入及误吸发生，则患者吞咽液体时应限制一口量不超过 2ml。

如果行 VFSS/FEES 时，患者吞咽钡液时出现无法纠正的渗入或误吸，而吞咽浓流质无渗入及误吸发生，那么，患者明确能够耐受的液体是 NDD3 级（蜂蜜样），对 NDD2 级（果露样）液体也可能耐受，但不能给予 NDD1 级液体。饮水时应使用液体增稠剂，可以首先增稠液体至 NDD2 级水平，观察患者反应。如果不能耐受，则增稠至 NDD3 级水平。

如果行 VFSS/FEES 时，患者吞咽浓流质时出现无法纠正的渗入或误吸，而吞咽布丁时无渗入及误吸发生，则患者饮水时应增稠至 NDD4 级水平。

如果行 VFSS/FEES 时，患者吞咽 NDD1 – 4 级固体食物中某一种或几种时，出现无法纠正的渗入或误吸，则应当避免进食此种（或几种）食物。

饮食调整的同时，应当配合患者的姿势或吞咽时的主动策略。下颌内收可以使气道入口变窄，从而降低渗入（误吸）发生的可能性和发生的严重程度，是吞咽困难患者进食的常用体位。头部转向一侧，可以闭合该侧的梨状窝；头部向一侧倾斜，则可以引导食团从该侧下行。发现梨状窝残留时，可以采用这两种姿势，并在 VFSS/FEES 下确认效果。如果行 VFSS/FEES 时，患者吞咽某种固体或黏稠液体时，出现会厌谷大量残留，则应在饮食调整的同时，配合努力吞咽、重复吞咽及交替吞咽固体（稀薄液体）的方法。此外，门德尔松手法、声门上吞咽方法等也常与饮食调整配合应用。

随着吞咽功能的改善，逐步改变提供给患者的食物或液体的种类，也是饮食调整的内容之一。如果发现患者吞咽功能进步，可以再次进行 VFSS/FEES，以助确定新的饮食方案。

在国外，间歇经口/鼻胃管进食可能由家属操作。因此，如果决定患者采用间歇经口/鼻胃管进食，会在 VFSS 下进行胃管插入试验，确认胃管进入气管的风险。

一般认为，NDD 的四种固体食物水平，对吞咽功能的要求是逐步增加的。对于许多患者，糊状食物基本无须咀嚼，容易形成食团，经过咽部时不会分散成细小颗粒而进入气道，是比较安全的食物。正常食物则难度最大。其他两个水平则介于两者之间。液体的四个水平则是第一个水平难度最大，之后依次难度降低。黏稠度高的液体，被推送到咽部的速度较慢，对于喉上升不及时的患者，会减少液体进入气道的风险；此外，此种液体内聚力较强，不易分散成细小液滴而进入气道，故安全性较高。然而，对于具体患者，还需要根据 VFSS/FEES 的结果综合判断，不能僵化地做出决定。例如，某些舌根部及咽侧壁肌群无力的患者，吞咽饼干表现尚可，而吞咽糊状物则会在会厌谷、梨状窝出现大量的残留，甚至残留物悬滞在气道入口附近，此时如患者呼吸，则残留物容易进入气道，引起误吸甚至气道阻塞。此类患者吞咽高黏度液体时，也会出现类似情况。

吞咽困难患者可以在一餐中进食不同种类的食物。然而，除非患者吞咽功能较好，否则应当避免把不同质地（黏度）的食物混杂在一起，同时放入口中。不同性状的食物混在一起，需要较高的咀嚼能力，也不容易形成内聚力强的食团；这样，吞咽时部分食物容易过早落入咽部，进入气道。同样，水和固体食物也不宜同时入口；这样，在咀嚼固体时，液体可能会先于固体滑落咽部、进入气道。因此，性状不同的固体食物混杂在一起以及液体和固体混杂的食物，对吞咽功能尚不理想的患者是应当避免的（如带汤的面条或掺杂在一起的蔬菜与米饭）。而如果将不同的原料混合在一起烹调、处理后，形成的质地均匀的食物，是可以使用的。

对吞咽困难患者，食物和液体的制备不但应当考虑安全性和营养，还要考虑食物（液体）对患者是否有吸引力，或者说，是否能使患者产生足够的食欲。可以在食物（液体）中添加调味品，以提供适合患者口味的饮食。

第七节　吞咽康复训练技术

如能保证吞咽液体或固体时的安全性，吞咽治疗时应安排在治疗师指导下的吞咽不同种类（量）的液体或固体的练习，而避免在一次治疗中，仅安排各种训练技术、感觉刺激，但没有练习吞咽真正的食物。

一口量，即最适于吞咽的每次摄食入口量。一口量过多会从口中漏出，也会导致咽部残留；一口量过少则刺激强度不够，而难以诱发吞咽反射。

代偿性吞咽策略是指在吞咽时采取特定的姿势，通过改变食物通过的渠道和特定吞咽方法使吞咽变得更为安全。如转头法，是将头转向咽肌麻痹一侧，使食物绕过喉前侧，经咽肌正常的一侧进入食管。下颌内收（chin－down）可能会使气道入口变窄，从而降低食物进入气道的风险。

如果VFSS/FEES发现咽部残留过多，则推荐完成单次吞咽动作后，反复再进行几次吞咽动作，以清除残留。也可以单次吞咽后，饮少量水（如1～2ml）咽下，也能帮助清除咽部残留，即“干湿交替吞咽”。

吞咽时采用何种姿势、一口量，以及反复吞咽和干湿交替吞咽的效果，如有条件可采用FEES/VFSS确认。

应根据患儿的异常表现判断存在何种功能异常，以选用适宜的治疗技术。例如唇运动范围、力量或协调性减退，表现为流口水，唇角下垂，应采用唇运动训练。舌运动范围、力量或协调性减退，表现为不能将食物从口腔前部推向后部，食物堆积在口内，应采用舌运动训练。颌运动范围、力量或协调性减退，表现为不能正常地咀嚼食物，应采用颌运动训练。咳嗽无力或不能咳嗽，表现为不能将痰咳出，应进行呼吸运动训练。呼吸频率偏快而浅，应进行呼吸运动训练。气道保护机制减退，表现为湿音、沙哑音质，应进行喉入口闭合、声带内收训练。咽部感觉迟钝，表现为吞咽反射延迟或消失，应进行温度刺激。喉上抬幅度不足，应诱发和强化舌－喉复合体前上移肌群，配合小冰块（ice cube/chip）吞咽训练。

颌运动训练包括尽量张口，然后放松。下颌向两侧运动。可进行抗阻练习，即患儿张口时，治疗师把手放在其下颌下方，向上推以给予抵抗；患儿闭颌、用力咬合时，治疗师向下拉下颌，施加阻力。

唇运动强化训练能够改善食物或水从口中漏出。训练内容包括闭唇、噘嘴和唇角上抬。患儿紧闭上下唇，治疗师将示指与中指分别压于上、下唇，给予一定力量掰开双唇，以强化闭唇控制。患儿用力噘嘴，治疗师用示指置于嘴角向外拉，给予阻力，通过抗阻强化唇的运动控制。患儿做微笑动作，治疗师将中指置于口角，抵抗其唇角上抬。用冰块沿口角向面颊快速轻擦，可促进唇角上抬。

腭咽闭合的训练的方法，是把吸管的一端封住，嘱患儿用吸管吸吮。或将吸管插入玻璃杯中吹气。或患儿反复发/k/和/a/音。吸吮动作可使软腭提高、腭咽肌收缩。吹气则需要软腭抬高和腭咽闭合。发软腭爆破音/k/，需要较大的气压，使软腭产生大幅度运动，同时需舌后部的运动；反复发/a/音，可以改善会厌闭合和腭咽闭合。

舌运动强化训练能够促进对食团的控制，改善食团在口腔内的行进。包括伸出、侧伸、舌体抬高、舌根部后缩的练习。舌伸出困难时，用茶勺凸面压迫舌背使舌平展，可使舌一点点伸出，也可同时给予轻微振动刺激。侧伸时，可用压舌板给予阻力，运动不充分时可以用茶勺凹面压迫舌侧方，交互进行左右侧伸训练。另一方法为嘱患儿舌在口内将两侧面颊顶起，治疗师给予阻力。可在唇角放置果冻，患儿以舌舔果冻以改善运动运动。舌尖舔上、下、前、后牙齿，做“清扫”牙齿的动作。促进舌根部抬高的方法，是用压舌板快速用力向下压舌根部，嘱患儿对抗压力抬起，治疗师再用压舌板抵抗舌根部的抬高。连续发/ke/ /la/和/ta/音，也有助于舌根抬高（汪洁，2007）。

可以使用吸舌器进行舌运动控制训练。吸舌器吸住舌前部后，可向上、下、左、右、前伸、后缩各个方向牵拉舌体，也可在舌向上述方向运动时给予阻力或助力。吸舌器的球囊部清洁后，令患儿用上下唇夹紧，能够提供唇闭合的抗阻训练方式。

我们的研究发现，在主动运动时，主动肌受到的本体感觉刺激，能够通过丘脑－运动皮质的神经纤维投射改善运动控制。因此，治疗中可以采用多种方法，在口腔、咽喉部肌肉运动的同时给予各种躯体感觉刺激或在给予感觉刺激（如冰－触觉刺激、振动、电刺激）后立即进行主动运动，以提高训练效果。

吞咽启动延迟的患儿，可采用咽部冷刺激，即使用冰棒（如湿纱布缠绕压舌板冰冻），轻触软腭、腭舌弓、腭咽弓、舌根及咽后壁。刺激后立即做空吞咽动作。

除被动接受感觉刺激外，美国的OPT（oral placement therapy）疗法通过结合主动的本体觉感知强化训练，来改善吞咽和言语功能（周秋敏，2013）。OPT治疗时在调整患儿坐位时的头颈部生物力学对线后，嘱患者发/i/ /u/和/a/元音，以确定流畅发音时的不同下颌位置，然后给予唇角、颊部黏膜、上颚、舌尖－舌体－舌根冰刺激以确认敏感区域和不敏感区域，在不敏感区域给予感觉刺激，并在之前确定的不同下颌位置下，进行发音、咬合、唇闭合、吹气等涉及唇、舌、软腭、下颌、喉部运动和呼吸运动的精细控制练习（包括分级、分段运动），并结合吞咽食物练习。

患儿流涎，可尝试在唾液腺分布处冷按摩，每次10分钟，2～3次/天。也可以考虑唾液腺肉毒素注射。

舌骨上肌群的电刺激治疗有助于改善吞咽时喉上抬的控制。但因注意电极位置勿放置过低而激活舌骨下肌群。电刺激舌骨下肌群可作为配合良好患者主动吞咽时的抗阻练习，但需要观察此种治疗是否能改善吞咽功能。

如存在食管上括约肌失弛缓，可考虑采用导管球囊扩张术治疗，也可考虑肉毒素注射。我们曾联合应用超声和导管球囊扩张，以准确定位失弛缓的具体位置，完成肉毒素注射。

婴幼儿、儿童的吞咽训练，趣味性和医－患互动是关键因素。

（魏鹏绪）

第十一章　神经源性膀胱－括约肌功能障碍

中枢或外周神经病变可导致膀胱－括约肌功能障碍（neuropathic bladder－sphicter dysfunction），产生一系列下尿路症状，并继发上尿路病变，也称为神经源性膀胱（neurogenic bladder）。

国外文献显示，约55.5%的脑瘫患者（成人和儿童）存在下尿路症状。由于神经源性逼尿肌过度活动的高患病率，储尿期症状较排尿期更为普遍。存在排尿期问题和盆底肌过度活动的患者，更容易继发上尿路问题。痉挛型四肢瘫患者、GMFCS Ⅲ级或更高的中至重度障碍患者、认知功能严重受损的患者，会出现更为严重的神经源性膀胱（Samijn B，2016）。

我们收治的国内脑瘫患儿中多数也存在神经源性膀胱。脑瘫儿童的神经源性下尿路功能障碍会导致膀胱输尿管反流以致肾功能受损，也会导致泌尿系感染、膀胱憩室、泌尿系结石等诸多问题，严重影响健康状况和预后。然而，这一问题的识别和管理通常没有得到足够重视，儿童用药的剂量和经验也相对缺乏。

本章根据国际尿控协会、国际儿童尿控协会的指南、标准及国内指南和专家共识以及编者近年的临床实践，简要介绍脑瘫患者的下尿路问题、处理原则和方法。

第一节　下尿路的解剖和生理特点

为便于对比，首先介绍成人下尿路的解剖生理以及正常的储尿和排尿特点，之后介绍下尿路功能的正常发育过程和儿童的膀胱容量。

一、成人下尿路的解剖和生理

上尿路包括肾脏和输尿管，下尿路包括膀胱和尿道。

膀胱位于盆腔，充盈时近似球形。排空时形状则更接近四角锥体，有下角、两个后侧角和前角。其中，前角连接于脐尿管，部分患者当膀胱颈或尿道阻塞时尿液会经脐尿管从脐排出；两个后侧角是输尿管与膀胱壁的连接部；下角为膀胱颈，与尿道内口相连。

输尿管进入膀胱壁时，约1～2cm的长度（成人）被逼尿肌形成的鞘包绕；此处，输尿管壁肌肉与逼尿肌之间有结缔组织分隔。输尿管在膀胱侧壁内斜行1.5～2cm后终止于输尿管口，膀胱充盈时的内压增高会闭合这一段输尿管，从而有助于阻止输尿管反流。

四角锥体形的膀胱有四个面。两个下外侧面贴合于盆壁和盆底；底面（base）位于膀胱颈后部和两个输尿管入口之间，面积小，膀胱充盈和排空时体积变化也不大；上面（superior surface，fundus）充盈时外形变化最大，向上方和前方扩展。

在膀胱内部，两个输尿管入口和尿道内口相距很近，形成了膀胱的三角区。输尿管内口呈狭缝状，两个内口之间由隆起的输尿管间脊连接；尿道内口为环形，与每一输尿管入口之间也有脊状隆起相连。

未充盈时，除膀胱三角区外的膀胱内壁黏膜富有褶皱，在充盈时逐步变得平滑。

膀胱和尿道由交感神经和副交感神经支配；交感神经来自于脊髓的T_{11}～L_2节段，副交感神经来自于脊髓S_2～S_4节段。膀胱和尿道的感觉信息经阴部神经、盆腔内脏神经、腹下神经传入脊髓。阴部神经主要传入尿道黏膜的感觉（外生殖器处皮肤和肛管），也传入盆底横纹肌的本体感觉。盆腔内脏神经是排尿反射的传入通路。腹下神经的传入作用尚未明确。

尿道外括约肌则由躯体运动神经支配。

男性膀胱颈部的平滑肌则形成了完整的环形括约肌，并扩展到尿道近端，即尿道内括约肌。男性膀胱颈部平滑肌受胆碱能（副交感）神经和肾上腺素能（交感）神经支配，交感神经兴奋引起括约肌闭合。

女性膀胱颈部无解剖学意义上的括约肌，此处的平滑肌斜向或纵向延展入尿道壁。女性膀胱颈部的肾上腺素能（交感）神经少于男性。

男性尿道平滑肌主要为纵向走行，少数在外层呈环形；纵行部分应在排尿期实现尿道开放，环形部分则应在储尿期升高尿道压力。男性尿道横纹肌含35%快收缩纤维和65%慢收缩纤维（女性则含13%快收缩纤维）。尿道外括约肌能够在膀胱充盈时保持足够的尿道压力，并在腹压增高时反射性上升而阻止尿液排出。

女性尿道的一部分被尿道外括约肌（横纹肌）等肌肉所包绕，这些肌肉为

Ⅰ型慢收缩纤维，能长时间为尿道闭合提供压力；尿道外的肛提肌（横纹肌）收缩则能辅助完成尿道的快速闭合。女性尿道的平滑肌以纵向走行为主，少量环形部分与外括约肌交织。女性尿道平滑肌受到很少的肾上腺素能神经支配，但受到大量胆碱能神经支配。解剖和神经解剖特点都提示，女性尿道平滑肌能够缩短和扩张尿道，以利排尿，但无括约肌功能。

正常状态下，逼尿肌在膀胱充盈时延展，不会导致膀胱内压显著增高，排尿时则同步收缩以产生足以排出尿液的膀胱内压，并能收缩足够长的时间以实现排空。三角区处平滑肌的特性和神经支配不同于逼尿肌，可能与排尿时输尿管的防反流机制有关。

成人最大膀胱容量正常值为男性600（±150）ml，女性500（±100）ml。

二、低压储尿和低压排尿

膀胱和尿道共同构成一个功能单位，以完成两种功能：储存尿液和排出尿液。逼尿肌位于膀胱壁中，属于平滑肌，其收缩是排空尿液的主要动力，增加腹压可辅助排空尿液。位于膀胱颈部和尿道的内、外括约肌收缩，则能防止尿液排出。

正常状态下，即使在膀胱充盈而有较强排尿感时，如果没有自主启动排尿，也没有逼尿肌收缩。当膀胱充盈时，尿道括约肌随之反射性收缩，以阻止尿液排出。自主启动排尿后，逼尿肌收缩，同时括约肌松弛，完成膀胱排空过程。

因此，正常成人在储尿期和排尿期都不会出现过高的膀胱内压。最大尿流率时的逼尿肌压力正常值男性为43（±10）cmH_2O，女性33（±15）cmH_2O，儿童35（±12）cmH_2O。但安全值与不同性别、不同尿流率有关，如部分学者认为女性排尿时膀胱内压>50～60cmH_2O提示排出道梗阻，但也有认为低尿流率如<12ml/s时，膀胱内压超过20cmH_2O，提示尿道梗阻。

膀胱输尿管反流是指排尿时尿液从膀胱反流至输尿管和肾盂。反流使下尿路的细菌通过反流到达上尿路，引起肾实质感染、肾瘢痕形成和肾功能损伤。出现功能性尿路梗阻时，膀胱尿道压增高，致肾小管压增高及肾内反流，远端肾单位受损，而出现肾小管功能受损。尿液反流至上尿路后可漏入肾间质，直接刺激或通过自身免疫反应导致间质炎症或纤维化、肾内血管闭塞及狭窄，加重肾瘢痕形成和肾功能损伤。

三、下尿路功能的正常发育过程

婴儿期的排尿受脊髓反射控制。膀胱中尿液增多，刺激反射弧的传入部分，引起逼尿肌收缩，同时尿道外括约肌松弛，完成排尿。

随儿童发育，排尿控制受到三个独立因素影响。首先，膀胱容量不断增大以适合储尿；其次，实现对尿道外括约肌的自主控制（通常在3岁），以启动和终止排尿；第三，实现脑对脊髓排尿反射的控制，以自主启动和抑制逼尿肌收缩，这一过程可能最为复杂。

婴幼儿常出现间断排尿，即10分钟内可能有2次排尿。约60%的早产儿会出现这种排尿方式，足月儿则较少。

到4岁时，多数正常孩子能具备类似成人的排尿控制能力。

不同年龄儿童的正常膀胱容量（ml）可用下述方法估算（Kaefer M，1997）：

<2岁者＝［年龄（岁）×2＋2］×30

≥2岁者＝［年龄（岁）/2＋6］×30

尿动力学测定时的最大膀胱容量（ml）估算方法则为（国内指南2010版）：

1岁内男孩＝24.8×年龄（岁）＋31.6

1岁内女孩＝22.6×年龄（岁）＋37.4

1～15岁儿童＝30×年龄（岁）＋30

第二节 儿童神经源性膀胱的评估和分类

一、临床评估

神经源性膀胱的临床评估包括细致的病史采集、排尿日记和临床体格检查。尿动力学评估则对神经源性膀胱的治疗有指导意义（Samijn B，2016）。

排尿日记有助于评估排尿功能。排尿日记应连续记录3～5个24小时内的液体摄入和排尿情况，应当包括24小时内排尿的次数、每次排尿持续的时间以及每次排出的尿量。日记也需要记录排尿时的症状如尿急和漏尿的次数。家长要记录尿垫的使用情况。要记录睡眠的起止时间，以区分睡眠时和清醒时的表现。随访时，应提供排尿日记。

我们推荐对脑瘫患儿常规采用超声定期监测膀胱容量和残余尿量，以便早期发现神经源性膀胱。超声可评测膀胱壁厚度、膀胱容量、残余尿、膀胱憩室和结石，也能够观察膀胱颈的开放和关闭。

尿动力学检查为侵入性操作。如果因各种原因没有进行尿动力学检查，可以进行以下几种操作。①细致的临床资料采集，包括有无反复泌尿系感染、明确患者有无尿急、尿频、尿痛、排尿困难、费力、尿失禁各种排尿障碍、有无会阴周围皮肤异常感觉及肛门括约肌张力增高；②自由尿流率测定（使用自由尿流率仪，为非侵入性方式）；③排尿日记；④测量膀胱容量和残余尿量等；⑤排尿方式观察。也可以尝试初步估测患者膀胱、尿道内外括约肌的功能，并给予针对性治疗。

除尿动力学检查外，其他辅助检查也有助于临床判断。对存在尿频、尿急等泌尿系感染症状者可进行血常规、尿常规、尿细菌培养及药敏试验等，可行生化检查以明确是否存在肾功能改变。血清胱抑素 C 浓度与肾功能损害程度高度相关，较血尿素、肌酐测定更为敏感。

超声检查能够观察肾脏形态、膀胱颈部的开闭状态和膀胱壁厚度及测定膀胱容量和残余尿量。磁共振尿路成像和放射性核素肾脏扫描能够了解患儿肾脏功能、肾脏瘢痕及肾盂和输尿管排泄情况。膀胱尿道造影能显示膀胱输尿管反流及反流程度，严重患儿膀胱形态呈“圣诞树”样改变，膀胱长轴变垂直、壁增厚和憩室形成。膀胱镜检查可发现后尿道瓣膜以及膀胱内各种病变，早期各种类型的神经源性膀胱内部情况大致正常，随着时间推移而小梁逐渐增多，小室、憩室逐渐形成。

二、参照尿动力学的儿童下尿路功能障碍分类

1. 储尿期的膀胱功能

（1）逼尿肌活动：通过测量逼尿肌压力来判断。分为：①正常，指随膀胱充盈，没有显著性压力增加，也没有不自主收缩。②活动过度，指随膀胱充盈出现不自主收缩，患者不能完全抑制这种收缩。包括：a. 逼尿肌不稳定——有意地、自发地或激惹性地收缩；b. 逼尿肌反射亢进——因神经控制机制受损所致。③活动低下，常出现在膀胱过度扩张时，从而有过度充盈的风险。

尿动力学检查时，逼尿肌压力 = 膀胱内压 - 腹压。腹压由直肠测压管测得，与膀胱内压同步测量。

（2）膀胱感觉：分为四种情况：①正常；②增加（过敏）；③减少（感觉低下）；④感觉缺失。

（3）膀胱容量：尿动力学检查时，最大膀胱测量容积指在孩子开始排尿时的充盈容量。此时静息压力应 $<30\ cmH_2O$。婴儿期以上的儿童，膀胱容量的正常值（ml）$=30+30\times$年龄（岁）。

（4）膀胱顺应性：受充盈速率、膀胱形状、膀胱壁厚度和力学特性、逼尿

肌收缩（松弛）特性的影响。正常状态下，充盈时仅有很小或没有压力变化。儿童的膀胱顺应性与年龄对应的最大测量容积有关。神经源性膀胱患儿的膀胱顺应性不良与上尿路病变风险相关。

2. 储尿期的尿道功能

膀胱充盈时，正常的尿道闭合机制能够维持尿道内压为正值，腹压增加时也是如此。在即将排尿前，尿道内压降低使尿液排出。如在无逼尿肌收缩时出现漏尿，则提示尿道闭合机制受损。这有两种可能：①膀胱内压超过尿道内压；②出现未受抑制的排尿反射，尿道内压不自主下降。

膀胱容量小但内压高时，上尿路病变风险增高，此时可测定漏尿点压力，即尿液首次排出尿道时的膀胱内压。其安全值应明显低于40 cmH_2O。

3. 排尿期的尿流测定

排尿期的尿流可能是连续的、间断的（一段一段地）或中断的。尿流率的单位是ml/s。排尿时间指所测得的尿液流出的时间长度。排空容量指从尿道排出的所有尿液容积。尿流率的最大值为最大尿流率，平均尿流率=排空容量/排尿时间。

4. 残余尿

刚排完尿后，膀胱中剩余的尿液量为残余尿。

除新生儿外，正常人每一次排尿时会完全排空膀胱，没有残余尿。

临床最常用的残余尿测量方法是：①导尿；②超声测量。

测量残余尿时，应当记录：①排出的尿量；②排尿和测量残余尿之间的时间间隔。特别是在使用利尿剂时。此外，重度膀胱输尿管反流患者，输尿管内的尿液会在排尿后立刻进入膀胱，而被误认为残余尿。

没有残余尿并不能除外下尿路功能障碍。

单次检查发现的残余尿，应再次复查以确认，尤其是对于婴儿和年幼儿童。多次检查发现残余尿≥20ml或大于最大膀胱测量容积的10%，则应明确病因。

5. 排尿期的膀胱功能

排尿期时，逼尿肌功能可分类为：①逼尿肌无反射，指完全没有中枢控制的协调性收缩；②逼尿肌活动低下（detrusor underactivity），指逼尿肌收缩的幅度和（或）时间长度不足，而不能在正常时间内排空膀胱，患者可能既在储尿期有逼尿肌过度活动，也在排尿期有逼尿肌活动低下；③逼尿肌收缩不持续，指收缩持续的时间长度不足，而不能排空膀胱；④逼尿肌收缩正常，指能主动启动逼尿肌收缩而正常排空，4岁前通常难以终止这一过程。

在排尿期，逼尿肌收缩时的膀胱内压与尿液流出道的阻力大小有关。存在双侧反流的小男孩，膀胱充盈时可能有逼尿肌过度活动，并且排尿时在没有流出道梗阻时，逼尿肌收缩也产生高压力。

6. 排尿期的尿道功能

排尿期时尿道功能可分为：①正常，尿道开放使膀胱排空；②梗阻性，因肌肉活动过度而在排尿时尿道仍闭合或存在机械性梗阻如尿道狭窄、先天性后尿道瓣膜。

对于婴儿或年幼儿童，排尿时偶发的尿道肌肉活动过度且伴有残余尿并不少见，属于正常发育过程。而当排尿时出现尿道和尿道周围闭合机制（如肛提肌）同时收缩或尿道未能开放，就会出现病理性梗阻。

逼尿肌 - 括约肌协同失调（或称作逼尿肌 - 外括约肌协同失调，DSD），指排尿时逼尿肌收缩，且尿道和（或）尿道周围横纹肌同时收缩。这是神经源性膀胱的常见问题。

尿道括约肌活动过度，可能发生于神经功能正常儿童在排尿期收缩逼尿肌时，也被称作排尿功能不良（dysfunctional voiding）。与 DSD 的区别是，DSD 仅出现在神经源性膀胱患者。

逼尿肌无收缩时也会出现尿道外括约肌收缩（如在咳嗽时），是一种正常的保护性反射。

第三节　神经源性膀胱的治疗

神经源性膀胱的治疗目的，是尽可能恢复正常或接近正常的储尿和排尿功能，尽量降低膀胱 - 输尿管反流的风险和其他继发和并发问题。这样，患者的日常生活自理能力和社会参与能力也将随之改善。青少年约为 4 小时，婴幼儿不小于 1 小时为适应社会活动的有效控尿时间。

具体治疗目标：①膀胱接近或达到同龄孩子的正常容量；②膀胱充盈期和排尿期的压力均在安全范围；③膀胱完全排空，没有残余尿；④没有尿失禁。

为便于准确了解患儿膀胱和尿道括约肌的功能状态以及有效防止上尿路损害，在治疗期间患儿应定期随访，并能定期复查尿动力学。

儿童神经源性膀胱一般首选保守治疗，包括膀胱功能训练、间歇导尿、药物治疗、电刺激神经调控、针刺疗法等。

注意便秘可能加重尿道梗阻，应及时干预。

如有适应证，应尽早实施间歇清洁导尿，并要求患儿父母掌握这项技术。间歇导尿一般应配合定时饮水计划，每日饮水量在 1500 ~ 2000ml（成人量。儿童按年龄、体格折算）。目前多采用便携式超声监测膀胱容量，以确定间歇导尿的时间间隔。

药物治疗用于抑制逼尿肌、尿道内括约肌或外括约肌活动过度。托特罗定、索利那新可用于抑制逼尿肌活动过度。

参照 Donohoe JM（2005）等的研究，特拉唑嗪和坦索罗辛可在低至 5. 5 岁的患儿中安全使用，能够获得缓解膀胱出口功能性梗阻的效果。应用于儿童时，一般应从成人最低剂量的半量开始口服，小量增减，根据患者尿动力学和症状变化以及对药物的耐受情况确定最终剂量（即滴定法）；年龄低于 12 岁的患儿，坦索罗辛一般从 0. 2mg 起始开始口服，从胶囊中取出的药物与食物或饮料混合后，患儿口服并无困难；年龄更大的孩子也可考虑从 0. 4mg 起始口服；最终的维持剂量为每晚 0. 4mg。治疗前需测定血压和心率。治疗期间应监测血压变化和患儿反应，防止血压过低。如患者出现头晕或头重脚轻感或其他直立性低血压反应，应测量平卧位、坐位和立位血压。参照上述方法，我们在临床中观察到坦索罗辛能够改善脑瘫儿童神经源性膀胱所致的输尿管扩张和肾盂积水。

逼尿肌注射 A 型肉毒毒素可抑制逼尿肌活动过度，提高膀胱顺应性，增大膀胱容量。A 型肉毒毒素也可注射于尿道括约肌以降低其过度活动。

电针刺激骶部穴位，可能有助于神经源性膀胱病情改善。

可以尝试盆底肌训练和生物反馈治疗。在膀胱部分充盈时，我们采用无线掌上超声能够在下腹部实时监测膀胱下的盆壁和盆底肌群收缩。与采用 sEMG 和膀胱内压作为反馈信号相比，这一反馈方式的优点是无侵入性、舒适、操作方便，从而有更好的依从性。

有神经源性膀胱的脑瘫患儿应终生随访。推荐随访时进行尿常规和泌尿系超声检查，必要时应考虑影像尿动力学等检查。随访间隔根据患者病情确定。

第四节　膀胱输尿管反流和反流性肾病

一、 病因及发病机制

膀胱 - 输尿管反流是指排尿时尿液从膀胱反流至输尿管和肾盂处。反复膀胱输尿管反流可导致输尿管及上集合系统扩张变形，严重时可见巨输尿管巨膀胱综合征，也可导致反复性或迁延性泌尿系感染及反流性肾病。

引起膀胱输尿管反流原因为排尿时不能够阻止尿液反流至输尿管，其发病机制分为原发性及继发性，脑性瘫痪伴发膀胱输尿管反流和反流性肾病多为继发性为主。

原发性多为先天性膀胱输尿管连接部瓣膜机制不全。继发性多为膀胱内压增高所致，脑性瘫痪儿童常伴有神经源性膀胱，膀胱内压增高继而易伴发膀胱输尿管反流；非神经炎性膀胱功能不全、膀胱出口阻塞及膀胱炎、结石也可继发性引起本病。如长期未予治疗，尿液反复反流入输尿管，易出现难治性感染。反流可使细菌逆行致肾盂、肾盏，尿液与细菌进入肾间质，从而引发肾间质炎症。

二、 临床表现

1. 无症状性反流

患儿无任何不适症状，仅在进行膀胱排泄造影时被排查出。因此极易被忽视。

2. 泌尿系感染

膀胱输尿管反流常合并泌尿系感染，有时反复发作，迁延难愈。

泌尿道感染是小儿泌尿系统常见疾病，在脑性瘫痪儿童中也极为常见。小儿输尿管的肌纤维和弹力纤维发育不全，输尿管弯曲度大，容易发生尿路梗阻，也是泌尿道感染容易发生的原因之一。小儿尿路感染者中约30%～50%存在膀胱-输尿管反流，这也是造成泌尿道感染发病率高和复发率高的重要原因。

3. 反流性肾病

临床上常表现为高血压，高血压的发生率为5%～20%。也可致肾功能不全，影像学检查中可见患儿肾瘢痕形成或肾发育迟缓。

三、常用辅助检查

1. 实验室检查

尿常规常见脓细胞，尿细菌培养阳性。如为反流性肾病，尿常规可见尿蛋白、白细胞、红细胞和各种管型；肾功能检查中可正常、也可存在一定程度的肾小管或肾小球功能不全。

2. 超声检查

判断肾脏的形态、大小、肾盂肾盏扩张、积水。若胎儿或新生儿超声检查示存在肾盂扩张但无阻塞性病变，应考虑是否存在膀胱－输尿管反流。

四、临床诊断

膀胱－输尿管反流及反流性肾病无特异性临床表现。因此，对脑瘫患儿应注意筛查。

国际儿童反流研究委员会将膀胱－输尿管反流分为以下几度。Ⅰ度，反流至输尿管，输尿管无扩张；Ⅱ度，反流至肾盂、肾盏，输尿管无扩张；Ⅲ度，输尿管中度扩张无扭曲，肾盂轻度扩张；Ⅳ度，输尿管中度扩张扭曲，肾盂、肾盏中度扩张；Ⅴ度，输尿管重度扩张扭曲，肾盂、肾盏重度扩张，大部分肾盏的乳头压迹消失。

五、治疗方法

Ⅰ～Ⅱ度：治疗感染。因反流有时可为间歇性反复发作，故反流消失后仍需要每3～6个月复查尿培养。保持大便通畅。

Ⅲ度：治疗方法同Ⅰ～Ⅱ度，但需要每6个月复查静脉肾盂造影，以明确反流是否存在。

Ⅳ～Ⅴ度：考虑手术治疗。

Ⅲ度以下反流保守治疗后，若仍有持续性反流和新瘢痕形成则需手术治疗；反复泌尿系感染长达6个月，治疗后反流症状无好转者，合并有尿路梗阻者，均可考虑手术治疗。

（张嗣敏　魏鹏绪）

第十二章　营养评估和干预

脑瘫患儿常出现生长不良，尤其是四肢均可受累。所有脑瘫儿童均应进行系列的身高、体重和头围测量，并标记在与其年龄和性别对应的成长图表上。卫生部2009年发布的《中国7岁以下儿童生长发育参照标准》提供了男童和女童的身高、体重、头围以及对应身高的体重标准值，可作为正常发育水平的参考。

50%的脑瘫患者会有吸吮、咀嚼和吞咽问题，导致摄入不足而营养不良、体重过轻。正常的营养状态是儿童良好生长发育的基石。脑瘫儿童的营养干预原则是能量摄入和消耗保持平衡，保持儿童身高、体重、头围等参数在正常范围内，并有正常而稳定的增长。

营养过剩和营养不足均对健康不利。我们收治的脑瘫儿童中，检出高血脂者并不罕见。近年国内膳食习惯改变，动物性成分过多，这一不良倾向导致了肥胖等多种健康问题；而儿童期肥胖是成人肥胖症、高血压、冠心病及糖尿病等的先驱病因。

应注意保持从孕期到母乳哺育期母亲的心理和生理健康。例如，肥胖和孕前糖尿病的母亲生育的孩子患自闭症谱系障碍的风险是体重正常且无糖尿病女性的孩子的4倍（Li M et al，2016）。

基于我们的临床实践，并参考原国家卫计委、中国营养学会发布的相关指南，介绍如下。

第一节　6月龄内婴儿的母乳喂养

0~6月龄是一生中生长发育的第一个高峰期。营养作为最主要的环境因素，人体生长发育和后续健康持续产生至关重要的影响，但婴儿消化器官和排泄器官发育尚未成熟，功能不健全，对食物的消化吸收能力及代谢废物的排泄能力仍较低。母乳中适宜数量的营养既能提供婴儿充足而适量的能量，又能避免过度喂养，使婴儿获得最佳、健康的生长速率，为一生的健康奠定基础。因此，对6月龄内的婴儿应给予纯母乳喂养。

母乳既可提供优质、全面、充足和结构适宜的营养素，满足婴儿生长发育的需要，又能完美地适应其尚未成熟的消化能力，并促进其器官发育和功能成熟。6 月龄内婴儿需要完成从子宫内依赖母体营养到子宫外依赖食物营养的过渡，来自母体的乳汁是完成这一过渡最好的食物，基于任何其他食物的喂养方式都不能与母乳喂养相媲美。

母乳喂养能满足婴儿 6 月龄内全部液体、能量和营养素的需要，母乳中的营养素和多种生物活性物质构成一个特殊的生物系统，为婴儿提供全方位呵护，助其在离开母体子宫的保护后，仍能顺利地适应大自然的生态环境，健康成长。

产后应尽早开奶，坚持新生儿第一口食物是母乳。初乳富含营养和免疫活性物质，有助于肠道功能发展，并可提供免疫保护。母亲分娩后，应尽早开奶，让婴儿开始吸吮乳头，获得初乳并进一步刺激泌乳、增加乳汁分泌。婴儿出生后第一口食物应是母乳，有利于预防婴儿过敏，并减少新生儿黄疸、体重下降和低血糖的发生。此外，让婴儿尽早反复吸吮乳头，是确保成功纯母乳喂养的关键。婴儿出生时，体内具有一定的能量储备，可满足至少 3 天的代谢需求；开奶过程中不用担心新生儿饥饿，可密切关注婴儿体重，体重下降只要不超过出生体重的 7% 就应坚持纯母乳喂养。婴儿吸吮前不需过分擦拭或消毒乳头。温馨环境、愉悦心情、精神鼓励、乳腺按摩等辅助因素，都有助于顺利成功开奶。

坚持 6 月龄内纯母乳喂养。纯母乳喂养能满足婴儿 6 月龄以内所需要的全部液体、能量和营养素。此外，母乳有利于肠道健康微生态环境建立和肠道功能成熟，降低感染性疾病和过敏发生的风险。母乳喂养可营造母子情感交流的环境，给婴儿最大的安全感，有利于婴儿心理行为和情感发展；母乳是最佳的营养支持，母乳喂养的婴儿最聪明。母乳喂养经济、安全又方便，同时有利于避免母体产后体重滞留，并降低母体乳腺癌、卵巢癌和 2 型糖尿病的风险。母乳喂养需要全社会的努力，专业人员的技术指导，家庭、社区和工作单位应积极支持，应充分利用政策和法律保护母乳喂养。按需喂奶，两侧乳房交替喂养；每天喂奶 6 ~ 8 次或更多。坚持让婴儿直接吸吮母乳，尽可能不使用奶瓶间接喂哺人工挤出的母乳；特殊情况需要在满 6 月龄前添加辅食的，应咨询医生或其他专业人员后谨慎做出决定。

顺应喂养，建立良好的生活规律。母乳喂养应顺应婴儿胃肠道成熟和生长发育过程，从按需喂养模式到规律喂养模式递进。婴儿饥饿是按需喂养的基础，饥饿引起哭闹时应及时喂哺，不要强求喂奶次数和时间，特别是 3 月龄以前的婴儿。婴儿生后2～4周就基本建立了自己的进食规律，家长应明确感知其进食规律的时间信息。随着月龄增加，婴儿胃容量逐渐增加，单次摄乳量也随之增加，哺喂间隔则会相应延长，喂奶次数减少，逐渐建立起规律哺喂的良好饮食习惯。如果婴儿哭闹明显不符合平日进食规律，应该首先排除非饥饿原因（如胃肠不适等）。非饥饿原因哭闹时，增加哺喂次数只能缓解婴儿的焦躁心理，并不能解决根本问题，应及时就医。母乳喂养应从按需喂养模式到规律喂养模式递进。饥饿引起哭闹时应及时喂哺，不要强求喂奶次数和时间，但一般每天喂奶的次数可能在8次以上，生后最初会在10次以上，随着婴儿月龄增加，逐渐减少喂奶次数，建立规律哺喂的良好饮食习惯。婴儿异常哭闹时，应考虑非饥饿原因，应积极就医。

生后数日开始补充维生素D，不需补钙。人乳中维生素D含量低，母乳喂养儿不能通过母乳获得足量的维生素D。适宜的阳光照射会促进皮肤中维生素D的合成，但鉴于养育方式的限制，阳光照射可能不是6月龄内婴儿获得维生素D的最方便途径。婴儿出生后数日就应开始每日补充维生素D 10μg（400 IU）。纯母乳喂养能满足婴儿骨骼生长对钙的需求，不需额外补钙。推荐新生儿特别是剖宫产的新生儿出生后补充维生素K。

由于婴儿患有某些代谢性疾病、乳母患有某些传染性或精神性疾病，乳汁分泌不足或无乳汁分泌等原因，不能用纯母乳喂养婴儿时，建议首选适合于6月龄内婴儿的配方奶喂养，不宜直接用普通液态奶、成人奶粉、蛋白粉、豆奶粉等喂养婴儿。任何婴儿配方奶都不能与母乳相媲美，只能作为纯母乳喂养失败后无奈的选择或者6月龄后对母乳的补充。如有以下情况，建议选用适合于6月龄内婴儿的配方奶喂养。①婴儿患有半乳糖血症、苯丙酮尿症、严重母乳性高胆红素血症。②母亲患有HIV和人类T淋巴细胞病毒感染、结核病、水痘－带状疱疹病毒、单纯疱疹病毒、巨细胞病毒、乙型肝炎和丙型肝炎病毒感染期间；或滥用药物、大量饮用酒精饮料和吸烟、使用某些药物、癌症治疗和密切接触放射性物质。③经过专业人员指导和各种努力后，乳汁分泌仍不足。

监测体格指标，保持婴儿健康生长。身长和体重是反映婴儿喂养和营养状况的直观指标。疾病或喂养不当、营养不足会使婴儿生长缓慢或停滞。6月龄前婴儿应每半月测一次身长和体重，病后恢复期可增加测量次数，并选用世界卫生组织的《儿童生长曲线》判断婴儿是否得到正确、合理喂养。

婴儿生长有自身规律，过快、过慢生长都不利于儿童远期健康。婴儿生长存在个体差异，也有阶段性波动，不必相互攀比生长指标。婴儿生长有自身规律，不宜追求参考值上限。母乳喂养儿体重增长可能低于配方奶喂养儿，只要处于正常的生长曲线轨迹，即是健康的生长状态。出生体重正常婴儿的最佳生长模式是基本维持其出生时在群体中的分布水平。

母乳喂养还能保护母亲健康，例如降低产后抑郁风险（Borra C 等，2015），女性母乳喂养 6 个月以上患 2 型糖尿病的风险可降低 47%（Gunderson EP 等，2018）。

第二节　7～24 月龄婴幼儿的辅食添加

7～24 月龄婴幼儿，即满 6 月龄（出生 180 天）后至 2 周岁（满 24 月龄）的婴幼儿。

对于 7～24 月龄婴幼儿，母乳仍然是重要的营养来源，但单一的母乳喂养已经不能完全满足其对能量以及营养素的需求，必须引入其他营养丰富的食物。与此同时，7～24 月龄婴幼儿胃肠道等消化器官的发育、感知觉以及认知行为能力的发展，也需要其有机会通过接触、感受和尝试，逐步体验和适应多样化的食物，从被动接受喂养转变到自主进食。这一过程从婴儿 7 月龄开始，到 24 月龄时完成。这一年龄段婴幼儿的特殊性还在于，父母及喂养者的喂养行为对其营养和饮食行为有显著的影响。顺应婴幼儿需求喂养，有助于健康饮食习惯的形成，并具有长期而深远的影响。

婴儿满 6 月龄后仍需继续母乳喂养，并逐渐引入各种食物。辅食是指除母乳和（或）配方奶以外的其他各种性状的食物。有特殊需要时须在医生的指导下调整辅食添加时间。从富铁泥糊状食物开始，逐步添加达到食物多样化。

7～12 月龄婴儿所需能量约 1/3～1/2 来自辅食，13～24 月龄幼儿约 1/2～2/3的能量来自辅食，而母乳喂养的婴幼儿来自辅食的铁更高达 99%。因而婴儿最先添加的辅食应该是富铁的高能量食物，如强化铁的婴儿米粉等。在此基础上逐渐引入其他不同种类的食物以提供不同的营养素。

辅食添加的原则：随母乳量减少，逐渐增加辅食量。首先添加强化铁的婴儿米粉等富铁的泥糊状食物。每次只添加一种新食物，由少到多、由稀到稠、由细到粗，循序渐进。从一种富铁泥糊状食物开始，逐渐增加食物种类，逐渐过渡到半固体或固体食物，如烂面、碎菜、水果粒等。每引入一种新的食物应适应 2～3 天，密切观察是否出现呕吐、腹泻、皮疹等不良反应，适应一种食物后再添加其他新的食物。辅食应适量添加植物油。

提倡顺应喂养，鼓励但不强迫进食。随着婴幼儿生长发育，父母及喂养者应根据其营养需求的变化、感知觉以及认知、行为和运动能力的发展，顺应婴幼儿的需要进行喂养，帮助婴幼儿逐步达到与家人一致的规律进餐模式，并学会自主进食，遵守必要的进餐礼仪。

父母及喂养者有责任为婴幼儿提供多样化且与其发育水平相适应的食物，在喂养过程中应及时感知婴幼儿所发出的饥饿或饱足的信号，并做出恰当的回应。尊重婴幼儿对食物的选择，耐心鼓励和协助婴幼儿进食，但绝不强迫进食。

父母及喂养者还有责任为婴幼儿营造良好的进餐环境，保持进餐环境安静、愉悦，避免电视、玩具等对婴幼儿注意力的干扰。控制每餐时间不超过 20 分钟。父母及喂养者也应该是婴幼儿进食的好榜样。

婴幼儿辅食应单独制作。1 岁以后逐渐尝试淡口味的家庭膳食。辅食应保持原味，不加盐、糖以及刺激性调味品，尽量减少糖和盐的摄入，保持淡口味。淡口味食物有利于提高婴幼儿对不同天然食物口味的接受度，减少偏食挑食的风险。淡口味食物也可减少婴幼儿盐和糖的摄入量，降低儿童期及成人期肥胖、糖尿病、高血压、心血管疾病的风险。

强调婴幼儿辅食不额外添加盐、糖及刺激性调味品，也是为了提醒父母在准备家庭食物时也应保持淡口味，既适应婴幼儿的需要，也保护全家人的健康。

选择新鲜、优质、无污染的食物和清洁水制作辅食，制作辅食前须先洗手，制作辅食的餐具、场所应保持清洁。辅食应煮熟、煮透。制作的辅食应及时食用或妥善保存。进餐前洗手，保持餐具和进餐环境清洁、安全。

婴幼儿进食时一定要有成人看护，以防进食意外。整粒的花生、坚果、果冻等食物不适合婴幼儿食用。

定期监测体格指标，追求健康生长。适度、平稳生长是最佳的生长模式。每 3 个月一次定期监测并评估 7 ~ 24 月龄婴幼儿的体格生长指标有助于判断其营养状况，并根据体格生长指标的变化，及时调整营养和喂养。对于生长不良、超重肥胖以及处于急慢性疾病期间的婴幼儿应增加监测次数。

第三节　学龄前儿童的膳食要点

2 周岁以后至未满 6 周岁为学龄前儿童。学龄前儿童生长发育速率与婴幼儿相比略有下降，但仍处于较高水平，这个阶段的生长发育状况也直接关系到青少年和成人期发生肥胖的风险。

经过7~24月龄期间膳食模式的过渡和转变，学龄前儿童摄入的食物种类和膳食结构已开始接近成人，是饮食行为和生活方式形成的关键时期。

与成人相比，学龄前儿童对各种营养素需要量较高，消化系统尚未完全成熟，咀嚼能力仍较差，因此其食物的加工烹调应与成人有一定的差异。与此同时，学龄前儿童生活自理能力有所提高，自主性、好奇心、学习能力和模仿能力增强，但注意力易分散，进食不够专注，该时期也是避免出现不良生活方式的重要阶段。

应规律就餐，自主进食不挑食，培养良好饮食习惯。学龄前儿童的合理营养应由多种食物构成的平衡膳食来提供，规律就餐是其获得全面、足量的食物摄入和良好消化吸收的保障。此时期儿童神经心理发育迅速，自我意识和模仿力、好奇心增强，易出现进食不够专注，因此要注意引导儿童自主、有规律地进餐，保证每天不少于三次正餐和两次加餐，不随意改变进餐时间、环境和进食量，培养儿童摄入多样化食物的良好饮食习惯，纠正挑食、偏食等不良饮食行为。学龄前儿童每天应安排早、中、晚三次正餐，在此基础上还至少有两次加餐。一般分别安排在上、下午各一次，晚餐时间比较早时，可在睡前2小时安排一次加餐，如水果和少量松软面点。晚间加餐不宜安排甜食，以预防龋齿。两正餐之间应间隔4~5小时，加餐与正餐之间应间隔1.5~2小时；加餐量宜少，以免影响正餐进食量；根据季节和饮食习惯更换和搭配食谱。

引导儿童规律就餐、专注进食。由于学龄前儿童注意力不易集中，易受环境影响，如进食时玩玩具、看电视、做游戏等都会降低其对食物的关注度，影响进食和营养摄入。①尽可能给儿童提供固定的就餐座位，定时定量进餐；②避免追着喂、边吃边玩、边吃边看电视等行为；③吃饭细嚼慢咽但不拖延，最好在30分钟内吃完；④让孩子自己使用筷、匙进食，养成自主进餐的习惯，既可增加儿童进食兴趣，又可培养其自信心和独立能力。

避免儿童挑食偏食。学龄前儿童仍处于培养良好饮食行为的关键阶段，挑食偏食是常见的不良饮食习惯。由于儿童自主性的萌发，对食物可能表现出不同的喜好，出现一时性偏食和挑食，此时需要家长或看护人适时、正确地加以引导和纠正，以免形成挑食、偏食的不良习惯。家长良好的饮食行为对儿童具有重要影响，建议家长应以身作则、言传身教，并与儿童一起进食，起到良好的榜样作用，帮助孩子从小养成不挑食不偏食的良好习惯。应鼓励儿童选择多种食物，引导其多选择健康食物。对于儿童不喜欢吃的食物，可通过变换烹调方法或盛放容器（如将蔬菜切碎，将多种食物制作成包子或饺子等），也可采用重复小份供应，鼓励尝试并及时给予表扬加以改善，不可强迫喂食。通过增加儿童身体活动量，尤其是选择儿童喜欢的运动或游戏项目，能使其肌肉得到充分锻炼，增加能量消耗，增进食欲，提高进食能力。此外，家长还应避免以食物作为奖励或惩罚的措施。

应足量饮水。儿童新陈代谢旺盛，活动量大，水分需要量相对较多，每天总水量为1300～1600ml，除食物中摄入的水外，建议学龄前儿童每天饮水600～800ml，以白开水为主，少量多次饮用。儿童胃容量小，每天应少量多次饮水（上午、下午各2～3次），晚饭后根据情况而定。不宜在进餐前大量饮水，以免充盈胃容量，冲淡胃酸，影响食欲和消化。家中不购买可乐、果汁饮料，避免将含糖饮料作为零食提供给儿童。由于含糖饮料对儿童有着较大的诱惑，许多儿童容易形成对含糖饮料的嗜好，需要给予正确引导。果汁容易导致龋齿，营养成分也不及水果。美国儿科学会2017年推荐，避免给1岁孩子以下饮用果汁。家庭自制的豆浆等天然饮品可适当选择，但饮后需及时漱口，以保持口腔卫生。

应正确选择零食。零食是学龄前儿童全天膳食营养的补充，是儿童饮食中的重要内容，零食应尽可能与加餐相结合，以不影响正餐为宜。零食选择应注意以下几方面：①宜选择新鲜、天然、易消化的食物，如水果、蔬菜类等食物；②少选油炸食品和膨化食品；③零食最好安排在两次正餐之间，量不宜多，睡觉前30分钟不要吃零食。此外，还需注意吃零食前要洗手，吃完漱口；注意零食的食用安全，避免整粒的豆类、坚果类食物呛入气管发生意外，建议将坚果和豆类食物磨成粉或打成糊食用。对年龄较大的儿童，可引导孩子认识食品标签，学会辨识食品生产日期和保质期。

食物应合理烹调，易于消化，少调料、少油炸。从小培养儿童清淡口味，有助于形成终生的健康饮食习惯。在烹调方式上，宜采用蒸、煮、炖、煨等烹调方式，尽量少用油炸、烤、煎等方式。对于3岁以下幼儿膳食应专门单独加工烹制，并选用适合的烹调方式和加工方法，应将食物切碎煮烂，易于幼儿咀嚼、吞咽和消化，特别注意要完全去除皮、骨、刺、核等；大豆、花生等坚果类食物，应先磨碎，制成泥糊浆等状态进食。

在为学龄前儿童烹调加工食物时，应尽可能保持食物的原汁原味，让孩子首先品尝和接纳各种食物的自然味道。口味以清淡为好，不应过咸、油腻和辛辣，尽可能少用或不用味精或鸡精、色素、糖精等调味品。2～6岁儿童，每人每次正餐烹调油用量不多于2茶匙（10ml）。优质食油含丰富不饱和脂肪，有助于脂肪酸平衡，减少成年心脑血管疾病风险，可选用常温下为液态的植物油。应少选用饱和脂肪较多的油脂，如猪油、牛油、棕榈油等（常温下为固态的油脂）。长期过量食用钠盐会增加高血压、心脏病等慢性疾病风险。为儿童烹调食物时，应控制食盐用量，还应少选含盐高的腌制食品或调味品。可选天然、新鲜香料（如柠檬、醋、香草等）和新鲜蔬菜汁（如番茄汁、南瓜汁、菠菜汁等）进行调味。

参与食物选择与制作，增进对食物的认知与喜爱。学龄前儿童生活能力逐渐提高，对食物选择有一定的自主性，开始表现出对食物的喜好。鼓励儿童体验和认识各种食物的天然味道和质地，了解食物特性，增进对食物的喜爱。同时应鼓励儿童参与家庭食物选择和制作过程，以吸引儿童对各种食物的兴趣，享受烹饪食物过程中的乐趣和成就。

在保证安全的情况下，应鼓励儿童参与家庭食物的选择和制作，帮助儿童了解食物的基本常识和对健康的重要意义，增加对食物的认知，对食物产生心理认同和喜爱，减少对某些食物的偏见，从而学会尊重和爱惜食物。家长或幼儿园老师可带儿童去市场选购食物，辨识应季蔬果，尝试自主选购蔬菜。在节假日，带儿童去农田认识农作物，实践简单的农业生产过程，参与植物的种植，观察植物的生长过程，介绍蔬菜的生长方式、营养成分及对身体的好处，并亲自动手采摘蔬菜，激发孩子对食物的兴趣，享受劳动成果。让儿童参观家庭膳食制备过程，参与一些力所能及的加工活动（如择菜），体会参与的乐趣。

鼓励儿童经常参加户外游戏与活动，实现对其体能、智能的锻炼培养，维持能量平衡，促进皮肤中维生素 D 的合成和钙的吸收利用。此外，增加户外活动时间，可有效减少儿童近视眼的发生。学龄前儿童生长发育速度较快，身高、体重可反映儿童膳食营养摄入状况，家长可通过定期监测儿童的身高、体重，及时调整其膳食和身体活动，以保证正常的生长发育，避免消瘦和超重肥胖。

学龄前儿童每天应进行至少 60 分钟的体育活动，最好是户外游戏或运动，除睡觉外尽量避免让儿童有连续超过 1 小时的静止状态，每天看电视、玩平板电脑的累计时间不超过 2 小时。建议每天结合日常生活多做体力锻炼（公园玩耍、散步、爬楼梯、收拾玩具等）。适量做较高强度的运动和户外活动，包括有氧运动（骑自行车、快跑等）、伸展运动、肌肉强化运动（攀架、健身球等）、团体活动（跳舞、小型球类游戏等）；减少静态活动（看电视、玩手机、电脑或电子游戏）。

第四节　健康饮食

生长发育和营养障碍是脑瘫儿童的常见问题，不但影响心理和躯体功能，也影响社会参与能力甚至生存状况。躯体生长发育状况是衡量儿童健康状况的基础评价指标。即使在适宜的环境中成长，并有持续的医疗照护，脑瘫儿童的生长发育也常较正常儿童缓慢（Kuperminc，2008）。

脑瘫儿童躯体脂肪含量的下降和发育水平的降低，会伴随社会参与程度的下降。由于营养和发育状况与肌肉的功能和代谢有关，改善脑瘫儿童的营养和发育状况可以改善其运动功能。在21例脑瘫伴精神发育迟滞儿童中，根据体脂量（body fat mass）或BMI发现14例存在营养不良，给予为期6个月的营养干预后，发现体重、体脂量、净体重（lean body mass，指除去脂肪后的体重）、粗大运动评分（GMFM）均有显著性改善（Campanozzi，2007）。Henderson和Stevenson等的研究提示，对于脑瘫儿童，骨的生长是需要关注的另一个重要问题。由于骨的矿化不足，中至重度脑瘫儿童常发生病理性骨折。体重和营养状态是影响脑瘫儿童骨密度的两个重要因素。在患有中至重度脑瘫的儿童和成年群体中，骨折是常见的，显然，促进脑瘫患者的骨生长对于保持健康十分重要。

一、膳食习惯和肥胖

近年国内居民膳食习惯的改变如动物性成分日益增多、儿童饮水量减少而过多含糖饮料，伴随疾病谱的明显改变，如儿童糖尿病、肥胖的发病率和患病率明显上升。

成人采用体质指数评价。体质指数（BMI）=体重（kg）÷身高（m）的平方。根据原国家卫计委2013年发布的标准，我国成人的BMI ≥28.0为肥胖，24.0≤BMI<28.0为超重，18.5≤BMI<24.0为体重正常，BMI<18.5为体重过低。

学龄前儿童则采用Kaup指数（考普指数）评价体格和营养状态。

$$\text{Kaup指数}=\text{体重（kg）}/\text{身高（cm）}^2\times 10^4$$

>22为肥胖，19~22为优良，15~19为正常，13~15为消瘦。

小学、初中阶段采用Rohrer指数（罗尔指数）。

$$\text{Rohrer指数}=\text{体重（kg）}/[\text{身高（cm）}]^3\times 10^7$$

>156为过度肥胖，140~156为肥胖，109~140为正常，92~109为消瘦，

<92 为过度消瘦。

也有采用体重超过同性别、同年龄健康儿或同身高健康儿平均体重的 2 个标准差或超过同年龄、同性别平均体重的20%，作为儿童肥胖症的标准。单纯由于饮食过多所引起的肥胖称单纯性肥胖症。我国近年单纯性肥胖症的发病率日益增高。儿童时期的肥胖症本身是一个慢性的代谢异常疾病，也是成人肥胖症、高血压、冠心病及糖尿病等的先驱病因。肥胖还会影响儿童的心理健康和智力水平。

近年有学者提出肥胖的生存优势，如超重者的过早死亡风险并不高于正常体重者，但是，哈佛大学和剑桥大学的一项大规模国际合作研究证实，BMI 在正常范围才有最低的死亡率风险；在 BMI 正常高限之上每增加一个单位，心血管疾病死亡风险增加 49%，呼吸系统疾病死亡率增加 38%，癌症死亡增加 19%；体重超重的危害，年轻人大于老年人，男性大于女性（The Global BMI Mortality Collaboration，2016）。

植物性食物含有更少的饱和脂肪和胆固醇以及更多的膳食纤维、钾、镁、维生素 C 和 E、叶酸、类胡萝卜素、类黄酮及其他有益健康的物质。多进食植物性饮食的益处包括较低的体质指数（BMI）、低密度脂蛋白胆固醇、血压和氧化应激水平以及更好的血糖控制，可降低缺血性心脏病、高血压、2 型糖尿病、肥胖症和多种癌症风险。

与动物性蛋白相比，多摄入植物性蛋白更有益于身体健康。如果每天卡路里摄入量都减少 500kcal，持续半年，采用常规低热量饮食仅能减轻体重 3.2 kg，而采用植物性饮食能减掉多一倍的体重（6.2 kg）；植物性饮食还能够更好地减少大腿筋膜下和肌间脂肪含量，提示这种饮食方式能更好地改善胰岛素抵抗（Kahleova H，2017）。对 13 余万美国民众随访近 30 年的研究发现，动物来源的蛋白质的高水平摄入和个体死亡率增加存在弱相关性，比如肉类、蛋类或牛奶类；而植物来源的蛋白质的大量摄入则和个体较低的死亡风险直接相关，比如谷物、豆类、坚果等（Song M，2016）。

儿童和青少年均不应饮酒。特别是在节假日时，家长应改变“让孩子少喝点酒没有关系的”的错误观念。世界卫生组织（WHO）在 2001 年《全球状态报告：酒精和年轻人》中指出，青少年过早饮酒对肝脏、骨骼、生长和内分泌会产生不利影响；饮酒的青少年更易发生烟草使用、其他药物滥用和危险性行为。美国国立酒精滥用和酒精中毒研究院（NIAAA）指出，过早饮酒会对脑发育造成不利影响，例如神经认知缺陷，导致酒精使用障碍。研究显示，首次饮酒发生在青春期早期的青少年，会比那些青春期之后才首次饮酒的青少年，更容易面临酗酒问题。美国目前的《最小饮酒年龄法案》将最小法定饮酒年龄限定为21岁。

二、营养与康复治疗

近年来，脑瘫康复治疗中越来越重视增加体力活动和鼓励力量训练。然而，我们必须认识到，为改变脑瘫患者长时间存在的功能障碍，并长时间保持康复干预的效果，除一定强度的康复训练外，也需要重视患者的营养状态。美国运动医学会和美国营养学会都强调，营养平衡不但是所有积极运动者的基础，而且能够增强锻炼的长期效果（Verschuren，2016）。

营养不良（营养不足或过度）的患病率在脑瘫人群中更高。因此，脑瘫患者在康复干预时，更应当重视营养平衡。美国运动医学会推荐，运动训练应配合摄入适量的碳水化合物和蛋白质。运动训练前应摄入碳水化合物，为肌肉和脑提供能量。对于中到高度的体力活动，低血糖水平会导致疲劳，并降低运动表现。锻炼间歇期应提供足量的水，并摄入碳水化合物以补充肌糖原，以利快速恢复。锻炼后应摄入蛋白质，为肌肉组织的修复提供原料。锻炼会导致肌肉发生微损伤，更好地修复肌肉组织能增加肌容积，并提高肌肉力量。

运动时消耗的能量随运动强度加大而增加。随着运动强度的加大，摄氧量达到最大而不再能增加的值，称为最大摄氧量。运动能力可以划分为有氧运动和无氧运动，最大摄氧量是反映人体有氧运动能力的重要指标，高水平最大摄氧量是高水平有氧运动能力的基础。研究显示，数周内在训练后补充蛋白质，能够增加最大摄氧量。

因此，必须认识到有效的运动干预并不仅仅包括合理的运动处方，合理的营养供给也是必不可少的。对于脑瘫患者，营养干预和运动干预占有同等重要的地位。

三、饮食选择

全谷类（糙米、玉米、小米、黑米、糯米、高粱米、藜麦、荞麦、燕麦、全麦）、薯芋类（甘薯、土豆、芋头、山药、莲藕等）和杂豆类（干豆）应占谷类总量的2/5至1/2，以代替部分精制谷类（白米白面）。这些食物保留的营养成分较精制谷类更为全面。

深色蔬果的营养价值通常优于浅色蔬果，因此至少应占蔬果总量的1/2。蔬果汁不能代替鲜蔬果。菌藻和鲜豆也属于蔬菜类。

应遵循多种多样、当地当季、天然新鲜、合理烹调的原则。建议平均每日至少摄入12种食物，每周25种以上。选用品种、形态、颜色、口感多样的食物和变换烹调方法。以大豆为例，可以全量互换，例如今天喝豆浆、明天吃豆干；也可以分量互换，例如早餐喝豆浆，中餐吃凉拌腐竹，晚餐喝酸辣豆腐汤。

尽量选用当地当季的新鲜食物，避免高度加工的食物。学会阅读食品标签，合理选择和储藏食物。

蒸、煮、快炒比煎、炸、烤更能保留食物的营养成分，也更健康。

提倡按需备餐，分餐不浪费。食物制备要生熟分开、熟食二次加热要热透。

某些蔬菜富含抑制矿物质吸收的草酸（包括菠菜、苋菜、马齿苋、欧芹、甜菜、竹笋、茭白、蕨菜和蕹菜），焯水可去除大部分草酸。涩口的蔬菜往往富含草酸。

全谷杂豆和坚果种子经过浸泡、发芽和发酵处理可显著降低植酸对矿物质吸收的影响。维生素 C、柠檬汁、番茄酱、醋能促进矿物质的吸收。

日常烹调应选用高油酸型食用油［双低菜籽油（芥花籽油）、山茶油、橄榄油（初榨橄榄油不适合高温烹调）、鳄梨油］以及均衡型食用油［花生油、米糠油或椰子油（富含“中链脂肪酸”）］。

高亚麻酸型食用油（冷榨最佳）不适合高温烹调，适合拌凉菜、拌沙拉，淋入汤中或在炒菜出锅前淋入作为明油使用。

可用发酵调味品（包括酱油、腐乳、豆酱、豆豉、味噌）代替部分食用盐，用粗糖（包括红糖、黑糖）代替精制白糖，用干香菇（紫菜）磨粉代替味精。

三、omega－3 和 omega－6 需要均衡摄入

近年来，omega－3 在儿童脑发育中的作用得到越来越多的重视。

多不饱和脂肪酸（PUFA）指含有两个或两个以上双键且碳链长度为 18～22 个碳原子的直链脂肪酸，包括 omega－3（也叫 Ω－3 PUFAs）和 omega－6（也叫 Ω－6 PUFAs）等；在多不饱和脂肪酸分子中，距羧基最远端的双键在倒数第 3 个碳原子上的称为 omega－3；在第六个碳原子上的，则称为 omega－6。

omega－3（Ω－3 PUFAs）的母体是 α－亚麻酸，omega－6（Ω－6 PUFAs）的母体是亚油酸。α－亚麻酸和亚油酸人体均无法自行合成，只能靠食物的外来补充。

Ω－3 PUFAs 和 Ω－6 PUFAs 在人体内都发挥重要作用，很多情况下相互协调、制约。例如，Ω－6 PUFAs 一般会促进动物肿瘤的生长和转移，而 Ω－3 PUFAs 能抑制动物肿瘤和癌的生长和转移。Ω－6 PUFAs 摄入过量会导致血小板聚集和血栓形成、增高血液黏度，Ω－3 PUFAs 能够对抗这一作用，但过量摄入 Ω－3 PUFAs 会加重出血倾向。Ω－6 PUFAs 膳食对机体免疫产生一定的促进作用，加强炎症反应，Ω－3 PUFAs 则具有免疫抑制作用，并降低炎症反应。

Ω－3 PUFAs 的母体 α－亚麻酸在体内转化为 EPA 和 DHA。EPA 即二十碳五烯酸，有抑制血栓形成的作用；DHA 即二十二碳六烯酸，即“脑黄金”，能够促进神经元生长，对婴幼儿脑发育有重要影响。母乳中富含 DHA，对婴儿神经发育有益。但是，长期过量摄入 DHA 会引起过度兴奋，不易入睡。

Ω－6 PUFAs/Ω－3 PUFAs 的摄入量比例，2000 年日本推荐为 4:1，1998 年加拿大推荐为（4～10):1，1992 年英国推荐为 6:1。亚麻油、紫苏油、大麻油均富含 α－亚麻酸，大豆油、菜籽油、核桃油也含有约 10% 的 α－亚麻酸。葵花籽油、火麻仁油、月见草油则富含亚油酸。

第五节　常见食物的营养成分

营养不良（malnutrition）的原因可能是不能摄入足够的营养素（营养不足），也可能是摄入量大于机体的需求（营养过度）。应注意，各种营养素摄入不足和过量都会引发健康问题。对于正常儿童，全面而均衡的饮食即可保证各种营养素的摄入。

对于脑瘫儿童，在确认存在营养不良后，应首先基于病史、体格检查、饮食史、体格测量结果（anthropometry）评估其营养状态。然后，确定一个体重值或皮褶厚度值作为治疗目标值。例如，可以选用肩胛下角和肱三头肌的皮褶厚度为中位数时对应的体重值，作为目标体重。

皮褶厚度是推断全身脂肪含量、判断皮下脂肪发育情况的一项重要指标。可用皮褶卡钳、超声、X 线等方法测量。卡钳法测量皮褶厚度最为便捷，所得结果和 X 线法测量值高度相关。其测量方法为用拇指和示指捏起皮肤，用皮褶卡钳测量双折皮肤的厚度。一般测量肩胛下角和肱三头肌两个部位，即患者坐位上肢自然下垂，肩峰至尺骨鹰嘴连线中点上方 1～2cm 处以及肩胛下角下方约 1cm 处。

设定目标值后，可采用多种方法提高经口摄食量，如调整食物质地、头颈部和躯干支持、治疗胃食管反流和便秘、增加进食次数、提高热量、提高蛋白质和维生素含量等，通过检测体重、皮褶厚度、线性生长系数来监测疗效。

一、蛋白质

大豆蛋白含有较多的赖氨酸，而谷类蛋白中赖氨酸含量较低，将大豆类与谷类食物搭配食用，以发挥蛋白质互补作用。食物中的平均蛋白质含量如下。

50 克大豆类（干豆）：18 克；50 克杂豆类（干豆）：10 克；15 克坚果种子类：3 克；400 克蔬菜类：8 克；300 克水果类：3 克；300 克谷薯类：24 克。

大豆类包括黄豆、黑豆、青豆和毛豆。50 克黄豆换算成豆制品，大约分别等于 40 克腐竹、40 克豆腐皮、75 克千张、80 克豆腐丝、110 克豆腐干、145 克北豆腐、280 克南豆腐以及 500 ~ 1000 毫升豆浆［豆水比例为 1:(10 ~ 20)］。

杂豆类包括赤小豆、绿豆、花豆、芸豆、豌豆、蚕豆和扁豆等。

二、铁

常见食物中的铁元素含量（毫克/100 克）如下。

干苔菜 283	干木耳 97.5	干紫菜 55	干香菇 10.5	黄花菜 8.1
豌豆尖 5.1	蚕豆 3.5	毛豆 3.5	菠菜 2.9	香菜 2.9
菜苔 2.8	桑葚干 42.5	葡萄干 9.1	桂圆肉 3.9	草莓 1.8
干扁豆 19.2	干大豆 8.2	赤小豆 7.4	干芸豆 8.2	干豇豆 7.1
绿豆 6.5	干豌豆 4.9	藕粉 18	莜麦面 13.6	土豆粉 10.7
燕麦片 7	小米 5.1	香大米 5.1	水面筋 4.2	紫红糯米 3.9
薏米 3.6	全麦面 3.6	芝麻酱 50	西瓜子 8.2	豆瓣酱 16.4
红腐乳 11.5				

豆类、绿叶蔬菜类、菌藻类、谷类食物中含铁量较高。建议选用铁强化酱油和铁制炊具。

膳食中的铁有两种形态：血红素铁（二价铁）和非血红素铁（三价铁）。植物性食物仅含有非血红素铁。富含植酸和草酸的食物以及富含多酚类物质的茶叶、咖啡、巧克力和葡萄酒会抑制非血红素铁的吸收。

三、维生素 C

维生素 C 可使非血红素铁的吸收率提高 4 ~ 6 倍。食物中的维生素 C 含量（毫克/100 克）如下。

鲜枣 242	沙棘 204	黑加仑 181	猕猴桃 64	草莓 47
桂圆 43	荔枝 41	柠檬汁 38	柑橘 28	桂圆肉 27
葡萄 25	菠萝 18	桂圆干 12	哈密瓜 12	樱桃 10
辣椒 100	豌豆苗 67	花菜 61	苦瓜 56	豆瓣菜 52
西蓝花 51	菜苔 50	香菜 48	芦笋 45	莲藕 44
卷心菜 40	蒜苗 35	白菜 30	毛豆 27	土豆 27
甘薯 25	韭菜 24	番茄 19	茼蒿 18	豇豆 19
豆角 18	冬瓜 17	玉米 16	胡萝卜 16	蚕豆 16

荷兰豆 16　刀豆 15　豌豆 14　扁豆 13　生菜 13
菱角 13　芹菜 12　龙豆 11　黄瓜 9

四、钙

过量的盐、烟、酒、茶、咖啡和碳酸饮料会导致大量的钙流失。维生素 C、D、K 可促进钙吸收。植物性饮食中豆类、绿叶蔬菜类含钙量较高。常见食物的钙含量（毫克/100 克）如下。

芝麻酱 800　炒榛子 800　奇亚籽 630　桑葚干 620　豆腐干 300
千张 300　豆腐丝 200　紫花豆 220　豆腐 125　干扁豆 140
胡萝卜缨 350　荠菜 300　海带 240　芥菜 230　芜菁叶 190
苋菜 185　芝麻菜 160　裙带菜 150　羽衣甘蓝 150　小油菜 150
欧芹 140　龙豆 147　秋葵 130　芥蓝 130　甜菜叶 120
小白菜 90　无花果 65　燕麦片 185

钙剂和维生素 D 的基础摄入量应参照日推荐摄入量进行评估。避免摄入量过高，以防止形成肾结石。

五、维生素 D

补充维生素 D 可通过日晒以及食用添加维生素 D 的强化食品、维生素 D 补充剂、晒干的菇类等食物。成人每日推荐维生素 D 摄入量为 10 微克（400 IU ）。主要分为维生素 D_2（麦角钙化醇）和 D_3（胆钙化醇）。

维生素 D_2 是由紫外线照射植物中的麦角固醇产生（包括菇类和酵母），但在自然界的存量很少。维生素 D_3 则由人体表皮和真皮内含有的 7 - 脱氢胆固醇经日光中紫外线照射转变而成，如果室外活动少而没有补充维生素 D，将会降低钙的吸收率。

六、锌

富含锌的食物如坚果种子类、豆类、谷类，常见食物含锌量（毫克/100 克）如下。

小麦胚粉 23　香醋 7.8　南瓜子 7.1　西瓜子 6.7　山核桃 6.4
榛子 5.83　松子仁 4.61　腰果 4.3　杏仁 4.3　巴西坚果 4
花生仁 2.5　眉豆 4.7　干蚕豆 4.3　黑豆 4.18　紫花豆 3.4
干大豆 3.34　干青豆 3.2　干豇豆 3　干芸豆 2.79　鹰嘴豆 2.75
干扁豆 1.9　小麦胚芽 23　黑米 3.8　全麦面条 3　燕麦片 2.6

干香菇 8.6　黄花菜 4　干苔菜 3.56　香椿 2.25　毛豆 1.73
蚕豆 1.37　甘蓝菜 1.3　豌豆 1.29　黄豆芽 1.17　桑葚干 6.15
鲜枣 1.52　无花果 1.42

七、维生素 B_{12}

虽然大豆类富含 B 族维生素，但在非发酵豆制品的加工过程中损失较大，而全谷类、坚果种子类、菌藻类蔬菜和酵母富含 B 族维生素，中国条斑紫菜、韩国紫菜、小球藻也富含活性维生素 B_{12}。可以通过强化食品（包括营养酵母）、补充剂来摄取维生素 B_{12}。

八、维生素 A

深色蔬果和甘薯中富含的维生素 A 原（主要是 β－胡萝卜素）可在体内转化为维生素 A。

富含维生素 A 原类胡萝卜素的食物（微克/100 克）如下。

胡萝卜 835　甘薯 709　芜菁叶 579　芥菜叶 550　芥蓝 500
菠菜 469　南瓜 426　香菜 421　生菜 370　甜菜叶 316
羽衣甘蓝 251　哈密瓜 169　豆瓣菜 160　苋菜叶 146　西蓝花 77
芒果 54

九、硒

缺硒会导致甲状腺代谢特异性改变而引起儿童生长激素分泌减少，出现痴呆、智力低下、骨骼发育不良等状况。常见食物含硒量（毫克/100 克）如下。

腰果 34　菠萝蜜 10.47　葵花子 5.78　桑葚 5.65　芝麻 4.7
核桃 4.62　杏仁 4.4　榛子 4　花生 3.94　杏干 3.33
榴梿 3.26　南瓜子 2.78　葡萄干 2.74　木瓜 1.8　番石榴 1.62
酸枣 1.3　梨 1.14　哈密瓜 1.1　红枣 1.02　香蕉 0.87
小油菜 6.33　香菇 2.58　红薯 2.5　魔芋 1.85　芋头 1.45
豇豆 1.4　大麦 9.8　黑豆 6.79　黄豆 6.16　小米 4.74
燕麦 4.31　绿豆 4.28　小麦 4.05　红豆 3.8　莲子 3.36
豆浆 3.3　黑米 3.2　薏米 3.07　紫米 2.88　粳米 2.5
毛豆 2.48　高粱 2.31　豆腐 2.3　糙米 2.23　豌豆 1.74
玉米 1.63　蚕豆 1.3　刀豆 0.88

十、碘

4 岁以下的婴幼儿每天需碘量为 70 微克，成年人平均每天需 150 微克，孕妇和乳母每天需 200 微克左右。母乳喂养的婴幼儿，应供给母体足够的碘，婴幼儿就不会发生碘缺乏。因此，对哺乳期妇女每天至少要供给 200 微克碘。

儿童缺碘会导致智力低下、身体矮小，成人缺碘会乏力、身体浮肿，导致地方性甲状腺肿。

摄入碘首先考虑母乳喂养，也可采用从配方食品中给婴幼儿补碘。添加辅食时，可以选择富含碘的食物作为食材加工，1 岁以后，可以逐渐添加碘盐。

应注意，我国不同地区碘分布状况并不均衡，通常沿海地区的居民存在碘缺乏问题的很少，这些地区应注意长期食用碘盐带来的甲状腺疾病风险。

（鲍瑞雪）

第十三章　脑瘫的中药治疗

第一节　中医对脑瘫的认识

中医古籍中没有“脑性瘫痪”这一病名。但其中“五迟”“五软”“五硬”等描述涉及脑瘫患儿的临床表现。

东汉时期的《颅囟经》中有“行步迟”的记载。宋·钱乙《小儿药证直诀·杂病证》记载了五迟的典型症状。清·吴谦等编著的《医宗金鉴》中将历代有关论述归纳在一起，称为“五迟”。清·张璐《张氏医通·婴儿门》明确指出“五迟”为“立迟、行迟、齿迟、发迟、语迟”。

元·曾世荣《活幼心书·五软》中始见“五软”的介绍。以后诸多医家论述的“五软”内容不尽相同，但都离不开头、项、手、足、肌肉、口这几部分。

“五硬”的名称首见于明代《婴童百问·卷三》，包括头颈硬、胸膈硬、手硬、脚硬和心腹硬。清代《幼幼集成》则把手硬、脚硬、腰硬、肉硬、颈硬名为“五硬”。《儿科要略》则介绍说：“五硬又名五鞕，小儿仰头、哽气、手足心坚、口紧、肉硬也。”

中医认为“五迟”“五软”“五硬”的病因多为先天禀赋不足，也与后天调摄失宜有关。《活幼心书》认为五软“由父精不足，母血素衰而得”，明代·《保婴撮要·五软》认为五软“皆因禀五脏之气虚弱，不能滋养充达”。清代《张氏医通·婴儿门》指出“五迟”病因是“皆胎弱也，良由父母精血不足，肾气虚弱，不能荣养而然”。清代《医宗金鉴》中说“小儿五迟之证，因父母气血虚弱，先天有亏，致儿生下筋骨软弱，行步艰难，齿不速长，坐不能稳，要皆肾气不足之故”。

“五迟”治法以补肾养气为主要，用药以地黄丸类为主方加减。如《幼科心法要诀》记载“加味地黄为主治，补中益气继相医”。

“五软”的治疗则以补益脾胃为主。如《保婴撮要·五软》中使用补中益气汤，可兼服地黄丸。《医宗金鉴》的治疗则以滋化脾胃辅以补益肾精。

“五硬”治疗原则是“抑木扶土”。如《保婴撮要》认为“五硬”为肝强脾弱，治疗应补脾平肝。也可考虑从“风”论治治疗“五硬”，重者以小续命汤疏风，轻者用乌药顺气散调气，如有肝木乘脾则兼用加味六君子汤。

第二节　脑瘫的辨证分型和用药

脑瘫的总体病机为正虚和邪实，正虚是肝肾心脾不足，气血虚弱，精髓不充；邪实为痰瘀阻滞心经脑络，以致心脑神明失主。

一、中药内服

1. 肝肾不足证的证候要点

运动发育落后，语迟，筋骨痿弱，发育迟缓，头项萎软，智力低下，舌淡，苔少，脉沉细无力，指纹淡。

治法：补肾养肝。

方药：加味六味地黄丸加减。熟地、山茱萸滋养肝肾，山药健脾益气，茯苓、泽泻健脾渗湿，五加皮强筋壮骨，丹皮凉血活血。

2. 脾肾亏虚证的证候要点

运动发育落后，头项软弱、倾斜，不能抬举，足软，身体羸弱，伴精神倦怠，咀嚼无力，涎出不自知，齿迟，囟门迟闭，面色痿黄，食少，便溏，舌淡苔白，脉细弱，指纹淡。

治法：健脾补肾。

方药：补天大造丸加减。常用药有黄芪、人参、白术、茯苓、当归、熟地黄等。

3. 心脾两虚证的证候要点

运动发育落后，四肢痿软，肌肉松弛，语言迟钝，精神呆滞，智力低下，头发生长迟缓，面色苍白无华，发稀痿黄，口角流涎，咀嚼吮吸无力，舌淡，苔少，脉细弱，指纹淡。

治法：健脾养心，补益气血。

方药：调元散加减。人参、黄芪、白术、茯苓等益气健脾，当归、熟地、白芍等补血养心，石菖蒲开窍益智。

4. 痰瘀阻滞证的证候要点

运动发育落后，失聪，语迟，关节强硬，屈伸不利，动作延迟，言语不利，吞咽困难、张口流涎，癫痫抽搐、行为异常、呆傻愚钝；舌质紫黯或有瘀斑、瘀点，苔腻，脉沉涩或滑，指纹黯滞。

治法：活血化瘀，疏经通络。

方药：补阳活血汤加减。用药如黄芪、当归、川芎、桃仁、红花、赤芍、郁金、远志、伸筋草、透骨草。

5. 脾虚肝亢证的证候要点

运动发育落后，伴手足震颤、躯干和肢体肌肉阵发性强直，颈项亦强直，角弓反张，刺激后加重，伴言语吞咽困难，神情淡漠，面色痿黄，神疲乏力，肌肉瘦削，食欲不振、大便稀溏，情绪急躁易于激惹哭闹、面红目赤等，舌质红，舌底脉络青紫，指纹青紫。

治法：柔肝健脾为主，益气养血为辅。

方药：异功散加减。用药如人参、白术、茯苓、甘草、陈皮、白芍、钩藤、天麻、鸡血藤等。

6. 认知、 语言障碍

对于小儿脑瘫伴有认知、语言障碍者，除头针或头针结合体针治疗外，可用安神定志丸合解语丹加减治疗。

安神定志丸出自清代《医学心悟》，由石菖蒲、远志、茯苓、龙齿、党参、朱砂等组成，具有镇惊安神、益气宁心的功能。临床用于儿童一般不用朱砂，并减少其他药物用量。解语丹由天麻、白附子、天南星、石菖蒲、远志、木香等组成，具有祛风通络、行气化痰、醒脑开窍的作用，对儿童和成人的认知障碍、失语有一定效果。

药物组成：石菖蒲、远志、茯神或茯苓、生龙齿或生龙骨、党参、天麻、白附子、石菖蒲、木香、麦冬。

其中远志用量在1～3g。用麦冬以防菖蒲、远志、木香等伤阴。伴夜哭易惊可加钩藤、酸枣仁，伴烦躁易怒可加柴胡、郁金，伴便溏可加山药、白术，伴消化不良或积食可加焦三仙。

口服药物依从性差或无法经口给药的患儿，也可将上方药物制粉，用清水调好后外敷神阙穴。

二、中药外用

利用敷贴、药浴或熏蒸等，通过药物对皮肤的刺激，促进气血运行，调理阴阳平衡，改善血液循环，达到活血化瘀、松弛肌肉、软坚散结、疏通经络的治疗目的。

以中药熏蒸疗法为例，在中医基础理论的指导下，选择合适的药物配伍组方，利用组方药物煎煮后所产生的蒸汽，熏蒸机体达到治疗目的。借助中药熏蒸时产生的温热作用，促进血液循环，改善痉挛型脑瘫患儿的运动功能、缓解肌肉痉挛，降低肌张力，改善关节活动度；促进患儿脑发育，提高患儿的运动能力；对不随意运动型脑瘫患儿异常姿势改变、原始反射消退、缓解紧张性亦有一定作用。

熏蒸治疗用药上遵循中药内服的辨证论治原则。

（张祖婷）

第十四章　脑性瘫痪的针灸治疗

针灸治疗，是在中医脏腑、经络学说的基础上，通过望、闻、问、切四诊手段，运用阴、阳、表、里、寒、热、虚、实八纲理论，对临床上的疾病进行辨证分析，明确疾病的病因病机、病位病性，并根据辨证结果进行针刺或艾灸的治疗。

小儿脑性瘫痪在中医中属“五软”“五迟”“五硬”“痿证”的范畴，多数患儿因先天禀赋不足、肝肾亏损所致，少数则以后天失养、脾肾亏虚、气血虚弱为因。临床上多表现为运动发育落后、智力障碍、夜啼等症状，治疗宜以补益肝肾、益气养血、疏通经络、强筋壮骨为法。作为中医传统治疗手段，针刺、艾灸及耳穴贴压等方法在脑瘫康复过程中有着良好的疗效。现基于我们的临床实践，并参考刘振寰等的报道，介绍如下。

第一节　针刺治疗

一、头针

《素问 · 脉要精微论》中说“头者，精明之府”。人体头部与体内各脏腑器官的功能有密切的联系。中医认为头为诸阳之会，手足之六阳经皆上循头面。头针疗法是在传统的针灸医学的基础上发展起来的，其所用的穴区和经络、穴位、脏腑有密切联系，其穴名反映了经络、穴位等理论和特点。自 20 世纪 70 年代以来，头针疗法在我国逐步推广应用。焦顺发于 1971 年首先提出不同于传统经络穴位体系的头针方法，以大脑皮质功能定位为依据，对多种脑源性疾病有不同程度的疗效。

1. 小儿脑瘫常用针刺处方及操作手法

针刺处方：智九针（四神聪 + 额五针），运动区、足运感区、平衡区、风池、风府。

加减：语言障碍加言语一区、言语二区、言语三区；智力低下加林氏颞三针（第 1 针：自顶骨结节下缘前方约 1cm 处，向后上方刺 3cm；第 2 针：耳尖上 1.5cm 处，向后上方刺 3cm；第 3 针：耳尖下 2cm 再向后 2cm 处，向后上方刺 3cm，以上 3 针皆与水平线呈 15°～20°角）；视力障碍加视区；听力障碍加晕听区；上肢功能障碍加运动区的上肢区；单侧偏瘫加对侧运动区及感觉区、足运感区和平衡区。

操作：选用 1～2 寸毫针，以斜刺手法快速进针，针尖破入头皮后，使针体与头皮平行缓慢进针，深度约为 1.5～3cm，进行快速捻转，以补法为主，留针 30～60 分钟；额五针在距离前额发际上 2cm 处，左右大脑外侧裂表面标志之间，由前向后共刺 5 针，5 针之间距离相等呈扇形排列；四神聪分别从 4 个不同方位刺向百会穴。每日 1 次，每周治疗 6 次，30 次为 1 疗程。

2. 头针穴区定位

前后正中线：是从两眉之间至枕外粗隆下缘的头部正中连线。

眉枕线：是从眉毛上缘中点至枕外粗隆尖端的头侧面的水平连线。

运动区：相当于大脑皮质中央前回在头皮上的投影。上点在前后正中线中点往后 0.5cm 处；下点在眉枕线和鬓角发际前缘相交处，如果鬓角不明显，可以从颧弓中点向上引垂直线，此线与眉枕线交叉处向前移 0.5cm 为运动区下点。上下两点之间的连线即为运动区。将运动区划分为五等分，上 1/5 是下肢、躯干运动区；中 2/5 是上肢运动区；下 2/5 是头面部运动区，也称言语一区。

感觉区：相当于大脑皮质中央后回在头皮上的投影部位。自运动区向后移 1.5cm 的平行线即为感觉区。上 1/5 是下肢、头、躯干感觉区；中 2/5 是上肢感觉区；下 2/5 是面感觉区。

晕听区：从耳尖直上 1.5cm 处，向前及向后各引 2cm 的水平线。共 4cm。

言语二区：相当于顶叶的角回部。从顶骨结节后下方 2cm 处引一平行于前后正中线的直线，向下取 3cm 长直线。

言语三区：晕听区中点向后引 4cm 长的水平线。

足运感区：在前后正中线的中点旁开左右各 1cm，向后引平行于正中线的 3 厘米长的直线。

视区：从枕外粗隆顶端旁开 1cm 处，向上引平行于前后正中线的 4cm 长的直线。

平衡区：相当于小脑半球在头皮上的投影。从枕外粗隆顶端旁开 3.5cm 处，向下引平行于前后正中线的 4cm 长的直线。

二、体针

传统针灸疗法按照内病外治的原则，通过经络、腧穴的传导作用以及不同的行针手法，来治疗全身各种疾病。

小儿脑瘫患者的体针治疗宜辨证取穴配合局部选穴，以督脉、手足阳明经穴及患肢局部取穴为主，以补益气血、健脾益肾、改善肢体运动功能。

针刺处方：督脉十三针（百会、风府、大椎、陶道、神道、身柱、至阳、筋缩、脊中、悬枢、命门、腰阳关、长强）、曲池、手三里、足三里、解溪、阳陵泉、悬钟等。

加减：智力低下加神门、内关、印堂；癫痫加申脉、照海、四关；听力障碍加耳门、听宫、听会；视力障碍加睛明、球后、承泣；语言障碍加廉泉、哑门、金津玉液；小儿夜啼或失眠或受惊吓，浅刺双侧俞府（锁胃、第二肋骨、胸骨的夹角处向内斜刺）、肓俞（向外斜刺）、照海、左内关、右公孙、右外关、左足临泣。意到气到，无需局部得气感，治疗6~8次（郑江，日本针刺法）。局部选穴：腰骶部肌力低下加腰段夹脊穴，颈部无力加颈部夹脊穴，股四头肌无力加伏兔、梁丘。

操作：选用1~2寸毫针，以直刺手法快速进针，深度约为2~3cm，其中督脉十三针（背部）采用逆经透刺，留针5分钟，体针其余穴位采用快针刺法，四肢穴位针刺后采用提插或捻转补法，不留针。每日1次，每周5次。

三、 针刺注意事项

患儿平均年龄较小，在治疗上可能难以主动配合，需取得家长的同意及理解，做好解释工作，并要求家长协助完成。

对于前囟尚未闭合的患儿，应避开囟门进行针刺。

头针及眼鼻部穴位出针后需用干棉球压迫针孔以预防出血。

风池穴朝鼻尖方向进针约2~3cm，风府穴朝鼻尖以下方向针刺2~3cm，勿向上针刺，以免误入枕骨大孔。

第二节　艾灸治疗

艾灸治疗使用艾绒或药物为主要灸材，点燃后直接或隔物放置于穴位或病变部位，借其温热刺激及药物作用，以达到温通气血、扶正祛邪的作用。《灵枢·官能》中说“针所不为，灸之所宜”，即艾灸治疗可弥补针刺治疗的不足。

脑瘫患儿多因先天禀赋不足、脾肾亏虚所致，平素进食较少，且因脾胃虚弱，水谷精微不能运化，故多数患儿体质较差。在药物治疗、康复训练及护理过程中，加以艾灸治疗，不易引起抗拒，亦可提高患儿脾胃功能、增强免疫力。

一、施灸部位

基本部位：督脉穴位，如大椎、身柱、至阳、命门、腰阳关等；手足阳明经穴位，如阳溪、手三里、曲池、臂臑、肩髃等。

辨证加减：肾气亏虚加肾俞、关元、气海；脾气不足加脾俞、胃俞、中脘、血海、足三里、三阴交；肝血不足加肝俞、肾俞、血海、膈俞；伴遗尿者加中极。

二、施灸方法

主要使用温和灸、雀啄灸、回旋灸 3 种灸法，每 1～2 日治疗 1 次，20 天为一疗程。

1. 温和灸

将艾条的一端点燃后，对准选定的穴位或患处进行熏烤，约距皮肤 2～3cm，使其局部有温热感而无灼痛为宜。一般每处灸 3～5 分钟，至皮肤出现红晕潮湿为度。因儿童表达能力欠佳，操作者可将中、食二指分开置于施灸部位的两侧，通过操作者手指的感觉来测知患儿局部的受热程度，以便随时调节施灸的距离，防止烫伤。

2. 雀啄灸

将点燃的艾条对准选定的穴位上约 3cm 高处，如鸟雀啄食样使艾条一起一落、上下移动。一般每处 3～5 分钟，至皮肤红晕为止。此法热感较强，注意不要烧伤皮肤。

3. 回旋灸

将艾条的一端点燃，对准选定穴位，悬于皮肤上方约 3cm，使艾条在穴位上左右往返移动或反复旋转，移动范围在直径 3cm 左右，皮肤有温热感而不至于灼痛。一般每处灸 3～5 分钟，至皮肤红晕潮湿为度。

二、注意事项

凡属实热证或阴虚内热、邪热内炽等证，如高热、抽搐、呕吐、严重贫血、急性传染性疾病和皮肤痈疽疔疖者，均禁忌使用灸法。

颜面部、大血管处、皮薄肌少筋肉积聚部位不得施灸。

施灸前应交代灸治的方法及疗程。

灸治过程中要注意防止艾火灼伤皮肤。也要避免艾火烧伤衣物、被褥等。治疗结束后，需将艾条熄灭，防止发生火灾。

灸后注意保持局部皮肤适当温度，防止受凉。

偶有灸后身体不适者，可令其休息，饮少量温开水或针刺合谷、后溪等穴位以缓解症状。

第三节　耳穴贴压

现代针灸实践发现，人体双耳上分布有与全身各部位相对的穴位系统。当人体内脏或躯体出现疾病时，可在耳朵的相应部位出现压痛、敏感、变形、变色等改变；也可通过刺激相应的穴位或反应点来治疗疾病。

一、选穴方法

脑瘫患儿病变部位为脑部，应选择以与脑部有关的耳穴穴位，如额、颞、枕、皮质下、脑干、缘中、交感等，可根据其具体损伤部位进行针对性选择。

根据患儿运动功能障碍部位的不同，选择相关穴位，如肩、肘、颈椎、胸椎、腰骶椎、髋、膝、踝等。

按脏腑辨证选穴原则，脑瘫患儿多属肝肾亏虚、脾肾气虚，并多伴脾胃不足，可相应选择肝、肾、脾、胃等。

其他耳穴的选用，则可根据患儿主要障碍及伴随障碍灵活选择，如伴睡眠障碍可选神门、皮质下，伴癫痫选择神门、缘中等。

二、操作方法

选用磁珠贴或王不留行籽贴，每次选取 4 ~ 8 个穴位，用 75% 乙醇局部常规消毒并擦干后，用镊子夹持胶贴对准相应耳穴贴压，贴压后用拇、示指加固并按压 3 ~ 5 秒钟。

全部耳穴贴压完毕后，逐个进行按压，至耳郭自觉有发热感、胀感，肉眼可见轻度充血为度。按压力量要适度，避免损伤耳郭皮肤。

2 ~ 3 日 1 次，双耳可交替进行，每耳留 2 ~ 3 天。贴压后家长可自行按压数次，10 天为一疗程。

三、注意事项

若耳朵皮肤有破损、湿疹、溃疡或出现炎症，则不宜进行耳穴贴压；胶布过敏者应使用防过敏胶布贴压。夏季时，选取穴位不宜过多，时间不宜过长。换贴时，应休息一天为宜。将耳部胶布膏痕迹擦净，以免发生皮肤感染。

（邹　童）

第十五章　脑瘫的推拿治疗

第一节　脑瘫的病因病机和辨证分型

我国的传统医学中，并没有明确病名对应脑性瘫痪。根据临床表现，脑瘫属于“五迟”“五软”“五硬”“胎怯”“胎弱”的范畴。历代中医典籍根据其临床表现有相应的阐述。其中“五迟”为“立迟、行迟、语迟、发迟、齿迟”。早在《颅囟经》中就记载有“行步迟”；《诸病源候论》中也记载有“齿不生候”、“数岁不能行候”“四五岁不能语候”，分别描述的是“齿迟”“行迟”、“语迟”。《小儿药证直诀》中亦有“长大不行，行则脚软，齿不久生，生则不固，发久不生，生则不黑”的记载。《婴童百问》中说“五硬则仰头取气，难于动摇，气壅疼痛，连胸隔间，手脚如冰冷而硬，此为风症难治”，并把“手硬”“足硬”“胸隔硬”“头项硬”“心腹硬”称为“五硬”。《幼幼集成》中说“五软”表现为“头项软”“手足软”“身体软”“口软”“肌肉软”。这些为脑性瘫痪在临床的常见表现，也是中医学对本病的概括总结。

一、病因病机

综合古代医家对脑瘫病因病机的探究，总的是以虚立论，大多认为是胎养失宜、禀赋不足，也有认为后天调养不当或出生时感风受寒、邪毒入侵，但总体来说不外乎先天因素和后天因素两个方面。肾之精气不足，气血亏虚，心肝脾肾虚亏不足，筋骨、血脉、肌肉、脑髓失于充养，是其主要病理机制。

中医认为，本病的发生多由于先天性、后天性和外伤的三类原因导致。

1. 先天不足

先天不足多是指胎儿禀赋不足或宫内受不良刺激而言。先天因素如父母本身身体孱弱，父精气不足，母气血虚弱，则导致胎儿禀赋不足，精血亏虚，不能充养脑髓；或其母在妊娠期受惊吓，大怒、大悲或抑郁，扰动胎气，致使胎育不良。中医学认为脑为“元神之府”，脑具有主导精神、意志、思维、运动的功能。脑是由髓聚合而成的，而肾主藏精、主骨生髓；肝主藏血，精血同源。明代万全在《幼科发挥·胎疾》中曰：“故儿有头破、颅解，神慢，气少，项软，头倾，手足痿弱，齿生不齐，发生不黑，行走坐立，要人扶掖，皆胎禀不足也。”《张氏医通·婴儿门上》曰：“五迟者，立迟、行迟、齿迟、发迟、语迟是也”，并指出诸迟之侯“皆胎弱也”。先天之精受之于父母，因此，肝肾功能正常与否，精血是否充盈与脑髓的生成和发育有非常密切的关系。

2. 后天失养

小儿初生、脏气怯弱，若护理不当、养护失宜、饮食失调致生大病，若再加之治理不当，导致脏腑功能失调，气血虚弱，濡养不能；或感受外邪致使精血不足、各组织器官失于养润，致使气血不能上荣，脑髓失充，损伤脑髓。《医宗金鉴·幼科杂病心法要诀》曰：“若少阴之血气不足，即不能上荣于发……又有惊邪乘入心气，至四五岁尚不能言语者。”；或后天脾胃虚弱、气血生化不充，气虚血瘀，而致体弱不能抗邪，为邪气所犯而发病者；或生后感受湿热毒邪，阻碍气血运行，日久炼液成痰而成痰瘀互结之证，导致发为本病。

3. 外伤因素

由于各种原因引起的产时脑部损伤，脑络受损。因人体十二经脉都直接或间接与头部发生联系，头部经络集中，故经络受损则影响脑部气血正常运行，气滞血瘀或气血不足致经络空虚，影响大脑的发育。脑瘫患儿脑部血液循环的不良和血容量的不足是引起脑瘫儿病残的主要原因之一。只有大脑的血流供应充沛，大脑才能正常发育，思维水平维持正常状态。

二、辨证分型

1. 脾肾两亏证

头项软弱无力，不能抬起或挺而不坚；口软唇松，吸吮无力或咀嚼困难；肌肉松软，按压失去弹性，两足痿软，骨弛无力，囟门闭迟；面白，肢体倦怠无力；舌质淡，苔薄白；脉沉迟无力或指纹淡。

2. 肝肾亏虚证

肢体不可控制，关节活动不灵，手足徐动或震颤，动作不能协调。语言蹇涩不利；或失听失明；或失聪。舌质淡，脉细软或指纹淡紫。

3. 肝强脾弱证

生后多卧而少动，颈强而不柔，肢体强直拘挛、僵硬失用或动作笨拙、肌肉瘦削。烦躁易怒，易受外界刺激，肢体强直加重，纳呆食少。舌质胖大或瘦薄，舌苔少或白腻。脉沉弦或弦细，指纹沉而滞。

4. 痰瘀阻络证

生后便见反应迟钝，智力低下；关节强硬，肌肉软弱，动作不自主或有癫痫发作。毛发枯槁，肌肤甲错，口流痰涎，吞咽困难。舌质紫黯，苔白腻，脉滑沉。

5. 心脾两虚型

智力低下，语言发育迟缓，运动亦发育落后，头发稀、痿黄，生长缓慢，四肢痿软无力，肌肉松弛，口角流涎，咀嚼无力，吐舌弄舌，食欲不振，大便偏干，神疲体倦，面色无华，唇甲色淡，舌淡胖，苔少，脉细弱，指纹淡。

第二节　推拿疗法

推拿作为传统中医疗法的一部分，与现代康复理论相结合，被广泛地运用于临床。由于它具有调节神经功能、促进体液循环、改善关节功能、松解软组织粘连、消除疲劳、调节心理等作用，故在小儿脑瘫康复中有着重要的作用。尤其是对痉挛型脑瘫有很好的疗效，不仅可以有效地降低肌张力，还可以矫正姿势异常，改善和促进运动功能。

一、常用手法

1. 㨰法

本方法是由腕关节的伸屈运动和前臂的旋转运动复合而成，手指自然屈曲，以手背第5掌指关节背侧吸定治疗部位，肩关节放松，以肘为支点，前臂做主动摆动，带动腕关节的屈伸以及前臂的旋转运动。用力要均匀，手法吸定的部位要紧贴体表，不能拖动、辗动或跳动。操作时肩关节放松下垂，肘关节自然屈曲约40°，上臂中段距胸壁一拳左右，腕关节放松，手指自然弯曲，腕关节屈伸幅度应在120°左右（即前㨰至极限时屈腕约80°，回㨰至极限时伸腕约40°），使掌背部分的1/2面积（尺侧）依次接触治疗部位。

㨰法压力大接触面大，适用于颈项部、肩背部、腰臀部以及四肢肌肉丰厚的部位，具有舒筋活血，滑利关节，缓解肌肉紧张、解痉止痛，增强肌肉、韧带活动能力，促进血液循环及消除肌肉疲劳的作用。

2. 按法

以指或掌按压体表，称按法。按法分指按法和掌按法两种。用拇指指端或指腹按压体表称为指按；用单掌或双掌或双掌重叠按压体表称掌按法。指按法是以拇指螺纹面着力于施术部位，余四指张开加以支撑助力，腕关节屈曲约 40°～60°，拇指垂直向下按压，达到所需的力度后，要稍停片刻，即所谓的“按而留之”，然后缓慢撤力，再做重复按压，这使按压动作既平稳又有节奏性。掌按法是以单手或双手掌面置于施术部位，以肩关节为支点，利用身体的重量，垂直向下按压，用力原则同指按法。

本法操作时着力部位要紧贴体表，不要移动，用力由轻到重，稳而持续，使刺激充分达到肌肉组织的深部。按而留之，不易突然松手，忌粗暴施力或迅猛使力。由于按法刺激强度较大，常与刺激强度较小的揉法合用为“按揉”复合手法。指按法适于全身各部，以经络、穴位常用；掌按法适于背部、腰部、下肢等面积较大而平坦的部位。按法具有疏通经络、温中散寒、放松肌肉、止痛止痉、矫正畸形作用。

3. 拿法

用大拇指与示、中指两指或用大拇指与其余四指作相对用力，在一定的部位和穴位上进行有节律的提捏或揉捏。故有“捏而提起谓之拿”的说法。根据拇指与其他配合手指数量的不同，分为三指拿法、五指拿法等。以拇指和其余手指的指面相对用力，捏住施术部位肌肤并逐渐收紧、提起，腕关节放松。以拇指同其他手指的对合力进行轻重交替、连续不断地提捏并施以揉动。

操作时要求指面着力，不能用指端内扣，用劲要由轻到重，不可突然用力，腕部要放松，使动作柔和灵活，动作要缓和而有连贯性，且富有节奏性。本法具有开窍止痛、缓解痉挛、舒筋通络等作用。尤其对于颈项、肩部和四肢的痉挛有效。

4. 捏法

用拇指与其他手指相对捏住肌或肌腱，并予以挤压，循其走向边捏边向前推进。捏法可单手操作，亦可双手同时操作。因拇指与其他手指配合的多寡而有三指捏法、五指捏法等名称。在小儿背部两侧从尾骨至大椎，双手捏起皮肤由下而上的向前推进的捏法，又称捏脊法。为增强刺激，每捏 3 次双手提拿皮肤 1 次，即“捏三提一”。

操作时用力要均匀而柔和，不可过于生硬，动作要连贯而有节奏性。本法具有舒筋活络、行气活血、放松肌肉、缓解痉挛的作用。主要适用于脊柱及脊柱两侧（督脉、华佗夹脊、膀胱经）。具有健脾消积、疏通经络、平调阴阳、补气血、培元气、强身健体等功效。

5. 推法

用指、掌或肘部着力于一定的部位或穴位上进行单方向的直线或弧线推动。用指称指推法；用掌称掌推法，用肘称肘推法。操作时着力部位要紧贴体表，推进的速度宜缓慢均匀，压力要平稳适中。本法能提高肌肉的兴奋性，促进血液循环，并有舒筋、活络、止痉的作用。

6. 揉法

用指、掌等肢体为着力部位，吸定于体表施术部位或穴位上，带动该处的皮下组织做环旋运动的一种手法。揉法分掌揉和指揉两种。掌揉法是用手掌大鱼际或掌根吸定于一定部位或穴位上，腕部放松，以肘部为支点，前臂做主动摆动，带动腕部做轻柔缓和的摆动。指揉法是用手指螺纹面吸定于一定的部位或穴位上，腕部放松，以肘部为支点，前臂做主动摆动，带动腕和掌指做轻柔缓和的环旋揉动，是小儿推拿的常用手法。操作时用力由小到大，动作要轻柔缓和，连续有节律性；移动时应在吸定的基础上进行，遵循“螺旋式移动”和“紧揉慢移”的原则。本法具有活血祛瘀、舒筋活络、止痉止痛等作用。现代医学认为揉法可降低肌酸的兴奋性，减少Ⅰa纤维的传入，因此可有效地缓解痉挛。

7. 弹拨法

弹拨法是以指端着力，将指端插入肌腱缝隙之间或肌腱起止点，成垂直方向的往返拨动，如弹琴拨弦。操作时由轻到重，由慢到快，轻巧灵活，弹拨后用揉法缓解刺激。弹拨法以治疗师所用部位分为拇指拨法、屈指拨法、三指拨法、肘拨法。此法用于四肢、颈、肩肌肉挛缩粘连，有舒筋活络、解除粘连的作用。

8. 摇法

摇法是对肢体关节做被动的环转运动。颈部摇法：一手托患者头枕部，一手托患者下颌部，双手稍向上用力做左右回旋环转运动。肩关节摇法：一手托患者肩，一手托患者肘做环转运动。髋关节摇法：患者取仰卧位，屈膝屈髋，一手托足跟，另一手扶膝做环转运动。踝关节摇法：一手握足跟，另一手握足大趾做环转运动。本法具有舒筋活血、滑利关节的作用。

9. 拔伸法

拔伸法又称牵引法，固定肢体或关节的一端，牵拉另一端肢体的手法。拔伸可分为头颈部拔伸法、肩关节拔伸法、腕关节拔伸法、指关节拔伸法、踝关节拔伸法。拔伸法很多情况下加入其他手法复合使用。操作时用力要均匀持久，动作要缓和，切不可突然大力猛烈牵拉。本法有通经活络、缓解痉挛、矫形、止痛的作用。

二、治疗方法

1. 手法要求

手法要求持久、有力、均匀、柔和、深透。痉挛严重，手法宜柔缓，以柔克刚；软弱无力，手法宜重着，以刚制柔。痉挛型以降低肌张力为主；手足徐动以缓解紧张、降低兴奋性为主。

2. 手法原则

将循经推按与辨证施穴相结合，以掌不离皮肉、指不离经穴、轻重有度、先后有序为推拿手法原则；以以柔克刚、以刚制柔为手法准则。

在推拿过程中遵循经络循行部位（肌群），首先运用掌根按揉、捏拿等复合手法，然后穿插拇指点按、按揉等复合手法循经点穴。根据患儿障碍情况，放松性手法和刺激性手法配合应用，突出主次。

（1）痉挛为主者，以推、按、揉、捏拿等放松性手法为主，配合关节摇法、拔伸法、扳法等刺激性重手法。

（2）肌张力低下为主者，以点、按、擦等刺激性手法为主，配合应用推、捏、擦、搓法等。

（3）晃动不稳为主者，以挤压、点按、叩击等压迫性手法为主，配合拔伸、扳法、揉法等。

（4）通过对经络和腧穴的点按揉等刺激以达到激发人体正气，调节脏腑功能，疏通经络，改善气血运行，其目的在于提高肌力，降低肌张力，纠正异常姿势，促进运动发育。

3. 辨证施术

（1）肝肾不足型：肝俞、肾俞、阳陵泉、悬钟、太溪、太冲等穴点按。

足厥阴肝经、足少阴肾经顺经循推。

（2）脾肾虚弱型：华佗夹脊穴、肾俞、脾俞、关元、气海、足三里、曲池等穴点按。

足太阴脾经、足少阴肾经顺经循推。

(3) 心脾两虚型：心俞、脾俞、神门、三阴交、足三里、百会、四神聪等穴点按。

手少阴心经、足太阴脾经顺经循推。

(4) 痰瘀阻滞型：足三里、阴陵泉、丰隆、血海、膈俞、肺俞等穴点按。

足阳明胃经顺经循推，足少阳胆经逆经循推。

(5) 脾虚肝亢型：脾俞、肝俞、足三里、曲池、太冲等穴点按。

足太阴脾经顺经循推，足少阳胆经逆经循推。

4. 随症施术

(1) 伴语迟、语言謇涩者，推拿点揉通里、揉哑门、揉廉泉、揉语言区。

(2) 伴流涎者，推拿点揉地仓、颊车。

(3) 伴视力障碍者，推拿加揉睛明、揉鱼腰、揉太阳、揉四白。

(4) 伴听力障碍者，推拿加点揉耳门、揉听宫、揉听会、揉翳风。

(5) 伴体弱、厌食及营养不良者，推拿加补脾、补肺经、揉肾顶、揉板门、推四横纹、运内八卦、捏脊、揉脐、摩腹、揉足三里。

(6) 伴癫痫者，推拿加揉风池、揉百会、清肝经、运太阳、揉丰隆。

(7) 智力落后者，揉摩或指尖叩百会、四神聪等穴。

(8) 语迟、语言謇涩者，点揉通里、哑门、合谷、廉泉等穴；拿喉结，揉下颌部肌群、颊肌。

(9) 斜视者，点揉睛明、鱼腰、太阳、四白等穴；推移眼球、轮刮眼眶(内斜视自内向外)。

(10) 头项软者，点按风池穴、肩井穴、天柱穴、大椎穴等穴；重刺激弹拨、叩击颈后及肩部肌肉、胸锁乳突肌。

(11) 头项强者，揉风池穴、天柱穴、肩井穴、大椎穴；揉颈部两侧肌肉，从耳后发际直到肩部，颈部拔伸。

(12) 腰部无力、弓背坐者，点按腰阳关、肾俞、腰夹脊穴；叩击腰椎到骶椎两侧的腰部肌肉，以提高肌力。

(13) 腰背强直、角弓反张者，双手拇指点按腰夹脊穴；双手拇指按揉腰椎到骶椎两侧的腰部肌肉，以缓解肌肉痉挛；摇腰，使躯干充分屈曲；腰部斜扳法，使躯干最大限度回旋并保持。

(14) 肩内收内旋、背伸者，点按肩髃、肩髎等穴；按揉肩胛下部的肌肉；上肢外旋上举，并保持。

(15) 前臂旋前、腕屈曲者，点按曲泽、内关等穴；按揉前臂前侧、内侧肌肉；前臂向外旋转拔伸保持。

（16）拇指内收、手握拳者，揉鱼际、劳宫、合谷等穴以及前臂前侧肌肉及大小鱼际；摇腕关节，拔伸腕、指关节。

（17）髋屈曲者，点按环跳、承扶；按揉大腿前部股直肌；压髋后扳法，医师以一条腿压在患儿臀部，两手分别托住患儿胸部及下肢，逐渐用力使患儿达到最大限度背伸。

（18）膝屈曲者，点按血海、梁丘等穴；按揉大腿后部肌肉；直腿高抬法，压患儿一腿，上抬患儿另一腿，直至最大活动范围，用力柔和，切忌暴力。

（19）下肢交叉、内旋者，点按环跳、风市等穴；按揉大腿内侧肌肉；压膝分髋法，患儿双下肢屈曲，双手按压患儿双膝向外分，直至最大活动范围，用力宜柔和，勿生拉硬扳。

（20）尖足、内翻者，点按足三里、解溪；拿小腿三头肌、揉胫骨外缘肌肉；压膝整足法，一手压患儿膝关节处使其伸直，一手向上牵拉跟腱，用力柔和，切不可超过生理活动范围；拔伸踝关节。

（21）上肢痿软者，点按曲池、手三里、外关、合谷等穴，叩击肩部、上肢前部肌肉。

（22）下肢痿软者，点按髀关、梁丘、足三里、阳陵泉、承山等穴；叩击大腿前部、小腿后部肌肉。

5. 手法实施要领

（1）对操作者的要求：脑瘫的中医推拿治疗是在中医整体观念和辨证施治的基础上，以经络理论为指导原则。因此，操作者需要遵循中医治疗原则，结合现代解剖、生物力学原理及现代康复治疗技术原理（Vojta 疗法、Bobath 疗法、上田疗法、Rood 疗法等），了解脑瘫患儿的类型和症状和姿势异常情况，施以相应的治疗手法。

（2）按摩强度：根据患儿的年龄、症状、类型及耐受能力选择适宜的按摩手法和强度。通常初治者不宜用重手法和重刺激，否则会引起患者对治疗产生恐惧和紧张。

（3）按摩时间：治疗时间应根据病情和治疗部位而定。一般上下午各一次，每次约 30 分钟，每周休息 1 天，3 个月为一个疗程。

（4）综合治疗：由于按摩属于被动运动，因此必须与其他治疗，如物理因子和功能训练相结合才能维持疗效。推拿按摩和运动疗法相结合，先推拿按摩缓解痉挛，再进行运动训练。推拿按摩和运动训练谁主谁次、时间谁长谁短，根据病情和康复的不同阶段，因人而异。

6. 操作注意事项

（1）小儿皮肤娇嫩，形体未充，肢体短小，不会配合，手法应轻快柔和，平稳均匀，刚柔相济。

（2）施行治疗时，手法必须运用适度，刺激量由轻到重，尽量避免患儿哭闹，同时向其家长说明病情和可能出现的问题。做重手法、矫形手法前应先做相应肌肉的按摩放松，避免拉伤。如用强力对抗、重手法刺激可能会使肌张力更高。

（3）施术时手法轻重要适宜，肢体活动幅度应由小到大，不宜超过正常生理活动范围，切忌生拉硬拽，尤其对挛缩严重患儿更应注意。

（4）每次治疗最好选在进食、进奶半个小时到一小时后进行，治疗后应给与饮水和休息。

7. 脏腑调理的小儿推拿方法

（1）脾肾两亏证

治法：健脾补肾，生肌壮骨。

处方：补脾、清胃、补肾、揉二马、揉肾顶、运八卦、揉足三里、捏脊。

（2）肝肾亏虚证

治法：滋补肝肾，强筋健骨。

处方：补肾、补脾、揉二马、揉肾顶、推上三关、摩腹、捏脊。

（3）肝强脾弱证

治法：柔肝健脾，益气养血。

处方：补脾、平肝、清肺、推天河水、推上三关、捏脊。

（4）痰瘀阻络证

治法：涤痰开窍，活血通络。

处方：补脾、清肺经、清胃、揉板门、运内八卦、揉小横纹、捏脊。

（5）心脾两虚型

治法：健脾养心，补益气血。

处方：清补心、补脾、推上三关、揉神门、揉足三里、捏脊。

（谢克功）

第十六章 社区康复

除最严重的患者外，脑瘫人群一般会存活到年长阶段，其中一部分需要终生给予辅助。多数患者得益于家庭、朋友和社区资源。

应当认识到，多数脑瘫患儿具有在常规学校课堂中的学习能力，一部分患儿需要特殊教育课程，还有一部分患儿需要在全程辅助下参加课程。对于年幼一些的儿童，包括特殊运动联盟、马术治疗（治疗性骑马）、可以用轮椅的游泳池以及其他经过调整的体育运动等活动，能够帮助患者融入社会。

许多存在运动障碍而无智力问题的脑瘫患者可以选择从事一份职业，在能为其躯体障碍提供便利的场所中工作。对于病情更重或存在智力损害的患者，可以考虑日间工作以及特殊的交通需求，以实现融入社会，避免孤立性。

国外一项调查显示，31%的成年脑瘫患者是独立生活的，12%已婚，24%完成了高等教育或职业教育，28%有可领取报酬的工作。约41%的人没有就业，也没有在上学或接受培训（Liptak GS，2008）。

社区康复（community based rehabilitation）是一种集多重康复活动于一体的康复模式，康复活动在社区进行，患者、家庭和社区成员都会参与其中。机构康复和社区康复相互补充，一种模式的弱点正好是另一种模式的优点。如有条件，这两种模式应该加强协调与合作，以取得最佳的康复效果。社区康复可以帮助脑瘫患者实现教育和就业的可能性或为这些目的提供一些前期准备。

第一节 概 述

脑性瘫痪的治疗是一个长期、不间断的康复过程，患儿不可能长期地在康复中心接受康复治疗，而是长期处于家庭和社区。在康复中心进行强化康复后，需要实施社区康复。

社区康复能够提供全面的康复服务，满足残疾人多方面的需求，是一种全面和综合的康复模式。社区康复不仅包括治疗性康复，还致力于满足残疾人的社会需求（融入社会，接受教育，甚至就业），让患者自身的能力得到充分的发挥，自身价值得到社区和社会的认可。

社区康复强调患者、家庭和社区成员的积极参与。一些社区的康复活动会借助志愿者的力量，比如组织集体活动、宣传教育，能够调动社会成员的直接参与。

如果以项目的方式在社区活动中心组织开展各种小组活动，不仅可以提高脑瘫儿童的运动功能，还能够帮助他们提高社会交往能力。

社区康复工作者需要定期对服务对象进行家访，及时发现孩子们的问题及困难，也需要对家长进行指导和督促。如果患者有家庭无障碍改造需求的，需要提供相应的建议、指导和帮助。

第二节 建 档

项目介入之前要对社区的整体情况进行初步了解，包括了解患病儿童的基本信息。建档内容包括患儿的基本信息、病史、临床表现、发育情况、功能、患儿的家庭康复治疗方案等，并应及时更新。

社区康复工作者需要填写基本信息登记表格，示例如下（表 16 – 1）。

表 16 – 1 患儿基本信息登记表格

登记序号__________

患儿姓名__________ 时 间__________

患儿出生日期		治疗时姓名	
患儿性别		患儿地址	
家长姓名（与患儿关系）		联系电话	

通过听取患儿家属就患儿病情的陈诉，了解患儿的病史，也包括他们参与社区康复的意愿和目的。通过询问，可以对患儿的病情和家属的期望有初步的了解。例如，患儿的家属可能会说孩子的主要问题是不能行走、不能讲话或者孩子全身僵硬无法单独坐立等。

在评估表内，注明患者以前接受过的所有治疗内容，包括物理治疗或作业治疗、手术和药物、矫形器等辅具、传统治疗等（表 16 – 2）。

表 16－2　患儿病情登记表

家属对患儿病情的主诉是什么？	
患儿的病史（何时、因何引起？有何变化？）	
病因	先天（　）　早产（　）　难产（　）　疾病（　）　其他＿＿＿＿＿＿
已经接受过的治疗和相关辅助器具：	

确定患者的具体受累部位，即单瘫、双瘫、偏瘫或四肢瘫当中的哪一类型。检查并记录患儿是否存在痉挛和非自主运动（手足徐动、舞蹈病、震颤）。如果患儿存在非自主运动，并记录非自主运动的类型和具体发生部位（表 16－3）。

表 16－3　患儿受累部位

身体受累部位	
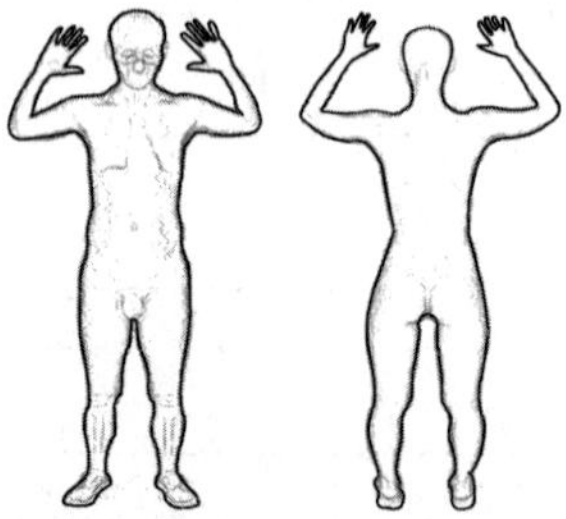	患儿是否存在痉挛：是（　）　否（　） 患儿是否存在非自主运动问题：徐动症、舞蹈病、震颤 是（　）　否（　） 如果存在非自主运动问题，是什么问题？

日常生活能力可采用巴氏指数，其缺点是不涉及认知功能。也可使用儿童功能独立性评定量表（WeeFIM，表 16－4）。WeeFIM 的最高分为 126 分（运动功能评分 91 分，认知功能评分 35 分），最低分 18 分。126 分＝完全独立；108～125 分＝基本独立；90～107 分＝有条件的独立或极轻度依赖；72～89 分轻度依赖；54～71 分中度依赖；36～53 分＝重度依赖；19～35 分＝极重度依赖；18 分＝完全依赖。

表 16－4　儿童功能独立性评定量表（WeeFIM）

项目				年　月　日 得分	备注
运动功能	自理能力	1	进食		
		2	梳洗修饰		
		3	洗澡		
		4	穿裤子		
		5	穿上衣		
		6	上厕所		
	括约肌控制	7	膀胱管理（排尿）		
		8	直肠管理（排便）		
	转移	9	床、椅、轮椅间		
		10	入厕		
		11	盆浴或淋浴		
	行走	12	步行/轮椅/爬行/三者		
		13	上下楼梯		
	运动功能评分				
认知功能	交流	14	理解（听觉/视觉/二者）		
		15	表达（言语/非言语/二者）		
	社会认知	16	社会交往		
		17	解决问题		
		18	记忆		
	认知功能评分				
总分（运动＋认知）					
评估人					

功能水平和评分标准如下。

1. 独立

活动中不需他人帮助。

（1）完全独立（7 分）：构成活动的所有作业均能规范、完全地完成，不需修改和辅助设备或用品，并在合理的时间内完成。

（2）有条件的独立（6 分）：具有下列一项或几项。①活动中需要辅助设备；②活动需要比正常长的时间；③或有安全方面的考虑。

2. 依赖

为了进行活动，患者需要另一个人予以监护或身体的接触性帮助或者不进行活动。

（1）有条件的依赖：患者付出50%或更多的努力，其所需的辅助水平如下。

①监护和准备（5分）：患者所需的帮助只限于备用、提示或劝告，帮助者和患者之间没有身体的接触或帮助者仅需要帮助准备必需用品；或帮助带上矫形器。

②少量身体接触的帮助（4分）：患者所需的帮助只限于轻轻接触，自己能付出75%或以上的努力。

③中度身体接触的帮助（3分）：患者需要中度的帮助，自己能付出50%～75%的努力。

（2）完全依赖：患者需要一半以上的帮助或完全依赖他人，否则活动就不能进行。

①大量身体接触的帮助（2分）：患者付出的努力小于50%，但大于25%。

②完全依赖（1分）：患者付出的努力小于25%。

第三节　社区活动的内容

社区内的康复服务需要整合康复治疗师和社区工作者以外的多方面资源。

一、动员社区

每个社区的情况都不尽相同。一些地区可能具有包容性支持态度，而其他地区则不一定如此。尽量引起社会、社区关注，并得到他们的支持。可以采取的措施包括在特殊日期件如国际残疾人日进行宣传，引导相关社团组织和家长协会参与有关患儿生活、学习障碍的讨论以及在现行政策和资源中寻找对患儿社区康复的支持。

机构康复治疗中，往往容易忽视社区包容性和患者的生活幸福指数。这会在社区工作者的参与下得到最大限度的弥补，从而使患儿获得全面的康复。

二、引导家庭参与

（1）与家长交谈，倾听其需求。例如家庭需要什么样的支持。

（2）建立患儿家庭的互动平台，例如在社区工作室、微信群或其他网络形式。争取获得一定的活动经费，用于患儿间、患儿家庭间的互动，如一次集体活动，给予患儿间互动的机会和患儿和健全儿童之间互动的机会。

（3）观察患儿在家里的情况，探讨如何在家庭中继续进行康复以及接受同龄儿童应有的教育。

（4）确保所有的决定都是基于孩子最大的利益，了解是否家长会过分保护孩子，或低估了孩子的能力，或希望优先照顾他们其他的孩子。

（5）与健全儿童的家庭互动。健全儿童的家庭对社区康复、对包容社区可能有不同意见，例如有些家庭会赞同教室容纳脑瘫儿童，因为这会使他们的孩子学会承担社会责任，而另一些则可能觉得这样会对他们的孩子不利。

三、支持患儿

脑瘫儿童可能会因为健康原因或环境障碍失去接受教育的机会，例如与学校距离遥远、不能乘坐公共交通工具。社区康复工作者应帮助患者获得这些服务，这往往是脑瘫儿童走出家门，进入学校接受教育的第一步。

四、协调康复过程

康复是一个全面的过程，包括医疗、心理、社会和经济状况的综合干预。

在非城市内，如云、贵、川等山地的患儿，会面临很多医疗困难，主要原因有经济能力限制、路途遥远或者当地缺乏专科服务能力等。社区康复项目需要与基本医疗服务体系合作，以促进脑性瘫痪者得到基本的医疗服务及专科服务。

拜访脑瘫儿童服务的相关机构，建立良好的关系，互通信息，了解其服务项目、政策、转介机制、工作时间、收费情况；提供社区康复工作的信息以及了解社区康复工作如何协助他们。

拜访当地社区的传统治疗人员和宗教领袖，交换意见，达到互相尊重和理解。

五、建立自助小组

自助小组是人们为解决某种共同问题而集中到一起的非正式团体。虽然“自助”可能隐含对个体的关注，但自助小组很重要的特征之一是人们相互支持，相互帮助。自助小组可在不同情境和需求下服务于不同的目的。

自助小组是社区康复的关键部分。鼓励患者及家人集中起来组成自助小组，鼓励他们与具有类似经历的人交流、一同训练。患儿及家庭之间可以相互借鉴和鼓励，并能够以众多游戏的方式让他们的肢体或身心都得到更佳的康复。

第四节　家庭康复的内容

家属积极参与脑瘫儿童治疗过程非常重要。脑瘫儿童的康复是一个长期、不间断的过程。为了取得良好的康复效果，患儿家属的参与和配合是必不可少的。

指导患儿家属时可以使用专门设计的家属须知和训练宣传册。这些宣传册通过简明文字和图片向患儿家属简明地介绍一些可以在家中自行开展的训练项目、日常照料患儿的方法以及促进患儿发育的正确方法。

一、让患儿自己做事

首先要明确的是让患儿尽可能多地自己做事。如果家属一直给患儿喂食，患儿将无法自己掌握喂食给自己的能力，因此，家属应该设法帮助患儿学习自己进食的方法。

这样做肯定会花费更多的精力和时间，也需要家属投入更多耐心，但它却是改善患儿状况的有效途径。如果家属总是为孩子做一切事情，那么孩子将永远也不能自立。

二、穿、 脱衣物的指导

脑瘫儿童家属对于孩子的康复经常提出的一个希望，是孩子的自理能力得到提高，能够自己做一些诸如穿衣、脱衣之类的事。

脑瘫儿童学习掌握独立（或在别人给予一定协助的情况下）穿、脱衣物的方式取决于患儿具体的功能，但对于脑瘫儿童，穿、脱衣物是他们提高自身平衡能力和运动能力的有效方法。向家属说明这一点是非常重要的，而不能让孩子完全依赖家属为自己穿、脱衣物。

以下内容中介绍了一些帮助家属更加容易、也更加有效的训练患儿穿、脱衣物的方法。正如我们一再强调的，家属首先要明确在穿衣、脱衣过程中，他们也要尽可能多地让患儿主动参与。因此，他们必须向患儿解释，告诉孩子他们需要他怎样配合。当然，这并不意味着从一开始就完全让患儿独立完成，而是先由家属为孩子套上或解开衣物，由患儿完成穿、脱衣物的最后步骤。然后慢慢逐渐让孩子自己完成更多的步骤。家属不应急躁，而是要引导患儿循序渐进，并给予必要的帮助，不应给孩子太多的压力和困难，否则患儿会失去兴趣和信心，不愿继续尝试。

家属在进行患儿穿、脱衣物时，应尽量避免使患儿处于仰卧位。许多患儿处于仰卧位时痉挛最强。对于比较小的患儿，可以采取患儿俯卧在家属的大腿上。由于该姿势下患儿处于屈曲状，对于痉挛模式呈伸展的患儿非常有利。注意：为了避免患儿腹部受压，家属的双腿应该是分开的。

无法做到第一种姿势的，家属可以尝试将患儿安置于侧卧位。如果因为更换尿布等原因而不能避免仰卧位时，为了保持颈部屈曲，家属可以尝试在患儿头下安置一个较为厚实的枕头。而且要尽可能地使患儿髋、膝关节屈曲，这样可以帮助放松患儿、避免出现痉挛僵硬。

如果患儿某一侧身体的障碍较另一侧严重，穿、脱衣物先从障碍较为严重的一侧开始较容易。随着患儿的发育成长，应该逐渐采取坐位穿、脱衣物，患儿处于坐位时痉挛比较容易控制、患儿也能够更多地参与穿、脱衣物。如果患儿尚不能完全独立保持坐位，可以尝试让患儿坐在家属前面，家属能够比较容易地控制患儿的体位。这种姿势的另一个优点是患儿能够看清正在进行的事情，便于他主动配合。

当患儿情况得到进一步改善后，可以尝试使用椅子等支撑物增强孩子自己穿、脱衣物的信心。家属应尽可能地选择穿、脱较为简便的服装，如较宽松的衣物、没有纽扣的衣物以及拉链比较粗大、使用尼龙粘扣的衣服和鞋子。

三、进食指导

脑瘫儿童可能存在咀嚼、吞咽等障碍。由于咀嚼、吞咽障碍非常复杂，必须要由专业人士进行帮助和指导。在以下的内容中，也介绍了一些帮助患儿咀嚼和吞咽的方法。

进食本身是一种非常有效的训练方法。食物是一种非常有效的刺激物，患儿为了吃到食物会尽可能地主动参与。

喂食姿势取决于患儿的年龄和自我控制体位的能力。家属在开始喂食之前，必须确保患儿处于正确的姿势。正确的姿势可以使喂食变得更容易、更安全。痉挛模式呈伸展的患儿，颈部的伸展会使吞咽变得比较困难。为了避免这个问题，应将患儿置于半坐位，让他的头向前轻微向前倾，不应在患儿处于卧位时进行喂食。如果患儿头部向后仰，不要用力往把他的头往前推，这样会刺激患儿更加用力向后仰，应该把手放在患儿的肩部、撑托住患儿的头颈。

使用调羹喂食时，应从患儿前方把食物送进他的口中、而不要从患儿上方。从上方喂食会引起患儿头部后仰，肢体僵硬，加大患儿吞咽的难度。从患儿前方进行喂食可以帮助患儿控制头部，减缓身体僵硬程度，而且还有利于患儿吞咽。让患儿能看见食物，在使用调羹喂食时，不要在把调羹从患儿嘴里取出时直接将食物刮在患儿的上唇或上面的牙齿上，让患儿尝试自己用嘴将食物从调羹刮下、放在舌头上，然后再取出调羹。为了便于患儿掌握，开始时可以在调羹前部放置少量食物、方便患儿用嘴比较容易地把食物刮下。取出调羹时，要确保患儿的嘴是闭合的，这样舌头才能够将食物留在口腔内、而不会把食物顶出来。

脑瘫儿童喝水的正确方法与进食时的方法非常相似，需要注意的是要控制好患儿的姿势、特别是患儿头部的姿势。喂食时不要从痉挛模式呈伸展的患儿上方喂水，一定要把杯子从其前方送到嘴边，这样可以帮助患儿保持头部屈曲，从患儿上方喂水则会加重伸展痉挛。

帮助患儿进食和喝水时保持除了帮助他保持良好的体位之外，我们还可以帮助患儿控制嘴部的活动，以改善患儿吸吮、吞咽以及从不同器皿或手中摄取食物和饮料的能力。如果患儿口部周围肌肉存在问题，无法顺利进食和喝水，可以采取颌控制训练来帮助患儿。在进行训练时要用到拇指、示指和中指。在将奶嘴、瓶子、调羹或杯子送到患儿嘴边之前，首先将三个手指放在患儿嘴巴周围。如果不把手指放在患儿嘴边就喂食物或饮料给患儿，患儿可能会因为尝试用嘴触及食物而加剧伸展痉挛。如果患儿坐在你的旁边，比如右边，用你的右手绕过患儿的颈部，把拇指放在患儿的颌关节处，中指位于嘴唇下方，中指放在下巴下面。如果患儿面对着你，把拇指放在嘴唇和下巴之间、示指位于颌关节处、中指放在下巴下面。在以上两种方法中，放在下巴下面的中指必须保持向上方的一个适度、稳定的作用力。这个作用力可以帮助患儿控制舌头，使之能够更好地吞咽，因此这一点是颌控制训练中最重要的环节。刚开始时患儿可能会抵触、把你的手推开，不过一旦他习惯以后，这种练习将帮助患儿控制好口腔和舌头的运动。注意要确保患儿的头部不向后仰，而是要保持略微前倾。随着患儿口部控制能力的加强，应逐渐减少并最终停止进行颌控制训练。

由于婴儿是通过舌头的前、后移动进行吸吮，所以，在刚开始从调羹内摄取食物时，孩子会习惯性地将部分食物吐出来。他们必须学会新的使用舌头的方法：将食物推到两排牙龈之间进行咀嚼，再将食物送到口腔后部进行吞咽。脑瘫儿童掌握这种技能可能会比较困难，可能一段时间内还会继续保持挺舌的习惯，如果他们把食物顶出来，并不意味着他们不喜欢这种食物。颌控制法可能不足以防止挺舌的问题。在喂食时用调羹背面向患儿的舌面施加适度的压力有助于防止患儿挺舌、吐出食物，而且能够改善患儿运用嘴唇和舌头的能力。最好使用比较坚固的调羹而不是较薄的塑料调羹喂食，以免在压舌头时调羹断裂。

四、日常指导

脑瘫儿童的康复治疗是长期、不间断的过程，但在实际生活中，患儿家属常无法整天陪伴患儿进行康复训练。因此，当家属在无法陪伴患儿进行训练、玩要时，应该如何应对待患儿，有如下一些建议。

最重要的是要让患儿能够看清周围发生的活动。如果患儿总是把头扭向右边，应该设法将患儿置于一个他必须向左扭头才能看清周围活动的位置。与伸展痉挛患儿说话时，不应从他的上方和他说话，相反，应该低下身子与患儿交谈，让他把头向前倾才能看着你。

训练患儿上厕所也是相当困难的。相关训练建议为：首先，家属应该具备耐心，教患儿上厕所需要花费很长时间，即使患儿似乎已经掌握了控制排泄的能力，有时由于环境的改变或者是情绪低落，又会把粪便拉在裤子里、弄脏衣物，这时家属必须有耐心。

帮助患儿掌握如厕能力的要点就是每天多次、定期地带患儿上厕所，帮助患儿养成排便习惯。患儿上厕所时的姿势对患儿顺利排便起着重要的作用。可以让家属用双腿夹住便盆，这种姿势下家长可以用自己的身体控制患儿的躯干，同时，保持患儿双腿展开、屈曲，从而使患儿处于良好的体位。对厕所进行一定的改造或者使用一些特殊的用具，可以帮助患儿实现自己如厕。

五、随访

随访的目的是跟踪了解康复患儿在接受社区康复期间的进展情况。

必须定期对社区内的患儿进行再评估，以了解自上次评估以来，患儿是否掌握了新的技能。如果患儿在一定时间康复后，功能始终没有变化，可能说明原来安排的训练项目不适合患儿，需要加以调整和改变；从另一方面来说，如果患儿取得了一定的进步，训练项目也需要加以调整，以便患儿掌握新的技能。

进行随访时，必须使用患儿评估和随访表。首先对患儿目前的状态和能力进行再评估，以明确自上次评估之后所发生的变化。还应将其他任何关于治疗方面的信息记录在随访表内，这些信息包括关节受限、肌张力、牵张角、平衡能力等的发展和变化。

第五节　应用辅助器具

辅助器具是指用于提高残疾儿童功能性的设备和用品，包括轮椅、矫形器、助行器和其他多种辅具。

应重视康复脑瘫患者的交流能力。部分患者需要借助技术手段（提高交流能力的设备）或借助标志，才能实现有效的表达。

如果在日常生活中，步行需要消耗过多能量而导致疲惫，那么，实现移动的关键并不在于步行。这些患者可使用移动辅具，如经特殊改装的速可达机车、三轮车、汽车以及具有固定装置的电动及非电动轮椅。可以根据儿童的具体情况和需求，对轮椅进行一定的改造。

除上一节中介绍的喂食方法外，还可以通过特殊器具或对一般的家庭用具进行简单的改造，帮助家长给孩子喂食或者帮助孩子自己进食。如使用调羹给患儿喂食或患儿自己用调羹进食时，要确保调羹面不太深，不太长，不太尖，面浅、圆弧形的调羹是最佳选择。使用木头或橡胶加粗调羹把手，使患儿更容易抓握或者弄弯调羹把手，方便患儿将食物送进嘴中；如果患儿抓不稳调羹，可以使用粘扣将调羹固定在患儿手上或者在调羹把手上加一个金属夹。加金属类的方法更好一些，因为患儿仍然需要自己握住调羹，而使用粘扣时患儿完全不用自己握住调羹。

为了避免患儿喝饮料使头部后仰的问题，可以在塑料杯上开个缺口，这样患儿就不必为了喝完饮料而不得不后仰头部。注意：患儿应从没有缺口的一边喝饮料。并使用两边有环柄把手的被子帮助患儿独立喝饮料。如果患儿有不受控制的动作或徐动现象，可以让患儿使用一种特殊的儿童水杯，这种水杯有两个把手、一个盖子和奶嘴，孩子喝水时即使手抖动杯子里的水也不会溢出。

如果患儿存在不随意运动的问题，进食时可能会掀翻盘子。为了防止盘子移动，可以对桌子进行小的加工，如桌沿加上一个突起的边或在盘子下放一个不会打滑的小垫子。不打滑的盘垫可以用轮胎内胎和钢丝制作。使用高边、比较深的盘子会方便患儿使用调羹进食。有一些特殊的用具可以把盘子固定在桌面上，而且在盘子的边上做了特殊的加工，让患儿能够把食物顺利地推进调羹里。不能自己用手将食物送进嘴中，但躯干控制良好的患儿，可以用木材或塑料制作的手臂摇板。

第六节 家居环境的无障碍改造

无障碍环境指的是一个既可通行无阻而又易于接近的理想环境，包括物质环境、信息和交流的无障碍。物质环境无障碍主要是要求城市道路、公共建筑物和居住区的规划、设计、建设应方便残疾人通行和使用，如城市道路应满足坐轮椅者、拄拐杖者通行以及方便视力残疾者通行，建筑物应考虑出入口、地面、电梯、扶手、厕所、房间、柜台等设置残疾人可使用的相应设施和方便残疾人通行。信息和交流的无障碍主要是要求公共传媒应使听力言语和视力残疾者能够无障碍地获得信息，进行交流，如影视作品、电视节目的字幕和解说、电视手语、盲人有声读物等。

下面是作者在四川及云南的社区家居环境中进行无障碍改造的实例。

一、出行斜坡和扶手的改造

山区患儿的家绝大多数在出门后会有一个便于活动的坝子，但这个坝子会在出门后约 3 米处有一道坎儿。为了不破坏坝子的美观和不影响患儿家庭晾晒粮食，我们通常会在坎的一端设计斜坡。并会在斜坡的双侧设置扶手。这样能大大提高患儿出门活动的机会。

也会有家庭在如厕时需要出门后走到一个小房子去，途中会有道路不平整，应改造出适宜的斜坡和扶手。

二、厨房改造

可将灶台整体调整矮一些，或在原有灶台旁用砖头和木板搭建适合患儿高度的简易灶台；改造出适合患者使用的菜板、菜刀、相对固定的和面盆等。如云南一位 17 岁患儿，我们会鼓励他在双拐的辅助下进入厨房切菜、淘米、和面等。

三、厕所改造

包括对门、扶手、地面、便池等的改造。厕所门的宽度应不低于 80cm 且无门槛等障碍。在厕所内的地面铺设防滑垫。安装双侧扶手。在一个案例中，我们使用两个 50kg 的水桶固定在便槽两侧，这样既做到了就地取材，又能为患儿提供了扶手，使其能够自己使用厕所。

（袁孝伟）

参考文献

[1] Kaye R, Oski FA, Barness LA. Core textbook of pediatrics. 3rd ed. Philadelphia: Lippincott, 1988.

[2] Miller F. Cerebral palsy. Singapore: Springer, 2005.

[3] Miller F. Physical therapy of cerebral palsy. New York: Springer, 2007.

[4] Rosenbaum P, et al. A report: the definition and classification of cerebral palsy April 2006. Dev Med Child Neurol Suppl. 2007, 109: 8 –14.

[5] WeissHR, Lehnert –Schroth C, Moramarco M. Schroth therapy: advancements in conservative scoliosis treatment. LAMBERT, 2015.

[6] Franco I. Pediatric incontinence: evaluation and clinical management. Wiley –Blackwell, 2015.

[7] 中华人民共和国国家质量监督检验检疫总局，中国国家标准化管理委员会. 中华人民共和国国家标准·假肢和矫形器术语. 北京: 中国标准出版社, 1993.

[8] 卫生部妇幼保健与社区卫生司. 中国 7 岁以下儿童生长发育参照标准. 2009.

[9] 吕宇涛. 小儿尿动力学检查专家共识. 中华小儿外科杂志, 2014, 35 (9): 711 –715.

[10] 那彦群, 叶章群, 孙光. 中国泌尿外科疾病诊断治疗指南. 北京: 人民卫生出版社, 2011.

[11] 中国脑性瘫痪康复指南编委会. 中国脑性瘫痪康复指南 (2015). 2015.

[12] 中国营养学会. 中国学龄前儿童膳食指南 (2016). 2016.

[13] 魏鹏绪. BMJ 最佳临床实践. 脑性瘫痪（中文版）. BMJ 中国, 2016.